第5版

エンドドンティクス

▌編集主幹

興地 隆史
石井 信之
小木曽 文内

▌編集委員

阿南　壽
五十嵐 勝
北村 知昭
中田 和彦
林 美加子
古澤 成博
細矢 哲康
松島　潔

永末書店

序（第5版）

本書は2000年に「エンドドンティクス21」として初版刊行以来、基礎からアドバンストな内容まで広くカバーすることで、歯学部学生の教科書としての役割を果たすのみならず、研修歯科医師、さらには一般の歯科医師や研究者にも参考書として広く活用されつつ現在に至っている。その間、変革著しい歯内療法の潮流を常に取り入れるべく、2004年、2010年、2015年に改訂が重ねられた。特に前版（第4版）では、内容の更新を図ったことはもちろんであるが、それとともにA4版からB5判への変更によるコンパクト化も併せて行われた。その結果、スペースの減少が情報の整理や簡潔・明瞭な記述で補われることとなり、従前に勝るとも劣らぬ内容を維持しながらも、より明解で使いやすい専門書として本書が生まれ変わることとなった。

しかしながら、歯内療法の変革は世界的にも依然として顕著であり、新たな知識や技術の蓄積が重ねられたことが今回の改訂の原動力となったことは述べるまでもない。すなわち本邦においても、歯科用コーンビームCT (CBCT) や実体顕微鏡の歯内療法への応用がますます進展するとともに、ニッケルチタンロータリーファイル、MTA (mineral trioxide aggregate) などの器材・材料の普及が進んでいることは周知の通りである。また、超高齢社会にあっては、高齢患者に口腔・心身の状態に応じた「オーダーメード」の歯内療法を提供することの重要性がますます高まっている。さらに2017年にはモデル・コアカリキュラムや歯科医師国家試験出題基準の改定が公表されたことから、これらの内容にも準拠した改訂版をここに刊行する運びとなった。

一方、これまで編集主幹として長きにわたり本書の編纂を牽引された須田英明教授（東京医科歯科大学）、中村洋教授（愛知学院大学）、ならびに編集委員としてご尽力いただいた勝海一郎教授（日本歯科大学）が惜しくも定年ご退職された。これまでの多大なご貢献に改めて深甚なる謝意を表する次第である。このため第5版では編集主幹に新たに石井信之（神奈川歯科大学）、小木曽文内（日本大学）が就任し、また北村知昭教授（九州歯科大学）、中田和彦教授（愛知学院大学）、古澤成博教授（東京歯科大学）、細矢哲康教授（鶴見大学）には新たに編集委員としてご参画頂き、幸いにも強力な編集体制を築くことができた。

本改訂版においても前版までの編集方針を踏襲し、ベーシックな内容を網羅するのみならず、先駆的な内容も適宜収載し、初学者から臨床医、研究者まで幅広く役立つ内容を目指すこととした。さらには、各章とも内容のブラッシュアップ、アップデートを図るのみならず、視覚素材や表の充実、重要語句の選定と表示、さらには簡潔明瞭な記述により、前版以上に読みやすく解りやすい教科書・参考書を企画したところである。

超高齢社会にあっては天然歯を口腔内で長く機能させることへの社会の要請は大きく、その実現に不可欠な医療として歯内療法への期待はますます高まっている。歯の保存のいわば最後の砦として、健康長寿社会を支える医療との立場を今後も担い続けるであろう。したがって、歯科医師には最新の学理と技術に立脚した歯内療法を積極的に習得・提供するのみならず、常に知識・技術のアップデートに努めることが否応なく求められている。その道標として本書が活用されることとなれば、これに勝る喜びはない。

結びに、今回の改訂にあたり終始絶大なご支援を頂戴した永末書店編集スタッフの方々に、深甚なる謝意を表する次第である。

平成30年1月

編集主幹　興地　隆史

石井　信之

小木曽　文内

序 （第4版）

　本書の初版が上梓されたのは2000年、すなわち歯内療法に新たな器材、術式が次々と導入される、いわば変革の渦中の時期であった。それ以来、卒前の歯科学生、卒直後の研修歯科医師はもとより広く一般の歯科医師や研究者にも十分参考となるよう、基礎的事項のみならず先駆的な内容をも盛り込むとの一貫した編集方針のもと、潮流を吸収しながら2004年、2010年には改訂を重ねたところである。

　しかしながら、歯内療法の変革の波は留まるところを知らぬかの感がある。すなわち、ニッケルチタン合金製超弾性ファイル、マイクロエンドドンティクス、歯科用CT、歯科用レーザー、超音波切削、新型電気的根管長測定器、MTA、加熱加圧根管充填装置、接着性根管充填材などのさまざまな新機器・技術が次々普及するとともに、今なお改良が繰り返されている現状である。さらに、超高齢社会の到来に伴う患者の高齢化は、根管の狭窄化など歯内療法の複雑化につながっており、全身管理の面においても安心・安全な歯内療法が従前にも増して必要となっている。これらの情報を、その背景にある学理基盤とともに遅滞なく正確に伝えるためには内容の充実が不可欠であるため、ここに改訂第4版を発刊する次第である。

　本第4版では、内容のアップデートが図られたことはもちろんであるが、本書で学ぶ諸氏の携行・学習のため、版型がA4判からB5判に変更され、ページ数も若干削減されている。また、わが国の現状を踏まえて「高齢者の歯内療法」の章が新設されるとともに、章立ての見直しにより情報の整理が図られている。したがって、旧版と比較して簡潔明瞭な記述が増え、アドバンストな内容を含みつつも、初学者にも理解しやすい教科書・参考書に生まれ変わったことが期待される。

　超高齢社会における今後の歯科医療においては、口腔機能の維持・回復がますます重視されるであろうが、その実践のためにはかけがえのない天然歯を保存し機能させる努力が従前以上に求められよう。このような意味から、歯内療法の知識と技術を駆使して歯の保存に努めることへの評価はますます高まると言っても過言でない。本書の改訂が、わが国の歯内療法のさらなる進歩・発展に貢献するとともに、社会のニーズに応えつつ熱意を持って歯内療法に取り組む多くの臨床医の輩出に結びつくものとなれば、これに勝る喜びはない。

　結びに、本書の執筆と編集に多大なご尽力を頂戴したすべての著者の先生方、ならびに刊行にあたり絶大なご支援とご協力を頂戴した永末書店編集スタッフの皆様に、深甚なる謝意を表する次第である。

平成27年3月

編集主幹　興地　隆史

須田　英明

中村　洋

序（第3版）

　本書の初版が上梓されたのは平成12年3月であり、既に10年の歳月が経過したことになる。幸い本書は読者の好評を得て、その後、平成16年3月に改訂版を発行するに至った。このたび永末書店の担当者からの要請によって3訂版を発行する運びとなり、これまで本書をお読みいただいた読者諸氏に改めて感謝する次第である。改訂版発行後の6年間のうちにも、歯科医学・医療を取り巻く環境は大きく変化した。すなわち、平成17年12月から「共用試験」が正式実施されるようになり、コンピューターを用いた客観試験（computer based testing；CBT）と客観的臨床能力試験（objective structured clinical examination；OSCE）が全国の歯科大学・歯学部で現在行われている。また、平成19年12月には歯学教育モデル・コア・カリキュラム−教育内容ガイドライン−が改訂され、さらに平成20年6月には歯科医学教授要綱改訂版（平成19年改訂）が発行された。歯科医師国家試験出題基準についても、近年の歯科医療環境の変貌を鑑みて大綱化がなされ、本年2月には第103回歯科医師国家試験が新出題基準に基づいて実施された。

　歯内療法学の領域においても、この6年間のうちに新しい知識、技術、機器・材料等が数多く発表された。それらの最新情報は、厳格に評価・選別されたうえで、的確かつ遅滞なく教科書に取り入れられなければならない。21世紀冒頭の10年が終わろうとしている今、書名を新たに「エンドドンティクス」と改め、ここに3訂版を出版する運びとなった。その間、これまで編集主幹として本書の編集を主導していただいた戸田忠夫教授（大阪歯科大学）、ならびに編集委員としてご尽力いただいた川崎孝一教授（日本歯科大学新潟生命歯学部）が、惜しまれつつも定年によりご退職された。ここに改めて深甚なる謝意を表したい。同じく編集委員を務めていただいた西川博文教授(明海大学)は、誠に残念ながら鬼籍に入られた。ここに衷心よりご冥福をお祈りする次第である。

　このため、今回の改訂に際しては、新たに中村　洋（愛知学院大学教授）が編集主幹に就任し、さらに勝海一郎教授（日本歯科大学）、中川寛一教授（東京歯科大学）、興地隆史教授（新潟大学）、齋藤隆史教授（北海道医療大学）、中村幸生教授（明海大学）に編集委員として加わっていただき、万全を期した。

　本書の基本的な編集方針は、初版以来、一貫している。すなわち、卒前の歯科学生および卒直後の研修歯科医はもとより、広く一般の歯科医師、歯科医学研究者にも役立つものとすることを旨としている。

　しかしながら、記載内容の精選と統合に努めることにより、改訂版よりも章数を二つ減じ、3訂版では全体を23章とした。さらに、視覚素材の充実・活用とカラー頁の増加とにより、読みやすく判りやすい専門書とすることを目標とした。本書がわが国の歯内療法の進歩・向上に役立てば、無上の喜びである。読者諸氏におかれては、本書の記載内容についてお気づきの点があれば、ぜひ積極的にご指摘いただきたい。

　結びに、今般の3訂版「エンドドンティクス」の発行にあたり、惜しみないご支援と辛抱強い激励を頂戴した永末書店の編集スタッフの皆様に、心より御礼申し上げる次第である。

平成22年3月

編集主幹　須田　英明

中村　洋

序（改訂版）

　「エンドドンティクス21」が平成12年3月に上梓されてから、早くも4年の歳月が経過した。その間、歯科大学や大学歯学部を取り巻く環境は激変し、現在も依然としてその渦中にある。すなわち、平成13年3月に医学・歯学教育の在り方に関する調査研究者会議が発表した『21世紀における医学・歯学教育の改善について－学部教育の再構築のために－』で示された「歯学教育モデル・コア・カリキュラム－教育内容ガイドライン－」は、CBT（Computer Based Testing）およびOSCE（Objective Structured Clincal Examination：客観的臨床能力試験）として具体化され、平成17年度からは全国で本格実施されようとしている。また、平成15年12月に歯科医師資質向上検討会（厚生労働省）が発表した報告書に基づき、歯科医師国家試験の在り方も大きく変わろうとしている。さらに、卒後の生涯研修についても、各専門学会が既存の認定医・指導医制度を基盤として、専門医制度の導入を模索しつつあるのが現状である。

　一方、歯内療法学の領域において、この4年間に蓄積された新知識・新技術は非常に多い。前述の動向を背景として、それらの情報を的確に教科書に取り入れるべく、ここに『改訂版エンドドンティクス21』を出版する運びとなった。今回の改訂に際しては、新たに川崎孝一教授（日本歯科大学新潟歯学部）および中村洋教授（愛知学院大学歯学部）に編集委員として加わっていただき、さらに強力な編集委員の布陣とした。本書の基本的な編集方針としては、初版と同じく、卒前の歯科学生および卒直後の歯科医師はもとより、広く一般の歯科医師・歯科医学研究者にも役立つものとすることを大きな目標の一つとした。また、歯内療法学に関する膨大な情報量を適切にコントロールするため、掲載内容の精選と統一に努めたつもりである。このため、今回の改訂版では章数を一つ減じ、全体を25章とした。さらに、「歯学教育モデル・コア・カリキュラム－教育内容ガイドライン－」の導入を勘案し、各章の冒頭には、「一般目標」と「到達目標」をそれぞれ掲げ、学習者の便宜を図ることとした。

　初版の序にも記した通り、本書は単発的な出版に終始することなく、永く版を重ねることを視野に置いている。読者諸氏におかれては、もし本書の記述の中でお気づきの点があれば、積極的にご指摘をいただければ幸いである。

　結びに、今回の『改訂版エンドドンティクス21』の発行にあたり、終始ご支援と励ましをいただいた永末書店の編集スタッフの方々に、心より御礼申し上げる次第である。

平成16年3月

編集主幹　須田　英明

戸田　忠夫

序（初版）

　歯内療法学はすでに完成された学問であり、大きな変化はないと長い間思われてきた。ところが1990年代以降、基礎的理論の面でも臨床技術の面でも、歯内療法学は大きな変貌を遂げつつある。ところが残念ながら、急速に変化してきている今日の歯内療法学の基礎と臨床を、幅広く要約し的確に提供している成書は存在しないのが実情であった。すなわち、新千年紀すなわち第三ミレニアムの冒頭に当たって本書を刊行する運びとなったことは、十分な必然性に基づくものともいえる。本書は、従来の歯内療法学が技術的側面に重きを置き過ぎていた経緯を省察し、より生物学的側面を重視して最新の情報を豊富に収載するように努めた。また、卒前の歯科学生および卒直後の歯科医師はもとより、広く一般の歯科医師・歯科医学研究者にも役立つものとすることを大きな編集目標の一つとした。本書の内容は、いずれも21世紀の歯科医療に携わる者にとって重要な事項ばかりであり、必ずや読者諸氏が日頃抱えておられる歯内療法学の問題発見・解決に役立つ道標となるであろう。

　本書の刊行に際しては、ご多忙にも拘わらず編集委員として全面的なご支援ご協力を頂き、数次に及ぶ企画編集会議において貴重なご助言を賜った恵比須繁之教授（大阪大学）、西川博文教授（明海大学）、林　善彦教授（長崎大学）、ならびに前田勝正教授（九州大学）に対し、心より御礼を申し上げる次第である。また、本書の企画趣旨にご賛同下さり、期間的な制約にも拘わらず貴重な時間を割いて玉稿をお寄せ頂いた各先生方に対しても、ここに改めて深甚なる謝意を表したい。なお、編集の都合上、執筆者の意図された内容に必ずしも沿えなかった点については、ご容赦を頂ければ幸いである。

　本書は単発的な刊行に終始することなく、末永く版を重ねる出版物となることを願っている。実際に本書をお使い頂いた読者から、修正すべき点、あるいは新たに掲載すべき項目等をご指摘頂き、改訂を続けることができれば無上の喜びである。

　結びに、ともすれば後送りとなり停滞しがちな我々の作業を辛抱強く激励して下さり、本書の刊行まで導いて頂いた永末書店のスタッフの方々に、心より敬意を表し深謝申し上げる次第である。

平成12年3月

編集主幹　須田　英明

戸田　忠夫

● 第5版　エンドドンティクス　編著者一覧

編集主幹

興地　隆史　　東京医科歯科大学（TMDU）大学院　医歯学総合研究科　医歯学系専攻
　　　　　　　口腔機能再構築学講座　歯髄生物学分野　教授
石井　信之　　神奈川歯科大学大学院　歯学研究科　口腔統合医療学講座　教授
小木曽　文内　日本大学歯学部　歯科保存学第II講座　教授

編集委員

阿南　壽　　　福岡歯科大学　口腔・歯学部門　口腔治療学講座　歯科保存学分野　教授
五十嵐　勝　　日本歯科大学生命歯学部　歯科保存学講座　教授
北村　知昭　　九州歯科大学　歯学科　口腔機能学講座　口腔保存治療学分野　教授
中田　和彦　　愛知学院大学歯学部　歯内治療学講座　教授
林　美加子　　大阪大学大学院　歯学研究科　口腔分子感染制御学講座（歯科保存学教室）　教授
古澤　成博　　東京歯科大学　歯内療法学講座　主任教授
細矢　哲康　　鶴見大学歯学部　歯内療法学講座　教授
松島　潔　　　日本大学松戸歯学部　歯内療法学講座　教授

執筆

荒木　孝二　　東京医科歯科大学（TMDU）大学院　医歯学総合研究科　医歯学系専攻
　　　　　　　環境社会医歯学講座　歯学教育システム評価学分野　教授
池田　英治　　東京医科歯科大学（TMDU）大学院　医歯学総合研究科　医歯学系専攻
　　　　　　　口腔機能再構築学講座　歯髄生物学分野　講師
伊藤　祥作　　大阪大学大学院　歯学研究科　口腔分子感染制御学講座（歯科保存学教室）　准教授
北村　和夫　　日本歯科大学附属病院　総合診療科1　教授
木村　裕一　　奥羽大学歯学部　歯科保存学講座　歯内療法学分野　教授
砂川　光宏　　東京医科歯科大学（TMDU）歯学部附属病院　総合診療科　クリーンルーム歯科外来　准教授
　　　　　　　東京医科歯科大学（TMDU）大学院　医歯学総合研究科　医歯学系専攻
　　　　　　　口腔機能再構築学講座　歯髄生物学分野　准教授
友清　淳　　　九州大学病院　歯内治療科　講師
中西　正　　　徳島大学大学院　医歯薬学研究部　歯科保存学分野　准教授
中村　洋　　　愛知学院大学　名誉教授
野杁　由一郎　新潟大学大学院　医歯学総合研究科　口腔健康科学講座　う蝕学分野　教授
前田　英史　　九州大学大学院　歯学研究院　口腔機能修復学講座　歯科保存学分野　教授
松尾　敬志　　徳島大学大学院　医歯薬学研究部　歯科保存学分野　教授
松﨑　英津子　福岡歯科大学　口腔・歯学部門　口腔治療学講座　歯科保存学分野　講師
村松　敬　　　東京歯科大学　保存修復学講座　教授
諸冨　孝彦　　九州歯科大学　歯学科　口腔機能学講座　口腔保存治療学分野　准教授
横瀬　敏志　　明海大学歯学部　機能保存回復学講座　保存治療学分野　教授

序章　歯内療法学とは

　歯内療法学（endodontics、endodontology）は、歯の硬組織疾患、歯髄疾患、ならびに根尖性歯周疾患を対象とし、それらの病因、病態、予防、診断、治療および予後を考究する臨床歯学の一分野で、歯内治療学とも呼ばれる。その臨床応用が歯内療法（endodontic therapy、endodontic treatment）であり、歯を保存するための究極的な治療法である。歯内療法には、歯髄保存療法、歯髄一部除去療法、歯髄全部除去療法、感染根管治療およびその補助療法、外科的歯内療法などが包含されている。また、最近では歯髄再生療法も鋭意研究されている。歯内療法を根管処置と同義と捉えるのは誤りであり、まず歯科医師は歯髄保護・保存の意義を十分に認識しなければならない。

　今日では、歯髄に精緻な防御システムが具備され、外来刺激に対してさまざまな機構で対抗していることが知られている。また、歯髄に分布する多数の感覚神経線維は、生体が危険に曝されていることを知らせる一種の警報装置として働いている。したがって、歯内療法は歯の痛みで苦しむ人々をすみやかに救い、痛みから解放するという崇高な役割を担っており、良好な歯科医師 - 患者間の関係を構築するうえでも大きく貢献している。さらに、歯の審美性や堅牢性が維持されるのも、生活歯髄が存在しているからである。歯髄の形態がきわめて複雑であることを併せて勘案すれば、改めて歯髄保護・保存の意義が強調されるべきである。

　一方、臨床の現場では生活歯髄を除去せざるをえない症例や、すでに歯髄が壊死に陥り、その影響が歯根周囲組織に及んでいる症例が多数存在する。こうした症例では根管処置を行わざるをえないが、歯髄保護・保存の場合と同じく、その基本は無菌的処置である。根管処置を成功に導くためには、生体防御機構の作動を期待できない歯髄腔から細菌などの抗原を徹底的に排除し、さらに無菌性を永く維持しなければならない。そこではきわめて精巧な操作が要求されるが、狭隘で暗く、かつ多様な微生物が多数存在する口腔内で複雑な根管を処置するのは容易なことではない。すなわち、歯内療法は専門性が非常に高い治療であるため、歯内療法専門医制度が普及している国は少なくない。歯内療法の専門医が数少ないわが国においては、一般の歯科医師が高度の歯内療法技術を積極的に習得することが否応なく求められている。

　厚生労働省発表のデータ（平成25年）に基づいて推計すると、わが国において新たに着手される抜髄および感染根管治療の症例は、年間で合計1,500万例以上に及ぶ。これら多数の症例を的確に処置し、かつ良好な予後成績を提供しなければならない歯科医師の役割・責任は重い。手術用顕微鏡、歯科用コーンビームCT、MTA、ニッケルチタン製超弾性ファイル、接着性根管充塡材といった例を挙げるまでもなく、年々進歩・増大する歯内療法の知識・技術を着実に吸収・習得することは、歯科医師の社会的責務といえる。

　さて近年、歯内療法の分野においてもガイドラインに準拠した、根拠に基づく治療が重視されている。これまでの歯内療法は、個人の限られた臨床経験や専門家の意見に左右される面が大きかった。歯内療法を進めるに際し、診断、治療、メインテナンスという一連の流れは、科学的に決定されなければならない。

　既に日本歯科医学会は歯内治療指針「今日の歯内療法」（平成15年3月）を発表し、さらに同年、日本歯内療法学会が「歯内療法ガイドライン・学術用語集」を策定、同会のホームページに掲載している。後者は既に2回に及ぶ改訂を経て公表されている。

　また、日本歯科保存学会においても「う蝕治療ガイドライン」（平成21年10月）、同第2版（平成27年6月）を発刊し、暫間的間接覆髄法（IPC法）などについて学術的根拠を提供している。根拠に基づく歯内療法の提供に関しては、いまだ道遠い感はあるものの、それらはすべての歯科医師が参照すべき貴重な歯内療法の指針といえよう。

（編集主幹：興地　隆史、石井　信之、小木曽　文内）

CONTENTS

第Ⅰ部　歯内療法学の基礎的背景　　1

第1章　歯と歯根周囲の組織学　　2

1．象牙質　　2
1）組成と特性 — 2　　2）構造 — 2　　3）生理的変化と疲労 — 4

2．セメント質　　4
1）組成と特性 — 4　　2）構造 — 4　　3）細胞 — 5

3．歯髄　　5
1）象牙芽細胞 — 6　　2）歯髄細胞 — 6　　3）免疫担当細胞 — 7
4）血管、リンパ管、および神経線維 — 7

4．歯根周囲組織　　8
1）ヘルトウィッヒ上皮鞘と歯根形成 — 8　　2）歯根膜 — 8　　3）歯槽骨 — 9

第2章　歯髄腔の解剖学　　10

1．歯髄腔の基本形態　　10
1）髄室床部の黒い線状構造 — 10　　2）歯根の彎・屈曲 — 11　　3）主根管の形態からみた分類 — 12
4）副根管からみた分類 — 12　　5）根管イスマス — 14　　6）根尖孔の形態と開口位置 — 14
7）歯槽骨の開窓と裂開 — 14　　8）歯根尖と上顎洞、下顎管 — 15

2．歯種と歯髄腔　　16
1）上顎中切歯 — 16　　2）上顎側切歯 — 16　　3）下顎中・側切歯 — 17　　4）上・下顎犬歯 — 18
5）上顎第一・第二小臼歯 — 19　　6）下顎第一・第二小臼歯 — 20
7）上顎第一・第二大臼歯 — 21　　8）下顎第一・第二大臼歯 — 24

第3章　象牙質／歯髄複合体の生理学的機能　　26

1．象牙質／歯髄複合体の硬組織形成能　　26
1）象牙質／歯髄複合体の概念 — 26　　2）象牙質／歯髄複合体の硬組織形成 — 26

2．象牙質／歯髄複合体の感覚神経分布　　27
1）歯髄内感覚神経の分類 — 27　　2）歯髄感覚神経の機能の詳細 — 27

3．象牙質感覚と象牙質知覚過敏症　　28
1）象牙質の痛み — 28

4．歯髄の痛みに付随する頭頸部疼痛　　30
1）象牙質痛から歯髄痛への動的変化 — 30　　2）歯髄の痛みとその広がり：末梢性感作 — 30
3）中枢性感作 — 31

第4章　歯髄疾患　　32

1．歯髄疾患の概要　　32

2．歯髄疾患の原因　　32
1）細菌性の原因 — 33　　2）物理的原因 — 33　　3）化学的原因 — 34

3．歯髄疾患の分類　　34
1）概要 — 34　　2）歯髄保存の可否に基づく分類 — 35　　3）病理組織像に基づく分類 — 37

4．歯髄疾患の経過　　42

5．歯髄疾患の病理学 　42
1）歯髄の特殊性と炎症の広がり、進行 — 42　　2）歯髄の病理診断と臨床診断の関連性 — 44

6．歯髄疾患の免疫学 　44
1）歯髄の免疫担当細胞 — 44　　2）歯髄疾患における免疫防御機構 — 45

第5章　根尖性歯周疾患 　47

1．根尖性歯周疾患の概要 　47

2．根尖性歯周疾患の原因 　48
1）細菌性の原因 — 48　　2）物理的原因 — 48
3）化学的原因 — 48

3．根尖性歯周疾患の分類と症状 　49
1）臨床的分類 — 49　　2）病理組織所見に基づく分類 — 50

4．根尖性歯周疾患の経過 　53
1）経過の概略 — 53

5．根尖性歯周疾患の病理学 　54
1）根尖性歯周炎の病因 — 54　　2）根尖性歯周炎の病理学的経過 — 54

6．根尖性歯周疾患の細菌学 　55
1）口腔の細菌叢と口腔バイオフィルム — 55　　2）歯髄疾患と細菌 — 56
3）根尖性歯周疾患と細菌 — 57

7．根尖性歯周疾患の免疫学 　59
1）根尖性歯周疾患と免疫担当細胞 — 59　　2）根尖性歯周疾患の病態に関与する因子 — 60

第Ⅱ部　歯内療法の臨床　―基礎編― 　63

第6章　歯内療法における診査・検査・診断 　64

1．診査・検査・診断法の概要 　64
1）診査・診断と治療法選択の関係 — 64　　2）臨床診断と病理診断 — 64
3）臨床診断と病名 — 65　　4）診断に際しての留意点 — 65

2．診査・検査・診断法（各論） 　65
1）自覚症状の診査 — 65　　2）他覚症状の診査・検査（臨床診査・検査）— 66
3）歯内療法領域にかかわる特定診査・検査 — 69

3．歯髄疾患の鑑別診断と治療方針 　76

4．根尖性歯周疾患の鑑別診断と治療方針 　76

第7章　症例選択、治療計画 　78

1．症例選択 　78
1）患者のリスク評価 — 78　　2）患歯の評価 — 81

2．治療計画 　83
1）診査と診断 — 83　　2）緊急処置 — 84　　3）予後観察 — 84
4）歯内療法後の修復・補綴 — 85　　5）EBM を考慮した治療計画 — 85

xi

第8章　無菌的処置　　**86**

1．手術野の確保と消毒　　86
1）ラバーダム防湿 — 86　　2）隔壁形成法 — 88　　3）隔壁形成の一般的手技 — 88

2．個人用防護具とバリアーテクニック　　88

3．歯内療法に用いる器具・器材の滅菌と消毒　　89
1）主な滅菌法 — 90　　2）主な消毒法 — 91

第9章　歯髄保護と歯髄保存療法　　**93**

1．歯髄保護の意義　　93
1）象牙質の形成と石灰化 — 93　　2）象牙質への栄養供給 — 93　　3）象牙質の知覚 — 94
4）エナメル質、象牙質の強度維持 — 94

2．歯髄鎮痛消炎療法　　94
1）定義 — 94　　2）意義 — 94　　3）適応症 — 94　　4）禁忌症 — 94　　5）術式 — 94
6）経過 — 96

3．間接覆髄法　　96
1）定義 — 96　　2）意義 — 96　　3）適応症 — 96　　4）禁忌症 — 96　　5）術式 — 96
6）経過 — 97

4．暫間的間接覆髄法（IPC 法）　　98
1）定義 — 98　　2）意義 — 98　　3）適応症 — 98　　4）禁忌症 — 98　　5）術式 — 98
6）経過 — 99

5．直接覆髄法　　99
1）定義 — 99　　2）意義 — 99　　3）適応症 — 99　　4）禁忌症 — 100　　5）術式 — 100
6）経過 — 101

第10章　歯髄除去療法　　**102**

1．歯髄除去療法について　　102

2．局所麻酔と歯髄除活（失活）法　　102
1）局所麻酔法 — 103　　2）歯髄除活（失活）法 — 103

3．生活断髄法　　104
1）定義 — 104　　2）意義 — 104　　3）適応症 — 104　　4）禁忌症 — 104　　5）生活断髄薬 — 104
6）術式 — 104　　7）経過 — 105　　8）治癒機転 — 105　　9）予後成績 — 106

4．抜髄法　　106
1）定義 — 106　　2）意義 — 106　　3）適応症 — 106　　4）禁忌症 — 107　　5）術式 — 107
6）経過 — 112　　7）治癒機転 — 113　　8）予後成績 — 114

第11章　根尖性歯周疾患の治療　　**115**

1．治療の概要　　115

2．感染根管治療　　115
1）定義 — 115　　2）意義 — 116　　3）適応症 — 116　　4）禁忌症 — 116
5）根管貼薬剤（根管消毒薬）— 117　　6）感染根管治療の術式 — 117　　7）経過 — 119
8）治癒機転 — 120　　9）予後成績 — 120

3．感染根管治療の補助療法　　121
1）種類 — 121　　2）イオン導入法 — 121　　3）根管通過法 — 122

第12章 | 根管形成 123

1．根管形成の目的 123

2．根管の拡大と形成 123
1）髄室開拡 — 123　　2）根管口確認と拡大 — 126　　3）根管長の測定 — 126
4）根管形成法 — 128

3．根管の化学的清掃 134
1）根管の化学的清掃剤 — 134　　2）根管洗浄用器具 — 136

第13章 | 根管貼薬・仮封 137

1．根管貼薬の目的 137

2．根管貼薬剤の所要性質 137

3．根管貼薬剤の種類 137
1）フェノール製剤 — 138　　2）ホルムアルデヒド製剤 — 138　　3）ヨード製剤 — 138
4）水酸化カルシウム製剤

4．根管貼薬剤としての水酸化カルシウムの特徴 139
1）殺菌作用 — 139　　2）有機質溶解作用 — 139　　3）LPS 作用 — 139
4）硬組織形成誘導能 — 139　　5）歯根吸収抑制作用 — 140　　6）止血作用 — 140
7）滲出液停止作用 — 140

5．根管貼薬の実際 140
1）液状薬剤の貼薬の術式 — 140　　2）水酸化カルシウム製剤の貼薬の術式 — 140
3）水酸化カルシウムの貼薬期間 — 140　　4）水酸化カルシウムの除去 — 140

6．仮封 141
1）仮封の目的 — 141　　2）仮封材の所要性質 — 141　　3）仮封材の種類と特徴 — 142
4）仮封法 — 143

第14章 | 根管充塡 145

1．根管充塡の目的 145

2．根管充塡の時期 145

3．根管充塡材（剤） 146
1）根管充塡材の所要性質 — 146　　2）根管充塡材の種類 — 147

4．根管充塡法 152
1）使用器具 — 152　　2）ポイント類による根管充塡法 — 153
3）ガッタパーチャ材（熱可塑性ガッタパーチャ）によるその他の根管充塡法 — 156
4）糊剤による根管充塡法 — 159

5．即時根管充塡法 159
1）麻酔抜髄即時根管充塡法（直接抜髄即時根管充塡法）— 159　　2）感染根管の1回治療法 — 159

6．根管充塡の評価 160
1）良好・不良な根管充塡 — 160　　2）予後の判定基準と時期 — 160
3）根管充塡の予後に影響を及ぼす因子 — 161　　4）根管充塡法による予後の差異 — 162

第15章 | 歯内療法の安全対策 163

1．穿孔 164
1）歯肉縁下の穿孔（歯肉穿孔）— 164　　2）歯根中央部の穿孔（根管壁穿孔）— 165
3）根尖部の穿孔（根管壁穿孔）— 165　　4）根分岐部の穿孔（髄床底穿孔）— 166
5）ストリップパーフォレーション（strip perforation）— 167

2．軟組織の損傷 168

1）化学的損傷（びらん・潰瘍）－168 　2）物理的損傷（切創、熱傷）－168

3．器具の根管内破折 169

4．器具の誤飲と気管内吸引（誤嚥） 173

5．皮下気腫 174

6．医原性の根尖性歯周炎 174

1）機械的刺激（オーバーインスツルメンテーション、過剰根管充填）－174
2）化学的刺激（根管消毒薬、歯髄失活薬）－176

7．有病者、高齢者、妊婦の歯内療法における安全管理 178

第Ⅲ部　歯内療法の臨床　－応用編－　179

第16章　再根管治療　180

1．再根管治療とは 180

2．根管治療後の病変発症の原因 180

3．診査・診断 182

4．再根管治療の方法 182

5．再根管治療が困難な症例とその対処 185

6．再根管治療の予後 187

第17章　歯根吸収　188

1．歯根吸収の原因 188

2．外部吸収とその治療 191

3．内部吸収とその治療 193

第18章　歯の外傷　196

1．歯の外傷の発生原因 196

2．歯の外傷の発生頻度 196

3．外傷歯の分類 197

4．外傷歯の診査・診断 197

1）問診－197 　2）臨床診査－198 　3）エックス線検査－199

5．外傷歯の治療 200

1）歯冠亀裂－200 　2）歯冠破折－200 　3）歯冠・歯根破折－201 　4）歯根破折－201
5）歯の脱臼－204

第19章　根未完成歯　205

1．アペキソゲネーシス 205

1）定義－205　　2）意義－205　　3）適応症－205　　4）禁忌症－205
5）術式－205　　6）治癒機転と経過－206

2．アペキシフィケーション　　207
1）定義－207　　2）意義－207　　3）適応症－207　　4）禁忌症－207
5）術式－207　　6）治癒機転と経過－208

3．歯髄血管再生療法（パルプ・リバスクラリゼーション）　　209

第20章　歯内－歯周疾患　　210

1．定義　　210

2．歯髄と歯周組織の交通路　　210
1）歯周ポケット－210　　2）副根管－211　　3）根尖孔－211

3．診断と分類　　212

4．処置　　213
1）Class I：歯内疾患由来型－213　　2）Class II：歯周疾患由来型－214
3）Class III：歯内疾患と歯周疾患の複合病変型－215

5．鑑別診断　　216
1）根管壁または髄床底の穿孔－216　　2）歯根破折－216

第21章　外科的歯内療法　　218

1．外科的歯内療法の意義と目的　　218

2．エックス線検査と局所解剖　　218

3．マイクロスコープを用いた外科的歯内療法　　219

4．外科的歯内療法における術前の注意　　219

5．外科的排膿路の確保　　220

6．根尖部の外科的処置　　220
1）根尖掻爬法－220　　2）歯根尖切除法－221

7．歯根切除法　　224

8．ヘミセクション　　225

9．歯根分離法　　225

10．歯の再植　　225
1）脱臼歯の再植－226　　2）意図的再植術－226

11．歯の移植　　226

12．外科的歯内療法における術後の注意　　228

第22章　マイクロスコープを応用した歯内療法　　230

1．歯内療法処置にマイクロスコープを用いる目的・意義　　230

2．マイクロスコープの構造と機能　　230

3．マイクロスコープの3要素　　231
1）拡大（magnification）－231　　2）照明（illumination）－231
3）記録（documentation）－231

4．マイクロスコープ処置の前準備　　232

XV

1）術者と患者のポジショニング — 232

5. 歯内療法での適応症 232

1）髄室形態の観察 — 232 　　2）髄床底の線状構造の確認 — 233
3）詳細な根管解剖の観察 — 233 　　4）根管壁の汚染状態や清掃状態 — 234
5）根管内亀裂・破折線の確認 — 234 　　6）偶発症関連 — 234
7）微小外科的歯内療法処置（エンドドンティックマイクロサージェリー） — 235

第23章 高齢者の歯内療法 236

1. 高齢者の歯と歯髄 236

1）高齢者の定義 — 236 　2）加齢と老化 — 236 　3）老化による全身状態の変化 — 236
4）高齢者の歯・歯髄・根尖歯周組織 — 237

2. 高齢者の歯髄疾患・根尖性歯周疾患の特徴 238

1）歯髄炎 — 238 　2）根尖性歯周炎 — 238 　3）他の病変 — 238

3. 高齢者の歯内療法における留意点 239

1）問診と治療時ポジショニング — 239 　2）歯内療法の各治療ステップ — 239 　3）局所麻酔 — 240
4）感染対策 — 241

4. 全身的疾患と歯内療法 241

1）高血圧 — 241 　2）虚血性心疾患 — 241 　3）心臓弁膜症 — 241
4）脳血管障害（脳梗塞、脳出血、クモ膜下出血） — 241 　　5）不整脈 — 241 　6）糖尿病 — 241
7）骨粗鬆症 — 242 　8）根尖性歯周疾患が全身に及ぼす影響 — 242

5. 高齢者の歯内療法の予後成績 242

1）高齢者における根尖歯周組織の治癒 — 242 　　2）高齢者の歯内療法予後に影響を与える因子 — 242

第24章 緊急処置 244

1. 歯内療法における緊急処置の意義と必要性 244

2. 急性歯髄炎 244

1）歯髄保存療法 — 245 　　2）歯髄除去療法 — 246

3. 急性根尖性歯周炎 246

1）急性単純性（漿液性）根尖性歯周炎 — 246 　2）急性化膿性根尖性歯周炎 — 247

4. フレアアップ 248

1）治療後に急性症状が発現した場合 — 248 　　2）処置の特徴 — 249

付録　索引・参考文献 251

1. 索引 — 251
2. 参考文献 — 259

第 I 部

歯内療法学の基礎的背景

第1章	歯と歯根周囲の組織学
第2章	歯髄腔の解剖学
第3章	象牙質／歯髄複合体の生理学的機能
第4章	歯髄疾患
第5章	根尖性歯周疾患

| 第 | 1 | 章 | 歯と歯根周囲の組織学 |

Histology of the Tooth and Periradicular Tissue

一般目標
歯髄疾患・根尖性歯周疾患の病態を理解するために、その基礎となる歯と歯根周囲組織の構造と機能に関する知識を習得する。

到達目標
①歯の硬組織の構成成分、構造および機能を説明できる。
②歯髄の構造と機能を説明できる。
③歯根周囲組織の構造と機能を説明できる。

1. 象牙質

　象牙質は硬組織、歯髄は軟組織であり、一見、異なる組織にみえる。しかし、発生学的、組織学的、そして機能的にも関連が深いものであり、**象牙質／歯髄複合体** (dentin/pulp complex) という概念で一体として捉えられている。実際、う蝕などの感染に対する防御や組織修復において、象牙質／歯髄複合体として機能しており、臨床的にも同様の概念で捉えることが重要である。

　ここではまず、硬組織としての象牙質の特徴を述べて歯内療法を行うときの基礎的知識とし、象牙質／歯髄複合体としての特徴は歯髄の項および第3章で説明する。

1) 組成と特性

　エナメル質は90%以上が無機質であるが、象牙質は約70%が無機質、20%が有機質、残りの10%が水となっており、骨やセメント質の組成に近い。このため、象牙質の弾性率（応力／歪み）や硬さはエナメル質の数分の1しかないが、引張強さはエナメル質の数倍に及ぶ。

　このエナメル質と象牙質の物性の違いや積層構造により、歯は長年にわたる咬合の荷重負担に耐えうるものと考えられる。不用意な歯質の破折を予防するため、この積層構造の可及的な保持を考慮することは、歯内療法を行ううえで重要である。

　象牙質の無機質はハイドロキシアパタイトを主成分としており、有機質は約90%がI型コラーゲンである。非コラーゲン性のタンパク質では象牙質に特有なリンタンパク質のホスホホリンが主成分で、そのほかにオステオカルシンなどを含んでおり、石灰化に関与していると考えられている。

2) 構造

　象牙質の最も特徴的な構造は、**象牙細管** (dentinal tubule) を有することである（図 1-1a、b）。象牙細管の直径は歯髄側で大きく（歯冠部では約3μm）外側にいくほど小さくなっており（エナメル象牙境付近で約1μm）、密度は部位により異なる（図 1-2）。

したがって、象牙質の物質透過性は歯髄側ほど高く、歯髄側近くまで窩洞形成した場合、象牙質という物質的バリアがあっても実質的には露髄している（仮性露髄）と考えるべきで、歯髄保護を考える必要がある。

象牙細管は**象牙芽細胞**（odontoblast）の突起を含み、象牙質の恒常性を維持するとともに、う蝕などによる外来の侵襲刺激を伝達する役割ももっている。**象牙芽細胞突起**は、加齢による生理的な象牙細管の石灰化（管周象牙質形成）、さらには咬耗やう蝕細菌の侵入に対する象牙細管の石灰化にも関与している（図1-3）。そして、石灰化によって形成された細管構造をもたない象牙質を**硬化象牙質**と呼ぶ（次項の生理的変化と疲労参照）。

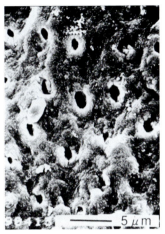

図1-1a　象牙細管
ヒト象牙質の口腔内露出部の走査電子顕微鏡像

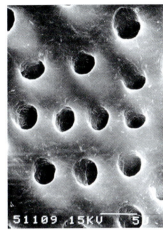

図1-1b　象牙細管
ヒト象牙質のサンプル（左：表層　右：縦断）の走査電子顕微鏡像

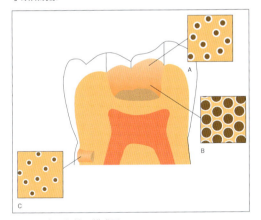

図1-2　象牙細管の模式図
象牙細管の密度は部位により異なる（文献5より引用改変）。

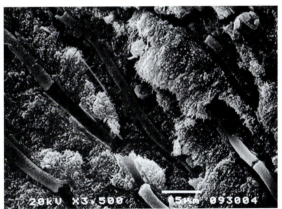

図1-3　象牙細管の石灰化
石灰化した象牙細管の走査電子顕微鏡像

> **参考 »**
>
> **高齢者の歯は破折しやすいか？**
> 高齢者の象牙質は破折しやすいと考えられている。事実、ヒト歯冠部象牙質を用いた疲労試験（fatigue life experiment）では、若者（平均25歳）の象牙質のほうが高齢者（平均62歳）より明らかに破壊されにくいことが示されている。しかし、加齢により象牙質の物理的性質の変化が起こるかどうかは明らかではない。イヌを用いた研究では、抜髄した歯としない歯で歯根部の含水量を比較したところ、その差は9％しか異ならないことが報告されている。高齢者の歯質は水分が少ないと考えられるが、実際に加齢により歯根部象牙質の含水量が減少して歯根破折しやすくなるかどうかは不明である。いずれにせよ、無髄歯や高齢者の歯質が破折しやすいことを念頭に置いて歯内療法を行っていく必要があろう。

象牙芽細胞突起内の細胞小器官は疎で、突起には多数の分岐や側枝がみられる。

また、象牙細管は象牙細管内溶液（dentinal fluid）という陽圧の組織液で満たされている。そして、象牙質の切削や乾燥による象牙細管内溶液の移動により痛みが誘発されると考えられており、象牙質知覚過敏症の痛みのメカニズムの1つと考えられている（動水力学説：hydrodynamic theory）。

象牙細管の走向は歯冠部、歯頸部、歯根部で異なっており、う蝕の進行を把握するうえで重要である（図1-4a）。

3）生理的変化と疲労

歯根形成後に形成された象牙質を第二象牙質とよび、加齢とともに増加するが、歯髄腔に一様に形成されるのではなく、大臼歯部の天蓋や髄床底が著明である。また、加齢や咬耗などにより象牙細管の石灰化が起こる。これを硬化象牙質（sclerotic dentin）といい、細管構造がなくなった場合は透明となり組織学的に判別できる。特に根尖側1/3でみられる（図1-4b）。

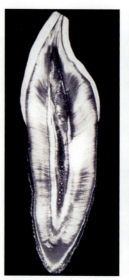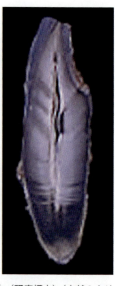

図1-4a（左）　象牙細管の走向（研磨標本）（文献2より引用転載）
図1-4b（右）　象牙細管の走向（研磨標本）
根尖部1/3に透明象牙質がみられる。（徳島大学 羽地達次博士提供）

2. セメント質

1）組成と特性

セメント質は骨によく似た組織で、重量比で約45〜50％が無機質のハイドロキシアパタイトからなり、残りが有機質と水で、有機質の90％がI型コラーゲンとなっている。

2）構造

セメント質は骨と異なり脈管がない。そのためリモデリングは起こりにくいが、吸収に対して抵抗性を示すという特徴がある。これは矯正学的には重要なポイントである。セメント質は原生セメント質と第二セメント質に分類されている。原生セメント質とは歯根形成期にセメント芽細胞が後退しながら象牙質の上に基質を分泌したものである。

第二セメント質とは、原生セメント質形成後、歯が咬合するようになって、歯根膜由来のセメント芽細胞によって形成されたものである。

一般的に原生セメント質はセメント細胞を含まず無細胞セメント質と呼ばれ、第二セメント質はセメント細胞を含むため有細胞セメント質と呼ばれるが、第二セメント質にも無細胞のものがみられる（下記の細胞の項を参照）。なお、第二セメント質の形成は生涯にわたり続くため、加齢により厚くなる。また、外傷や炎症によっても形成される。そのため、層板構造がみられる。

根尖部のセメント質が厚くなると、根尖孔の狭窄など形態的な変化が起こるため、特に高齢者の歯内療法時には注意が必要となる(図1-5)。

セメント質はその形成過程で、歯根膜由来の外来性のコラーゲン線維束 (**シャーピー線維**：Sharpey fibers) を埋入しており、歯を歯槽に結合するという重要な役割を果たしている。

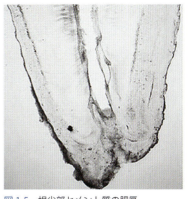

図1-5 根尖部セメント質の肥厚

3) 細胞

セメント質に関連する細胞には**セメント芽細胞**と**セメント細胞**がある。セメント細胞は、セメント芽細胞がみずから分泌した基質の小腔内に閉じ込められたもので、骨芽細胞と骨細胞の関係と同じであり、セメント細胞のみられるセメント質を**有細胞セメント質**と呼ぶ (図1-6a、b)。

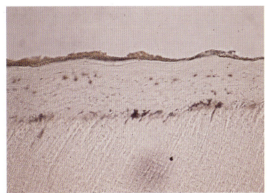

図1-6a 有細胞セメント質（徳島大学 羽地達次博士提供）

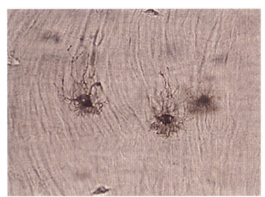

図1-6b 有細胞セメント質中のセメント細胞（徳島大学 羽地達次博士提供）

3. 歯髄

発生学的に歯髄は象牙質と同様に歯乳頭に由来し、そこより分化した象牙芽細胞が周囲に象牙質を形成すると歯髄と呼ばれるようになる (図1-7)。

歯根が完成すると象牙質に囲まれた歯髄腔が形成され、歯周組織から隔離されるが、歯髄には根尖孔などを通じて血管や神経が供給されている。

硬組織に囲まれた歯髄は次のような特性をもつ。

歯髄の特性と問題点

①側副循環の欠如

②コンプライアンスが小さい（腫脹できず、内圧

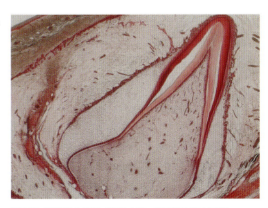

図1-7 鐘状期の歯胚（徳島大学 羽地達次博士提供）

が高まりやすい）
　　③主要な血管・神経は根尖孔からのみ供給
　したがって、う蝕などの侵害刺激が加わると容易に壊死に陥りやすいと考えられている。
　歯髄は大きく歯冠歯髄と歯根歯髄に分かれるが、単根歯では明瞭ではない。また、根尖孔など歯髄と歯周組織（歯根膜）がつながっているところでは組織は移行的に変化しており、その境界は明瞭ではない。どこまでが歯髄組織でどこからが歯周組織であるかは抜髄を行うときに重要であるが、上記のようにその境界は明らかではなく、臨床的にはアピカルシートの形成など手技的な視点より、生理学的根尖孔（象牙セメント境：dentino-cement junction）までを歯髄としている。

1）象牙芽細胞

　歯髄の最外側（表層）には象牙芽細胞層があり、細胞希薄層（cell-poor zone）、細胞稠密層（cell-rich zone）と続く（図1-8）。
　象牙芽細胞は歯髄に特有な細胞であるが、高度に配列した粗面小胞体、著明なゴルジ複合体や分泌顆粒、数多いミトコンドリアなど、骨芽細胞やセメント芽細胞との類似点も多い。ただし、骨芽細胞などが基質に埋め込まれ骨細胞になるように、象牙芽細胞が象牙質に埋め込まれることはない。象牙芽細胞突起は象牙細管内に伸び、管周象牙質の形成に関わっていると考えられている。

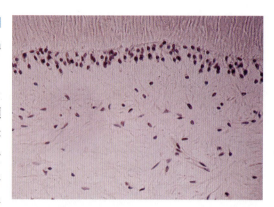

図1-8　正常歯髄の組織像

2）歯髄細胞

　歯髄に最も多いのは線維芽細胞であるが、同様の形態をした未分化間葉細胞も存在しており、また線維芽細胞自体も、肥大した細胞質と大きな核をもつ幼若なものから、扁平で暗い核をもつ成熟したものまでさまざまであるため、一括して歯髄細胞または線維芽細胞様細胞と呼ばれる。
　歯髄線維芽細胞はI型やIII型コラーゲン、プロテオグリカンなどを産生するのみならず、コラーゲン線維を貪食することが知られており、細胞外基質の恒常性に寄与していると考えられている。一方、未分化間葉細胞は適切なシグナルが与えられれば線維芽細胞や象牙芽細胞などに分化すると考えられている。
　近年、この歯髄の未分化間葉細胞には幹細胞が含まれていることが明らかとなり、再生医療の観点からも注目されている。

> **参考 >>**
>
> **象牙芽細胞突起はどこまで伸びているのか？**
> 象牙芽細胞突起がどこまで伸びているかは、窩洞形成において象牙芽細胞突起を損傷するかどうかに関わる重要な問題である。象牙細管の全長、すなわちエナメル象牙境まで達しているという説がある一方、象牙質内側1/3までとする説もあり、いまだに議論のあるところである。いずれにしても象牙芽細胞突起の存在は、象牙質が"生きている"ことの証であり、象牙質と歯髄が一体という観点からも、切削などで象牙芽細胞突起を損傷することは、すなわち歯髄を損傷していると考えなければならない。

3）免疫担当細胞

歯髄には**マクロファージ**（図1-9）や**樹状細胞**（dendritic cell）をはじめ、リンパ球や肥満細胞などがみられる。リンパ球のうち、T細胞は正常歯髄にもみられるが、B細胞は正常歯髄にはほとんどみられない。

マクロファージや樹状細胞、Tリンパ球が正常歯髄にみられることは初期の免疫応答が行われる準備が整っていることを示している。特にMHCクラスII分子陽性の樹状細胞は象牙芽細胞層や象牙細管部にまで進出しており、細菌侵入など象牙質への侵害刺激をいち早く察知して反応しているものと考えられる（図1-10）。

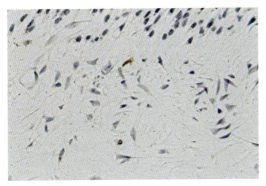

図1-9　正常歯髄のマクロファージ（CD68陽性細胞；茶色）　　図1-10　正常歯髄のMHCクラスII分子陽性細胞

4）血管、リンパ管、および神経線維

歯の血管は根尖孔および側枝より歯髄へ入る。これらは太さ100 μm以下の細動脈で、歯根歯髄に多くの枝を出しながら歯冠歯髄に入り、象牙芽細胞の下で広範な毛細血管網を形成して象牙芽細胞を養っている。血流は歯冠部、特に髄角部で速いといわれる。毛細管網を通った血流は後毛細管細静脈、そして細静脈へと流れていく。

歯髄の細静脈の血管壁は薄く、太さは中央の大きなものでは200 μmのものもあり、細動脈より大きい。歯髄の血管系の特徴として**動静脈吻合**があげられ、歯髄の循環系の維持に寄与していると考えられている。すなわち、動静脈吻合により血流を損傷や炎症部位などから避け、出血や血栓形成を防いでいると考えられている。

歯髄の感覚を支配する神経は三叉神経の枝で、根尖孔から太い神経線維束として入り、分枝して象牙芽細胞下の細胞希薄層において広範囲な神経叢（**ラシュコフ神経叢**：Raschkow plexus）を形成する。歯髄の感覚神経には有髄の**Aδ**および**Aβ線維**と、無髄の**C線維**がある。このうちAδ線維の自由神経終末（受容器）はラシュコフ神経叢を中心に分布し、主に鋭い痛みを伝え、C線維の自由神経終末（受容器）は歯髄深部を中心に分布し、鈍い痛みを伝えるといわれる。なお、ラシュコフ神経叢からさらに象牙芽細胞層や象牙細管内へ伸びる神経終末もみられる。

歯髄は熱や機械的、化学的、そして電気的な刺激（歯髄電気診）などに対して"痛み"として感じるのが特徴で、歯髄電気診などの検査に応用されている。

歯髄には交感神経もあり、無髄で、血管とともに根尖孔より入り、歯髄の血管を支配している。

4. 歯根周囲組織

1) ヘルトウィッヒ上皮鞘と歯根形成

歯胚においてエナメル質の形成が完了すると、内・外エナメル上皮が歯頸彎曲部（cervical loop）から増殖して、この2層からなる**ヘルトウィッヒ上皮鞘**が形成される（図1-11）。

上皮鞘は歯乳頭と歯小嚢を分けるように増殖し、接する歯乳頭の間葉系細胞を象牙芽細胞へと分化させながら歯根を形成していく。歯根の象牙質が形成されると上皮鞘は断裂を生じ、その隙間から歯小嚢の間葉系細胞が新生象牙質表面へ移動し、セメント芽細胞に分化してセメント質（原生セメント質）を形成する。

上皮鞘自体は象牙芽細胞を誘導しながら根尖部が完成するまで存続するが、象牙質が形成された断裂部分は網目状となり、歯根膜内で歯根を取り囲むように観察されるようになる。これを**マラッセ上皮残遺**（epithelial rests of Malassez）と呼び、慢性根尖性歯周炎にみられる歯根嚢胞の形成に関与している。

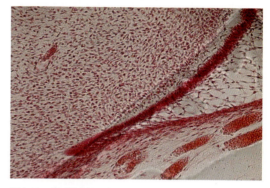

図1-11 歯頸彎曲部の内・外エナメル上皮

2) 歯根膜

歯根膜はセメント質と歯槽骨の間にある線維性結合組織で、いわゆる靱帯であるが、高度な機能を有している。平均的な厚さは200〜350μmで臼歯部は前歯部よりも厚く、また年齢とともにその厚さが減少していくことが知られている（図1-12a、b）。

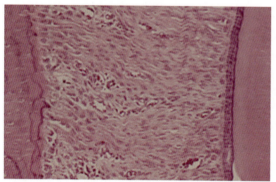

図1-12a 歯根膜（強拡大）（徳島大学 羽地達次博士提供）

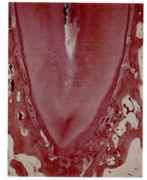

図1-12b 歯根膜（弱拡大）
（徳島大学 羽地達次博士提供）

> **参考**
>
> **歯髄のリンパ管**
>
> リンパ管が歯髄にあるかどうかは長年議論の的となっていたが、電子顕微鏡を用いた研究でその存在が明らかとなった。リンパ管は内皮細胞より形成されるが、管壁と基底膜に不連続な部分があることで小静脈と区別できるとされる。リンパ管は壁の薄い小さな盲管として歯冠歯髄に始まり、最終的に1〜2本のリンパ管となって小静脈と同様に根尖孔外に出る。

歯根膜の機能として次のものがあげられ、歯の維持に重要な役割を果たしている。

①歯の歯槽内への維持

②咬合圧の緩衝

③咬合圧の圧力センサー

④セメント質への栄養補給

⑤セメント質と歯槽骨の形成・吸収

歯根膜はほかの結合組織と同じように、細胞と線維、そして基質から成り立っているが、その主体はⅠ型とⅢ型コラーゲンの線維で、明瞭な線維束を形成しており、一端をセメント質、もう一端を歯槽骨中に埋入して、シャーピー線維（Sharpey fibers）となっている。歯根膜のコラーゲン線維は線維芽細胞により合成と破壊を受けて常に改造されており、その代謝速度は非常に速いことが知られている。

したがって、炎症による線維芽細胞の障害は歯の支持を急速に失わせると考えられ、歯の動揺度検査の意義の一つとなっている。なお、歯根膜にはコラーゲン線維のほか、弾性線維やオキシタラン線維も含まれている。細胞成分として、線維芽細胞のほかに上皮細胞であるマラッセ上皮残遺、そして未分化間葉系細胞がある。

歯根膜の神経分布は豊富で、歯槽骨根尖部から歯肉縁方向に向かって伸びるものと、歯槽骨の側壁の孔から出てくるものがあり、互いに連絡している。歯根膜の神経終末には少なくとも4つあることが分かっている。一つは自由神経終末で主に痛覚の受容器と考えられ、二つ目はルフィニ様の神経終末で機械受容器と考えられている。ほかに、コイル状終末および紡錘状被覆小体もみられるが、その機能は不明である。このような歯根膜の受容体による歯の触覚や圧力の感知は、咬合・咀嚼など生理学的に重要である。さらに、これらは臨床的にも重要で、打診などによる患歯の同定や病態の把握に用いられている。

3) 歯槽骨

歯槽骨は歯根を取り囲む骨で、歯小嚢由来の骨芽細胞によって形成され、セメント質や歯根膜、歯肉とともに歯周組織と呼ばれる。歯根形成において歯根象牙質やセメント質、そして歯根膜が形成されるが、歯根膜の形成時には歯槽壁にできる線維束の周りに新生骨が沈着し、新しい歯槽骨が添加・形成される。したがって、歯根の成長に伴って歯槽骨の形成が成熟し、歯根膜空隙は徐々に減少する。歯槽骨はその名の通り歯を支持するための骨の「槽」で、歯を喪失すればやがてなくなっていく。

歯槽骨は皮質骨（緻密骨）と海綿骨からなり、上顎では海綿骨が、下顎では皮質骨が発達している。皮質骨には多数の小孔があって、脈管や神経が通る。歯槽骨は一般に前歯部では舌側が厚く、臼歯部は頰側が厚い。したがって下顎の大臼歯部は浸潤麻酔が奏効しにくい。

また、歯槽骨は機能的な面から次の2つに分けられる。

①**固有歯槽骨**

歯槽の内壁を形成する薄い層板骨で、歯根膜に接し歯根膜線維（シャーピー線維）を含む。緻密な構造で、エックス線像では歯槽硬線（白線:lamina dura）と呼ばれる。なお、炎症時には消失することが知られる。

②**支持歯槽骨**

上記の固有歯槽骨以外の部分で、歯槽突起の頰・舌側の外側面の皮質骨および海綿骨（骨髄を含む）からなっている。

（松尾　敬志、中西　正）

第2章 歯髄腔の解剖学
Anatomy of Pulp Cavity

一般目標
歯内療法を適切に行うために、その基礎となる歯髄腔の形態についての知識を習得する。

到達目標
①歯髄腔の基本形態を説明できる。
②歯種別の根管形態と特徴を説明できる。

1. 歯髄腔の基本形態（図 2-1-1）

歯髄腔（pulp cavity）は、**髄室**（pulp chamber）と**根管**（root canal）からなり、形は歯の外形に近似した縮小形を示すことが多く、歯根の圧平度の強い歯では、根管が分岐する傾向がある。

髄室は、歯頸部を越えて広がり、その形は、切歯ではノミ形またはクサビ形、犬歯ではランセット形、臼歯では立方形に近い。

髄室には各咬頭にほぼ一致した髄角がある。

エックス線写真では、根管の数、走向、形態、石灰化の違いを観察できる（図 2-1-2）。

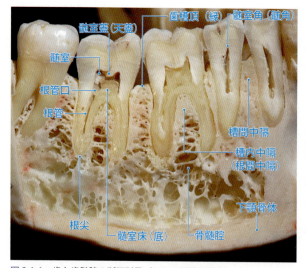

図 2-1-1 歯と歯髄腔の断面所見（ヒトの頭蓋骨標本）

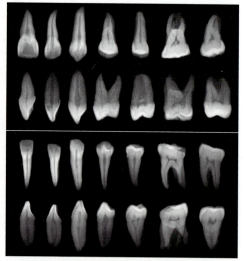

図 2-1-2 歯髄腔のエックス線写真観察（上下顎永久歯の各歯種における唇頬舌ならびに近遠心投影）

1）髄室床部の黒い線状構造

上下顎大臼歯の髄室床の中央部には、しばしば**黒い線状構造**（dark linear form）がみられることがある。線状構造を指標にすると根管口の探索や発見に役立つことが知られている。この黒い線状構造は、そ

の走向によりH型、Y字状の溝と表現される（図2-1-3）。大石ら（1992）のヒト上下顎大臼歯抜去歯110歯の成績では、黒い線状構造が明らかなものは、上・下顎の第二大臼歯で各々67％、上・下顎の第一大臼歯で46％、50％であった。

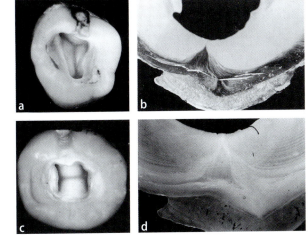

図 2-1-3　髄室床の線状構造
a：上顎大臼歯のY字状の黒い線状構造
b：下顎大臼歯の近遠心的に走るH型の黒い線状構造
c：bの下顎大臼歯の頰舌断研磨切片で、髄室床部にはクサビ状の暗帯がみられる。
d：cの軟エックス線撮影所見で、クサビ状区域の周囲には高い石灰化層がみられる。

2）歯根の彎・屈曲

歯根の形に合わせて根管も彎・屈曲を示す。表2-1-1のIngleら（1994）の成績をみると、歯種によって走向に特徴がある。一般に歯根は遠心彎曲を示すが、近心、唇頰側、舌側、**銃剣状**（二重）の彎曲もあり、十分な注意が肝要である。

表 2-1-1　歯根の彎・屈曲の発現状況（curvature of root）

		straight	distal curve	mesial curve	buccal curve	lingual curve	bayonet curve
1		75	8	4	9	4	
2		30	53	3	4	4	6
3		39	32		13	7	7
4 Double roots	B	28	14		14	36	8
	L	45	14		28	9	
Single root		38	37		15	3	
5		9.5	27	1.6	12.7	4	20.6
6	MB	21	78				1
	DB	54	17	19			10
	L	40	1	4	55		
7	MB	22	54				
	DB	54		17			
	L	63			37		
1̄2̄		60	23		13		
3̄		68	20	1	7		2
4̄		48	35		2	7	7
5̄		39	40		10	3	7
6̄	M	16	84				
	D	74	21	5			
7̄	M	27	61		4		7
Double roots	D	58	18	10	4		6
Single root		53	26			2	19

％で示す。B：頰側根、L：舌側根、MB：近心頰側根、DB：遠心頰側根、M：近心根、D：遠心根を示す。（文献21より引用）

3）主根管（main canal）の形態からみた分類（図2-1-4）

　主根管には単根管と分岐根管があり、分岐の状態から完全分岐根管、不完全分岐根管、網状根管にわけられる。分岐位置が歯冠側のものを高位、根尖側のものを低位として区別する。

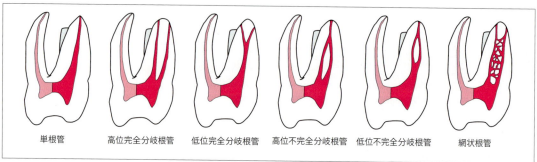

図2-1-4　主根管の解剖学的形態分類（上顎大臼歯近心頬側根の頬舌断面）

4）副根管（accessory canal）からみた分類（図2-1-5）

　副根管は主根管の枝であり、その多くは歯根の根尖側1/3や根分岐部にみられ、副根尖孔（accessory foramen）として歯根膜に開口するが、加齢変化に伴い数は減少する。

　根管側枝（lateral canal）、根尖分岐（apical ramification）、髄管（accessory canal in the furcation region）などがある。

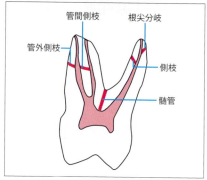

図2-1-5　副根管の種類
根管側枝（管外側枝、管間側枝）根尖分岐、髄管などがある。

▶歯髄腔　歯冠側に広がる髄室（pulp chamber）と歯根の中を走る根管（root canal）とに区別される。歯髄すなわち一種の結合組織と脈管や神経からなる軟組織を、髄室からはじまり歯根尖付近に開口する根尖孔（apical foramen）までのきわめて狭小な管腔に収めている。
▶髄室　歯冠歯髄腔に相当する部分のことで、髄室をなす象牙質壁には、唇（頬）側壁、舌側壁、近心壁、遠心壁があり、咬合面壁を髄室蓋（天蓋）、対向する壁を髄室床（髄室底）と呼ぶ。
▶根管　主根管と副根管とがある。主根管の分岐は、歯根の圧平の強い単根性の下顎切歯、上顎大臼歯の近心頬側根、下顎第一大臼歯の近心根などに発現しやすい。
▶髄室角（髄角）　咬頭方向へ突出した部分で、中心結節などの発達した結節には、髄室の突起状の伸び出しがみられることが多い。
▶エックス線写真撮影　口内法撮影では正放線投影、偏心投影、咬翼撮影が行われる。画像が一平面への投影にすぎないため、20°位の偏心撮影法を行う必要性もしばしば起こる。その他パノラマ撮影法、コンピュータ断層撮影法、歯科用コーンビームCT（CBCT）撮影法などがある。
▶黒い線状構造　髄室床を頬舌方向の研磨切片で観察すると、髄室床上部の中央において、歯冠象牙質から起こる象牙細管が互いに接近しながら尖端を髄室に向け、根分岐部側でクサビ状の象牙質がみられる。同部は、象牙細管の数が少なく、径も細く、暗視野観察では暗帯としてみられ透明象牙質様である。軟エックス線撮影（CMR）では、クサビ状区域の髄室側、歯冠象牙質移行部、セメント質側にエックス線透過性の低い、やや石灰化度の高い層が多くみられる。
▶銃剣状　銃剣（バイヨネット）のようにS字状に二方向に屈曲を示す複雑な走向をいう。1、1̄、2、6を除く歯に5～20％現れる。特に7̄の樋状根歯や5̄に好発するので、根管器具操作には留意が必要である。
▶単根管　単根性の歯根で単一根管からなる。
▶完全分岐根管　根管が分かれて二つとなり、根尖でも分岐したまま終わる。

(1) 根管側枝　lateral canal（図2-1-6）

10％前後から40％の発現頻度を示す。1や3には2本以上存在することもある。根管側枝の開口方向は一定していないため、エックス線写真上で観察されるとはかぎらない。開口部の直径（大きさ）は150〜300μmである。

(2) 根尖分岐　apical ramification（図2-1-7）

主根管が根尖部で2〜数本の細枝に分かれ、三角州状になったものをいう。14〜50％の頻度でみられる。

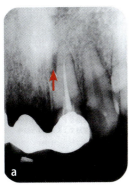
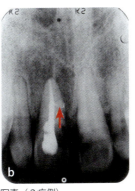
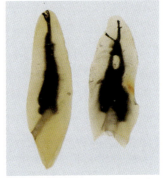

図2-1-6　根管側枝のエックス線写真（2症例）
a：根側病変と根管側枝がみられる（矢印）。
b：根管側枝内のシーラー（矢印）

図2-1-7　ヒト抜去歯の墨汁注入透明標本
左：根尖分岐（上顎犬歯）
右：根管側枝（上顎小臼歯）

(3) 髄管　accessory canal in the furcation region（図2-1-8）

歯髄歯根膜瘻孔（pulpoperiodontal fistula）や歯髄歯根膜枝とも呼ばれ、髄室床と根分岐部歯根膜とを結ぶ副根管をいう。髄室床と根分岐部歯根膜が完全に交通していないものを、淺井ら（1988）は偽（不完全）髄管と記述している。上下顎大臼歯根分岐部の発現頻度は60〜76％とされ、直径は4〜250μmである。朝比奈ら（1993）によれば、カニクイザルの根未完成歯の分岐部髄室床部やその根間側にみられる髄管様管腔構造物には、血管・神経の封入、組織の変性壊死に伴う組織欠損部が存在する（図2-1-8）。

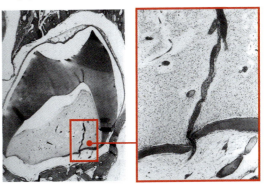

図2-1-8　髄室床象牙質の発生と髄管
左：カニクイザルの上顎第一小臼歯にみられた髄室床と髄管構造の初期発生段階を示す。
右：□部の拡大像。髄室床象牙質塊の不連続部を示し、隙間に神経血管を含んでいる。

▶ 不完全分岐根管　根管が分かれて二つとなるが、根尖までの間で再び融合し、1根管となり終わる。
▶ 網状根管　分岐根管が互いに多くの横または斜めに走る側枝などで網状に交通している。
▶ 根管側枝　歯根の根尖側1/3に主にみられ、象牙細管の走向と一致し根側面に開口する。管外側枝と管間側枝とがある。内部には脈間神経束を含む歯髄組織がみられる。
▶ 根尖分岐　主根管が根尖部で2〜数本の細枝に分かれ、三角州状になったものをいう。
▶ 髄管　歯周疾患や歯髄疾患の炎症性病変、細菌感染の波及経路となる危険性がある。髄管の成因としては、根間突起の融合不全や、髄室床象牙質の形成と関係する髄下葉が歯冠部象牙質と連続しない場合とか、上皮性根間突起の裂け目などに生じるといわれる。

5) 根管イスマス（図2-1-9）

単一歯根内に二つあるいはそれ以上の根管が存在する場合、その根管間を繋ぐ狭小な連絡路を**根管イスマス (isthmus)** という。根管間を完全に連続するものと不完全なものとがある。2根管性の単一歯根では、高頻度で根管イスマスが発現する可能性がある。根管イスマスの好発部位としては、6の近心根54〜89％、6の近心頬側根4.9〜52.5％、4、5の根尖3〜5mmの位置で26〜40％、4、5の同位置では22〜28％と報告されている。根管イスマスは肉眼では観察が困難なことが多く、根尖の外科的歯内療法を施す際には、歯科用実体顕微鏡（マイクロスコープ）を用いるマイクロサージェリー処置 (endodontic microsurgery) が有効となる。

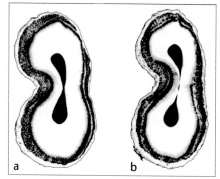

図2-1-9 上顎小臼歯にみられた根管イスマス
根管間を完全に連続する完全イスマス（a）と組織などを含む不完全イスマス（b）がある。

6) 根尖孔（apical foramen）の形態と開口位置（図2-1-10）

根尖孔は歯根尖付近に開口しており、歯髄の脈管神経束の通路となる。根尖孔は、歯根や根管別に形、大きさに特徴がある。根尖 (root apex) は根尖病変により、破壊吸収されやすい。骨様組織やセメント質の添加も起こる。歯内療法では、根尖部の象牙セメント境の最狭窄部を**生理学的根尖孔** (physiological apical foramen) といい、歯髄と歯根膜の移行部にあたる。**解剖学的根尖孔** (anatomical apical foramen) は根管の根表開口部をいう。解剖学的根尖孔の開口位置は根尖端に一致しないものが70〜80％と多い。

一般に根尖孔の外形の基本は、円形、卵形、不規則形に大別されるが、半月状、砂時計状、鋸歯状もある。開口位置

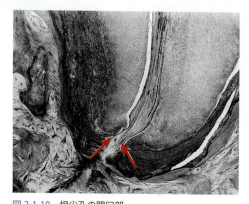

図2-1-10 根尖孔の開口部
解剖学的根尖孔の開口部は根尖端とは一致していない。矢印部に生理学的根尖孔を示す。

は根尖端より2〜3mm離れることもあるが、その平均距離は歯根の長軸に平行に測って0.4〜0.6mmとされる。

7) 歯槽骨の開窓（fenestration）と裂開（dehiscence）（図2-1-11）

歯根を支える歯槽突起の唇・頬側では、歯根の豊隆に一致して孔が開いた**開窓**や歯槽骨縁のU字形ないしV字状をなす欠損がみられる**裂開**が生じる。同部は皮質骨がなく、歯根表面を直接歯肉結合組織が被っている。歯槽骨の開窓は3、6、4の順に多く、各々29.1％、15.9％、13.5％の頻度に現れる。根尖部に手指を当てて歯を打診すると指先に振動を感じる**歯根振盪**に関係している。

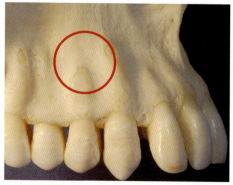

図2-1-11 根尖孔の開口部
ヒト上顎歯槽骨頬側面観
歯槽骨から歯根の一部が露出し開窓（フェネストレーション）を形成している。

8）歯根尖と上顎洞（maxillary sinus）、下顎管（mandibular canal）（図2-1-12）

上顎洞壁は、前壁（顔面）、上壁（眼窩）、内側壁（鼻腔）、下壁（歯槽突起の底部）などが区別される。特に下壁は5、6、7の根尖に近接しているため、歯根尖が洞内に4〜24％の頻度で露出している。すなわち、6、7頬側根8％、6舌側根24％、7舌側根12％で洞内に歯根尖が露出するという。歯根尖と洞底間の平均距離は、4、5：5〜8mm、6：4mm、7：2mm前後、8：5mm前後である。下顎管（下歯槽管）と臼歯根尖との平均距離は、約5〜8mmであるが、その最小値は7で0.5mm、8で0.5mm、と非常に近接しているので注意が必要である。また下顎管の上壁は多孔性であり、根尖部の炎症が影響して症状を発現する危険性もある。

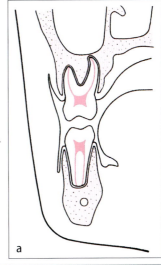

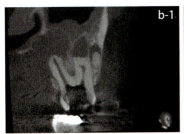 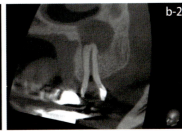 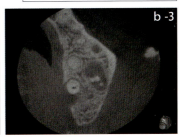

図2-1-12
a：大臼歯の歯根尖と上顎洞ならびに下顎管との関係（冠状断）
b-1：冠状断CT画像　上顎左側第二大臼歯の口蓋根と近心頬側根に根尖病変があり、上顎洞底部に達している。
b-2：矢状断CT画像　口蓋根の根尖病変が上顎洞粘膜まで広がっている。
b-3：軸位断CT画像　口蓋根の根尖病変が口蓋方向に拡大し、骨の開窓が起きている。

- ▶ **根管イスマス**　単一歯根内に二つあるいはそれ以上の根管が存在する場合、その根管間を繋ぐ狭小な連絡路をいう。根管間を完全に連続するものと不完全なものとがある。その中には歯髄組織が含まれ、根管間の連絡路は完全に交通したリボン状の形もある。根管イスマスは上下顎の小・大臼歯の歯根に好発する。特にその根管内の異物、壊死組織、微生物などを機械的・化学的に除去することは歯内療法上きわめて重要となる。
- ▶ **フィン**　歯根断面の中央域にある円形・楕円形・不定形を呈する主根幹から、魚のヒレ状に側方へ伸びた部位のことをいい、フィン（fin）が連結すると根管イスマスとなる。
- ▶ **根尖孔**　根尖孔は歯根尖付近に開口しており、歯髄の脈管神経束の通路となる。根完成後はセメント質添加などによる著しい狭窄が起こり、根尖分岐が生じて数個の根尖孔がみられることもある。
- ▶ **生理学的根尖孔**　根尖部の象牙セメント境を指し、歯髄と歯根膜の移行部である。
- ▶ **解剖学的根尖孔**　根管の根表開口部をいう。
- ▶ **解剖学的根尖**　形態学的にみた歯根の突端（根尖端）をいう。
- ▶ **開窓と裂開**　歯根を支える歯槽突起に限局して孔が開いたのを開窓、歯槽骨縁のU字形ないしV字状の欠損がみられるのを裂開という。同部は骨皮質板がなく、歯根表面を直接歯肉結合組織が被っている。多くは唇頬側で歯肉隆起にほぼ一致して発現する。
- ▶ **歯根振盪**　歯髄死に起因して、根尖部歯槽骨の破壊が起こり著明な開窓が発現した場合、歯根尖部に手指を当てて歯を打診すると指先に振動を感じることをいう。
- ▶ **上顎洞**　副鼻腔の一つであり、上顎体の内部の空洞でその外形とほぼ一致するが、尖端を外上方の頬骨突起のほうに向け、底部を鼻腔面に向けた錐体状の形をしている。成人では洞壁は比較的薄い。
- ▶ **下顎管（下歯槽管）**　下顎孔より始まり、下前方を走り下顎底と平行し4、5の下方に向かい、オトガイ孔へ開口している。内部には下歯槽動静脈と神経が走っている。

2. 歯種と歯髄腔

　歯内療法を行うには、歯種別の根管解剖についての正しい知識をもつ必要がある。近年、エックス線写真のデジタル化で画像読影が容易になり、さらに CBCT 画像を三次元画像に構築し、回転、拡大縮小、透過、断面観察などで根管形態を学べるようになった（3D Interactive Tooth Atlas、NISSIN DVD）。ここではそのグラフィック画像のごく一部を提示し、特徴的に現れる解剖学的変異や歯髄腔の異常形態についても記述する。以下、（　）内の数値は、藤田ら（1997）による日本人の歯種別の平均歯牙長を示している。

1）上顎中切歯（23.8 mm）（図 2-2-1、2）

①歯根は単根管性で円錐形を示し、その横断面は角のとれた三角形から円形に近い。根管は広く大きく、根管側枝も頻発する（38.4%）。
②根管の横断面では、歯頸部で近遠心幅径の広い卵円形にはじまり、根尖 1/3 付近で円形となる。
③歯根は 75% のものが直線的に走向する。歯冠の舌側面には基底結節、辺縁隆線があり、舌側面の基底結節のうち、切縁のほうに向かう 1～3 個の突起状のものを棘突起といい、歯冠の舌側面の辺縁隆線と基底結節の境のところに、辺縁隆線と斜めに鋭く交わる切痕が存在するのを斜切痕という。
④根管がエックス線写真上で消失したり毛髪様に細いときは、打撲などの外傷歯の可能性が考えられる（図 2-2-2）。

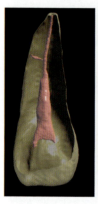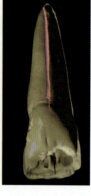

図 2-2-1
左：上顎中切歯の 3D 画像。髄室、根管が直線形をしめし、側枝の存在が明らかである（courtesy of Brown and Herbranson Imaging/eHuman、以下の 3D 画像も同様）。
右：切縁の咬耗による実質欠損と冠部歯髄の後退、根管の狭窄がみられる（81 歳、白人男性）。

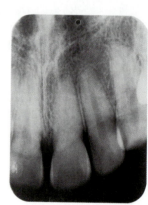

図 2-2-2
外傷歯。⌞1 にみられた毛髪様細小根管のエックス線写真（23 歳、男性）

2）上顎側切歯（21.8 mm）（図 2-2-3～5）

①歯根は細長く、近遠心的に圧平されているため、横断面は唇舌幅径の大きい卵形に近い。
②1 根管性であるが、まれに小型の過剰根が現れ、2 根管性がみられる。その位置は歯根の舌側あるいは近心側に分岐する。
③歯根の遠心彎曲が多いので（53%）、根尖付近では拡大形成に注意が必要である。
④歯冠の口蓋側歯頸部に斜切痕、根面に口蓋裂溝が現れることがあり、中切歯よりも出現は多い（図 2-2-4）。
⑤歯内歯（dens in dente）は、重積歯または内反歯、陥入歯（dens invaginatus）とも呼ばれ、0.25～5% にみられる。Oehlers（1957、1958）が 3 型に、小野寺（1971）は臨床的見地から 4 型に分けている。エナメル質の陥入が根の 1/3 を越え、さらに歯根膜を貫通することもありうる（図 2-2-

5)。歯の保存治療法としては、逆根管充塡法、歯肉剝離搔爬法、再植法などの外科療法のほかに、陥入部を一種の根管系として扱い根管治療に準じた根管処置も考えられる。また、舌側面の陥凹尖鋭部が深く基底結節の前方に潜り込んだ盲孔 (foramen cecum) が好発する。

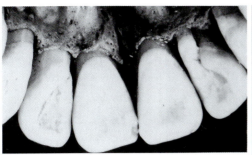
図 2-2-4　口蓋側に斜切痕があり、過剰根の発現もみられる。

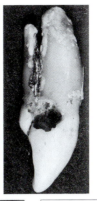

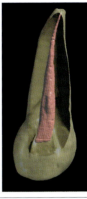
図 2-2-3
上顎側切歯の 3D 画像。根尖部での遠心彎曲に注意する。

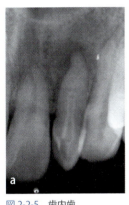

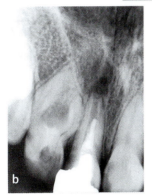

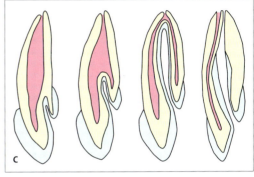

図 2-2-5　歯内歯
a：歯の長軸方向に中心部をエナメル質様不透過像がみられる。(24 歳、男性)
b：2 根性に分岐した歯内歯 (16 歳、女子)
c：歯内歯の陥入度による分類を示す模式図：エナメル質の陥入部が右に行くほど深くなっている)

3) 下顎中・側切歯 (19.9、21.2 mm)（図 2-2-6〜8）

①歯根は単根性で直線的に走向を示している。近遠心的に圧平された板状、円錐状を示し、横断面形態は唇舌幅径の広い長楕円形に近い。
②根管の横断面も、歯頸部で唇舌幅径の広い卵円形をなし、根尖 1/3 付近から円形となる。
③歯根の圧平は $\overline{2}$ に特に強くみられるが、そのため根管は $\overline{1}$、$\overline{2}$ ともに唇舌的な 2 根管性分岐を示すことがある (10〜35%)（図 2-2-7）。すなわち、単根性の 2 根管性完全分岐型が各々 4%、2 根管性不完全分岐型が、$\overline{1}$ で 7%、$\overline{2}$ で 30% にみられる。
④根管の分岐位置は、歯根の中央 1/3 付近に多くみられる。2 根管性の分岐を発見する方法としては、20°前後のエックス線偏心投影法が役立つ。

▶ **斜切痕**　歯冠の舌側面の辺縁隆線と基底結節の境のところに、辺縁隆線と斜めに鋭く交わる切痕が存在し、根面の溝は口蓋裂溝という。
▶ **歯内歯**　重積歯または内反歯、陥入歯 (dens invaginatus) とも呼ばれ、0.25〜5% にみられる。歯冠部象牙質の一部が表層のエナメル質とともに歯髄腔に向かって深く陥入した形態異常歯である。また、舌側面の陥凹尖鋭部が深く基底結節の前方に潜り込んだ盲孔 (foramen cecum) が好発する。

⑤いわゆる単根性2根管例では、髄室開拡時に唇舌的な歯質の犠牲的削除を払わないと、舌側寄りの根管への器具の挿入と拡大操作が困難となる（図2-2-8）。
⑥1̲、2̲には複数の歯が歯根のセメント質で結合し、独立した根管を有する**癒着歯**や、複数歯が象牙質とエナメル質が結合して大きな単根管性を示す**癒合歯**が発現する。

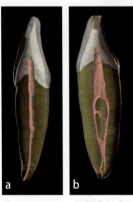
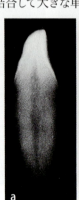
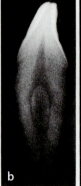
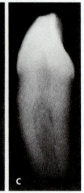
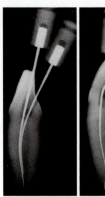
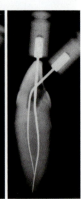

図2-2-6　a、b：下顎中切歯の3D画像。根管は直線形で、単根管もしくは分岐根管を示し、根尖孔部で唇側彎曲が発現する。

図2-2-7　下顎切歯の近遠心投影所見
a：単根管性、b：不完全分岐根管、c：完全分岐根管

図2-2-8　2根管性下顎切歯の髄室開拡法とリーマー挿入との関係。歯質の犠牲的削除が必要となる。

4）上・下顎犬歯（25.4、23.8mm）（図2-2-9、10）

歯の形は類似しているが、下顎のほうがやや小さい。
①根管は切歯よりも大きく、上顎中切歯とは異なり唇舌幅径が広い。
②上顎犬歯の歯根は円錐形で、歯根中央の横断面は上顎中切歯に近似している。
③いずれも単根性単根管である。
④根管の横断面は、上下顎とも歯頸部で唇舌的に広い卵円形を示し、根尖側1/3付近でほぼ円形になる。下顎ではやや近遠心的に圧平されているのが特徴である。
⑤上顎犬歯の銃剣状（バイヨネット）彎曲が7％みられるので注意する。
⑥下顎犬歯では、歯根がまれに唇舌的に等大の太さの2根性の完全分岐を示すことがある。

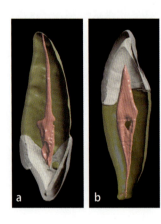

図2-2-9　a、b：上下顎犬歯の3D画像

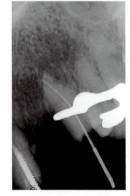

図2-2-10　エックス線写真では根尖端から離れて根尖孔が開口していることを示す。

▶ **癒着歯**（concrescent tooth）　複数の歯が歯根のセメント質で結合し、独立した根管を有する。
▶ **癒合歯**（fused tooth）　複数歯が象牙質とエナメル質の結合した歯で、大きな単根管性を示すことがある。

5) 上顎第一・第二小臼歯（20.5、20.7mm）（図 2-2-11〜15）

上顎第一小臼歯の咬合面近心側には、辺縁隆線部を発達した頬側副溝と舌側の横副溝が乗り越える形で発現する二つの溝の間の結節が80%に現れ、**介在結節**（interstitial cusp）という。歯根は頬舌的な2根性分岐または単根性が基本形である（図 2-2-11）。

①第一小臼歯の2根性分岐（完全分岐型と不完全分岐型）は 50 〜 72% にみられる。

②歯根は近遠心的に圧平された扁平根であるため、隣接面溝が深く、単根でも2根管性が多い。単根管性は第二小臼歯で45%、第一小臼歯では少ない。

③髄室が大きく根側に広がるため、根管の分岐位置は根中央部に近いこともある。

④歯根の横断面は、頬舌的な2根性では根中央部は頬舌幅径の広い卵円形、根尖 1/3 付近から円形となる。1根管性の歯根では、歯頸部で頬舌的に広く、細長い卵形、ひょうたん形、マユ形を示し、根尖側 1/3 付近から卵形となる（図 2-2-12、13）。

⑤歯根と根管は頬舌側ともに複雑な彎・屈曲を示すことも多い（表 2-1-1）。

⑥1.2 〜 5.2% の頻度で頬側2根管・舌側1根管からなる3根管性の**類猿徴**を示す（図 2-2-14）。さらに単根性の癒（融）合根や頬舌2根性で3根管性を示すこともあり、臨床では変異形態に注意する（図 2-2-15）。

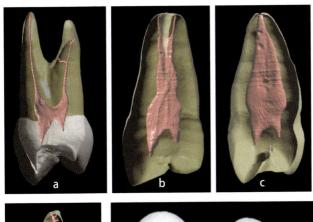

図 2-2-11　上顎第一小臼歯の 3D 画像
a：2根性で完全分岐根管を有しており、根管側枝がみられる。
b：単根性で完全分岐根管がみられる。
c：単根性単根管である。

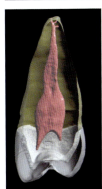

図 2-2-12
上顎第二小臼歯の 3D 画像。

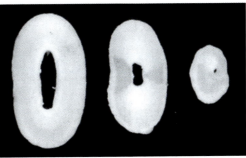

図 2-2-13　単根管性歯根の水平断切片所見。

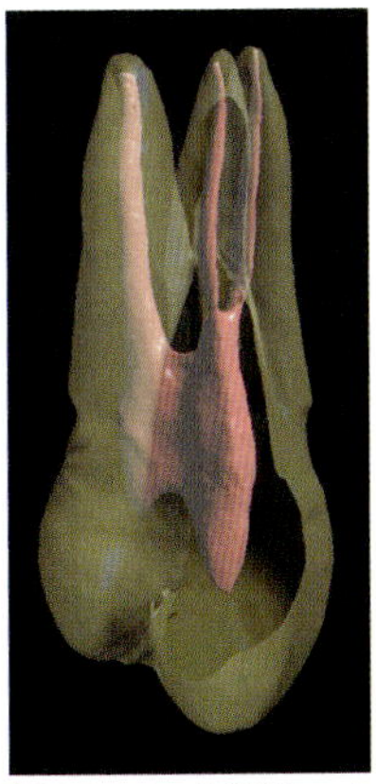

図 2-2-14　上顎第一小臼歯の3根性3根管を示す3D画像。

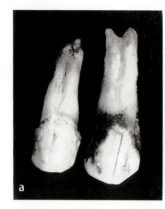
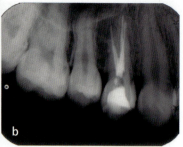

図 2-2-15
a：3根性3根管例
b：根管充填後の偏心投影エックス線写真

6）下顎第一・第二小臼歯（20.8、20.7mm）（図2-2-16〜20）

歯根と歯冠軸が直線的でなく角度をなすため、髄室開拡時に方向に注意が必要である。

①歯根は近遠心的にやや圧平された円錐形で、多くは単根性単根管である。

②歯根の頰側または舌側彎曲が10％ほどみられる。

③根管の横断面は、歯頸部で頰舌的に広い長楕円形〜卵円形、根尖部に近づくにつれ円形となる。

④2根管性は第一小臼歯に多発する（第一、第二小臼歯の比率は、4：1）。

⑤歯根の近心隣接面の舌側寄りには縦溝がしばしば現れて歯根が過分岐することがある（図2-2-17）。2根管性は15％前後、まれに3〜5根管性[36]もみられる。いずれも左右対称的に現れることが多い。

⑥歯根と根管の分岐位置は、歯根中央部が多く、根尖側1/3の低位もある。

⑦根管性分岐型には、頰舌的と近遠心的とがあり、前者は67.5％、後者は27.0％の頻度で現れる（図2-2-18）。3根性分岐もまれに現れるが、成因は不明である。

⑧上下顎小臼歯の咬合面中央の円錐状あるいは棒状の結節を**中心結節**という。その発現率は、4：0.26％、5：1.91％、$\overline{4}$：1.38％、$\overline{5}$：3.50％の低頻度とされているが、臨床ではさらに頻繁に遭遇するように思われる（図2-2-20）。その多くは歯髄腔と繋がっており、破折、摩耗などにより細菌感染を起こし、歯髄疾患を併発する危険性がある。

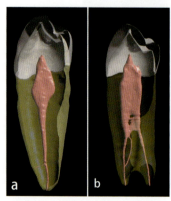
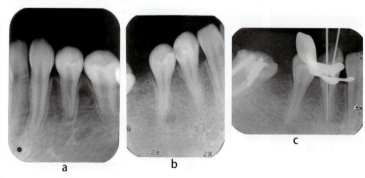

図 2-2-16　下顎第一小臼歯の3D画像
a：単根管性を呈し直線や遠心彎曲を示す。
b：根尖部において主根管が頰舌的分岐を示している。

図 2-2-17　下顎第一小臼歯の根管分岐
a：根尖部の歯根の分岐が樋状を示すことに注意が必要である。
b：歯根中央部で根管が消失しており、根管の分岐が疑われる。
c：偏遠心20度投影により根管が独立していることが分かる。

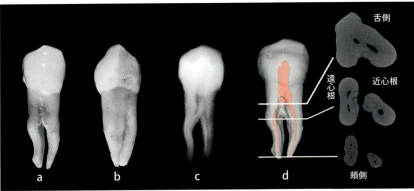

図 2-2-18
2根性下顎小臼歯の所見（[4]）
a：近遠心分岐型2根性（頬側面観）
b：同近心面観
c：aのエックス線写真
d：三次元再構築像と歯根部マイクロCTスライス像

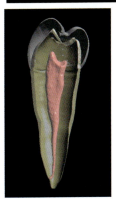

図 2-2-19
下顎第二小臼歯 3D 所見

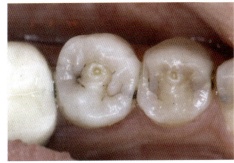

図 2-2-20　咬合面中心部に中心結節と尖端部の破折、咬耗などが著明である。

7）上顎第一・第二大臼歯（19.2、18.5mm）（図 2-2-21〜27）

　大臼歯は根管数も多く、歯根の強い彎・屈曲、歯髄腔の狭小化など根管の解剖学的複雑性、処置困難性を十分理解し克服しないかぎり歯内療法は奏功しない。治療にはある程度の時間と回数、および真摯な努力を必要とする。歯は後方ほど小さくなり、歯冠も近遠心的に圧平され、歯根も癒（融）合傾向が強い。

①第一大臼歯は、近心頬側根が2根管性を示す頬側2根・舌（口蓋）側1根からなる3根性4根管が高頻度にみられる（50〜70％）（図 2-2-21）。

②近心頬側根の近心面観はⅠ〜Ⅳ型に区別される（図 2-2-22）。以下の（　）内は第一、第二大臼歯における発現頻度を示す。
- Ⅰ型（13.5、4.2％）：根尖が頬側と舌側に二つの突出部を持ち、根尖近くで分岐する不完全2根性で、2根管性完全分岐を示す。
- Ⅱ型（29.2、19.8％）：根尖は2根に割れず、頬側から舌側に向かって歯冠側へ直線的に傾斜する板状根で2根管性完全分岐が多い。
- Ⅲ型（26.0、33.3％）：根尖がU字形の鈍円で、2〜1根管性である。
- Ⅳ型（31.3、42.7％）根尖がV字形の先細りで、大半が1根管性である。

③近心頬側根の2根管性完全分岐根管の頻度は、第一大臼歯 57.3％、第二大臼歯 37.5％とされる。

▶ **介在結節**　上顎第一小臼歯の咬合面近心側に、辺縁隆線部を発達した頬側副溝と舌側の横副溝が乗り越える形で発現する二つの溝の間の結節をいう。
▶ **類猿徴**　上顎小臼歯では上顎大臼歯様の3根性の形態を示し、復古形または祖先がえりと考えられている。
▶ **中心結節**　咬合面中央に円錐状あるいは棒状の結節が発現することがある。その多くは歯髄腔と繋がっており、破折、摩耗などにより細菌感染を起こし、歯髄疾患を併発する危険性がある。

④20°のエックス線偏心投影法は、近心頬側根の外形や2根管性分岐を知る重要な手がかりとなる（図2-2-23）。
⑤近心頬側根が2根管性の場合、その舌側寄り根管は多くは髄室床から直接開口（分岐）するが、その位置は一定していない。頬側寄りの根管に接して分岐するもの、かなり離れるもの、近心頬側根管口下部などより分岐するものなどがある（図2-2-24）。髄室開拡を十分に行い、根管口の発見に努める。
⑥近心頬側根の根管口は頬舌的に長く、遠心頬側根根は楕円形、舌側根管では近遠心的に長い楕円形か卵円形を示す。根管はいずれも根尖に近付くと円形となる。各根管口を線で結ぶと不等辺三角形になる（図2-2-25）。
⑦近心頬側根の遠心彎曲、遠心頬側根の近心彎曲、舌側（口蓋）根の頬側彎曲には十分注意する。
⑧まれに歯根形態の異常として、台状根が発現する（図2-2-26）。一般にタウロドントを指し、牡牛型歯、タウロドント歯、広髄歯、長胴歯とも呼ばれる。
⑨歯根は後方歯ほど癒（融）合する傾向にあり、根管が2、あるいは1根管となることもある。まれに4根性（頬側3根性あるいは舌側2根性）も現れる（図2-2-27）。

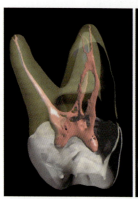
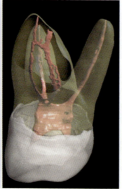

図2-2-21　上顎第一大臼歯の3D画像

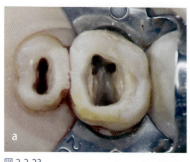
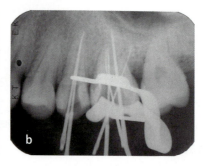

図2-2-22
歯根の外形からTYPE I からIVまで分類されている。

図2-2-23
a：近心頬側根管の舌側寄りに第二根管がみられる。
b：偏心撮影により独立した根尖孔を確認できる。

▶ **台状根**　3本の歯根が比較的長い距離にわたり癒（融）合して切株状になり、根尖部だけが離開し根管が分岐している。別名をプリズム状根（prism-shaped root）一般にはタウロドント（taurodont、牡牛の意味）を指している。牡牛型歯、タウロドント歯、広髄歯、長胴歯とも呼ばれる。このようなタウロドンティズム（taurodontism、タウロドント歯と同義）は、下顎第一乳臼歯に最も好発する。

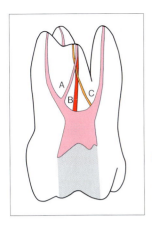

図 2-2-24 2根管性近心頬側根の根管口部における走向には ABC のパターンがみられる。

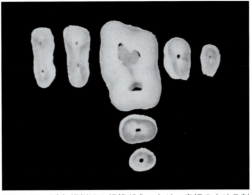

図 2-2-25 近心頬側は2根管が多いため、歯根の占める割合はほかの歯根に比べ大きい。

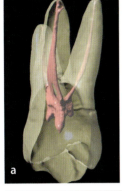
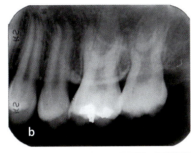

図 2-2-26
a：上顎第二大臼歯の 3D 画像、歯根は軸合傾向を示して直線的となる。
b：髄室床が根尖方向に位置し、長胴形を呈している。

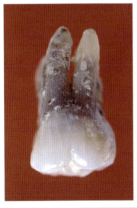
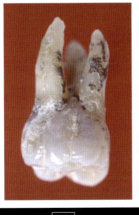
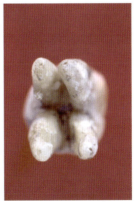

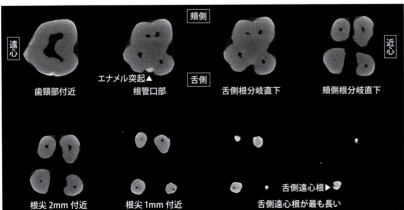

図 2-2-27
上：2根性口蓋根を有するヒト抜去歯で、4根性を示す。
下：マイクロＣＴによる歯の水平断所見。独立した4根の走向と長さが異なる。

8）下顎第一・第二大臼歯（18.8、18.2mm）（図 2-2-28〜35）

歯根の形、数、根管口の形と位置的関係において、同一歯種でも変異がみられる。

①下顎大臼歯の基本形は、歯根が近遠心的2根性の3根管からなり、近心根は2根管を有するのが原則である。単根性の遠心根には2根管性も多い。

②近心根と遠心根の形、大きさは類似しており、近・遠心的に圧平された扁平根からなる（図 2-2-29）。

③1根管性の遠心根の根管口は、頬舌的に長い卵円形か楕円形を示すが、根尖に近付くと円形となる。2根管性の近心根でも同様の傾向を示す（図 2-2-29）。

④近・遠心両根の隣接面観は上顎第一大臼歯の近心頬側根によく似ている（図 2-2-30）。下顎第一大臼歯の近心根は、分岐しても根尖部のみの不完全型で、大半は単根性である。しかし、単根管性の発現率は数％である。一方、遠心根の60％は単根管性を示す。

⑤第一大臼歯の歯冠の遠心舌側隅角部には、遠心副根（第3根）が20％発現する（図 2-2-31）が、このとき全体では4根管性となる。遠心副根の根管口は遠心舌側寄りに偏位しているのが特徴である。またその根管は強く頬側へ彎曲することが多い。

⑥第二大臼歯では歯根の癒（融）合傾向が強く、エックス線写真で2根性にみえても、単根性の**樋状根**（gutter-shaped root）のことが多い。第二大臼歯の30％に現れる（図 2-2-33）。

⑦大久保ら（1980）は、樋状根を含む単根性の第二大臼歯の根管口形態を1〜6型に分類している（図 2-2-34）。この分類で3〜6型の根管口形態、すなわち、89.3％と大半は根管口が近心から遠心にかけて樋状または三日月状の馬蹄形を示すが、単一で近遠心的に長い楕円形に近い根管口を示すこともある（4.1％）。

⑧樋状根の根尖孔の形は大半が円形であるが、近遠心的に広がる楕円形や線状形を示すことも多い。根尖孔の大きさは歯根の癒（融）合が進むと大きくなる。

⑨樋状根管では、銃剣状（バイヨネット）彎曲に十分注意して治療を進めるが、リーミングによる根管の拡大形成法に頼ることはできない（図 2-2-35）。

⑩下顎第二大臼歯と第三大臼歯が完全に癒（融）合することもまれにみられる。

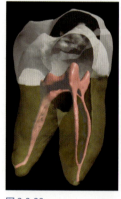

図 2-2-28　下顎第一大臼歯の3D画像では近心根の不完全分岐根管と遠心根管根尖部の彎曲がわかる。

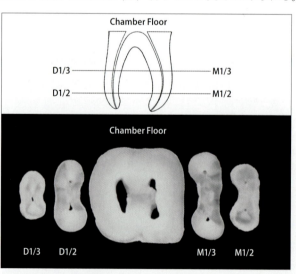

図 2-2-29　ヒト下顎第一大臼歯の抜去歯水平断における根管口部、根中央部、根尖1/3部

▶**樋状根**　近遠心の両根が、頬側部が癒（融）合して1根となっており、舌側では縦溝が発達した形態を呈する。

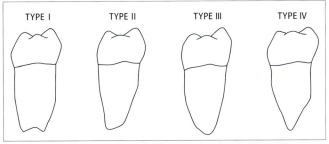

図 2-2-30　2根管性の下顎第一大臼歯近心根における歯根形態の分類

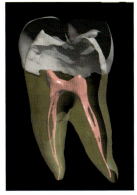

図 2-2-32　下顎第二大臼歯の3D画像

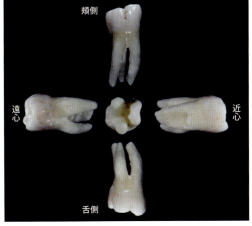

図 2-2-31　下顎第一大臼歯の3根性4根管歯
遠心舌側に第3根が発現し、根管口は四角形の髄室床のすみに位置する。

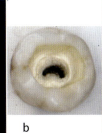 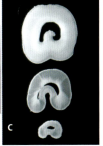

図 2-2-33　下顎第二大臼歯樋状根
a：舌側面観、b：根管口部所見
c：根管口、根管中央部、根尖部での水平切断面所見

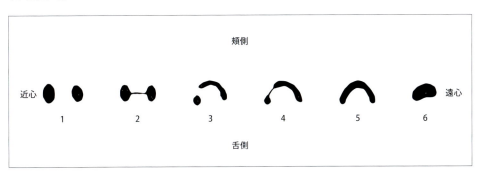

図 2-2-34
樋状根の根管口形態の分類：3〜6型は樋状根管を示す。（大久保ら〈1980〉、文献35より引用）

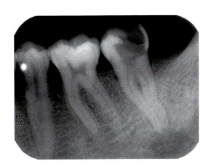

図 2-2-35
長い歯根を有する樋状根歯。根管は長く、
2重彎曲を呈し複雑に走向している。

（五十嵐　勝）

第 **3** 章	象牙質／歯髄複合体の生理学的機能
	Physiological Function of Dentin/pulp Complex

一般目標
歯の生理学的機能と役割を理解する。

到達目標
①象牙質／歯髄複合体を説明できる。
②歯の痛みの発生機構を説明できる。
③歯根膜の生理学的機能と役割を説明できる。

歯髄と象牙質は、ともに発生学的には中胚葉由来であり機能的にも相同な組織であるとの見地から、「**象牙質／歯髄複合体** (dentin/pulp complex)」という概念が提唱され、それぞれを別の組織と考えるのではなく、両者が連携して機能を営むものと考えるべきであるとの見解が確立されてきた。

1. 象牙質／歯髄複合体の硬組織形成能

1) 象牙質／歯髄複合体の概念

象牙質と歯髄は、ともに発生学的には中胚葉由来であり、組織学的にも、機能的にも相同な組織であるとの見地から一つの複合体、「象牙質／歯髄複合体 (dentin/pulp complex)」を構成するという概念が提唱された。

すなわち、歯髄と象牙質は、発生学的には神経堤由来の歯乳頭からなる中胚葉性組織である。組織学的には象牙細管を介して直接交通し合っている。さらに、外界からの刺激を検知し、情報を歯の外に伝播するという機能をともに有している。

> **重要 »**
> **象牙質／歯髄複合体と硬組織形成**
> 生理学的石灰化により恒常的に象牙質を、また組織の病的状況により生ずる異所性石灰化により歯の硬組織を形成する。

2) 象牙質／歯髄複合体の硬組織形成

（1）原生象牙質と二次象牙質

エナメル質と象牙質という硬組織に周囲を囲まれている歯髄には、線維芽細胞を主体とした結合組織中に脈管や神経線維が存在し、象牙前質に接する最外層では高度に分化した象牙芽細胞が萌出の前後で恒常的に象牙質（原性象牙質と二次象牙質）を形成している。

血漿中のカルシウムイオン（Ca^{2+}）は血管壁から歯髄組織中に滲出され、一部のものは象牙芽細胞間を拡散移動するが、大部分のものはいったん象牙芽細胞に取り込まれた後、象牙質（象牙細管）内に伸展した単極性の象牙芽細胞突起を介して間質に再分泌される。歯髄内細胞間質に到達した Ca^{2+} は、酸性糖タンパクを含むコラーゲン線維からなる石灰化基質上でハイドロキシアパタイトの結晶となり、象牙質が形成される（**生理学的石灰化**）。象牙芽細胞が象牙質を歯髄内側方向に形成し続けるのに対して、骨芽

細胞の場合は自ら形成した骨に閉じ込められて骨細胞になる点が異なる。

一方、変性あるいは壊死した組織にカルシウム塩の沈着が生じることも確認されている（異栄養性石灰化）。組織が破壊されて局所が塩基性になったことが、この石灰化の原因であるという[1]。

歯の硬組織を研磨標本で観察すると、象牙細管内まで石灰化が起こり、組織学的にも象牙質内に細管構造が認められなくなり、透明なガラス様物質のようにみえることがあり、透明象牙質（transparent dentin）と称される。この構造は、象牙質う蝕円錐下の深部や根尖部近辺の根管壁象牙質内に観察される。象牙細管が石灰化物で閉塞されているので、象牙質の物質透過性は低下していると考えられている[2]。

（2）第三象牙質

象牙芽細胞同士は歯髄最表層でカップリングして低分子物質や電気信号を相互共有する合胞体を形成しており、開口した象牙細管を経由した外来刺激に対して周囲象牙芽細胞と協調して第三象牙質（反応象牙質と修復象牙質）の形成を行っている（図3-1）[3]。近年、この形成にはオステオポンチンが象牙質の主体をなすⅠ型コラーゲンの分泌に必要であることから、修復象牙質形成に必須であることが示された[4]。また、象牙芽細胞に局在するβ2アドレナリン受容体を介して、歯髄交感神経が象牙質形成に抑制的に働いていることもわかっている。

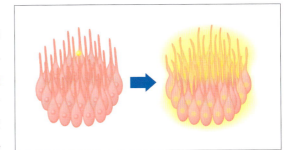

図 3-1　象牙芽細胞の機能合胞体
象牙芽細胞は単一あるいは少数で刺激情報を検知すると（左）、ギャップ結合を介して、周囲象牙芽細胞と情報共有を迅速に行っている（右）（Ikeda、Suda 2013[3] 引用改変）。

また、歯髄への傷害の程度の違いにより、歯髄硬組織形成反応が変化する可能性が示されている。すなわち、軽微な象牙質刺激で象牙芽細胞が壊死した場合には、前駆細胞から分化した象牙芽細胞が修復象牙質を形成するが、強い組織損傷時と広範な炎症の後に象牙芽細胞と前駆細胞も損傷した場合は、歯髄幹細胞から石灰化能を有する細胞が分化することが明らかになった[6]。

2. 象牙質／歯髄複合体の感覚神経分布

1）歯髄内感覚神経の分類

歯髄に分布している感覚神経は、上顎の歯では三叉神経第二枝の終末分枝、下顎の歯では同第三枝の終末分枝である。単一歯髄神経線維の伝導速度の分析から、神経生理学的に有髄のAβ線維、Aδ線維、並びに無髄のC線維が分離できる[7]。それぞれAβ線維はプリペイン感覚に、Aδ線維は象牙質の痛みに、そしてC線維は歯髄の痛みに関係しているとされてきた。

2）歯髄感覚神経の機能の詳細

しかし、単一神経線維を詳細に解析すると、分岐と先細りのために、歯髄内の伝導速度のほうが根尖孔外の神経束中の伝導速度よりも小さく、一本の軸索を通して一様ではない。細い有髄神経の中には、歯

▶ 透明象牙質　う蝕象牙質下や根尖部根管壁象牙質に形成される。

髄内では髄鞘を失って無髄線維となっているものが多く存在し、それらの中に従来理解されてきた C 線維と刺激受容様式が一致するものが多いことが明らかになっている[8,9]（図 3-2）。

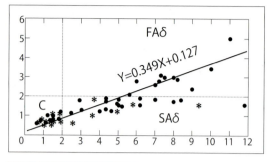

図 3-2　歯髄に分布する単一神経線維の根尖孔内外の伝導速度の相違
1 個の黒丸が 1 神経線維を示す。歯髄内（縦軸）、根尖孔外（横軸）の歯髄神経線維の伝導速度（m/s）。歯髄内でも伝導速度が有髄神経レベルの線維を FAδ、根尖孔外では有髄、歯髄内で無髄神経レベルの線維を SAδ、歯髄内外で無髄レベルの線維を C と表記してある。アスタリスクがポリモーダル線維を示すが、通常言われてきた C 線維にかぎらず、SAδ にもこの刺激受容様式をもつ神経が多数存在している（Ikeda、Tokita、Suda 1997[9] 引用改変）。

> **重要 »**
> **歯髄に分布する感覚神経線維**
> 有髄の Aβ 線維、Aδ 線維、無髄の C 線維が存在する。
> **神経線維の受容特性の変化**
> 病的状況下では神経線維の感受する特性が変化し疼痛受容ニューロンが増加する。

3．象牙質感覚と象牙質知覚過敏症

1）象牙質の痛み

（1）象牙質の露出と象牙質知覚過敏症

歯の痛みは、「象牙質の痛み」と「歯髄の痛み」に大別される。健全なエナメル質を有する歯では、強い温度刺激、電気刺激や低分子物質の歯髄侵入を除いて、刺激は歯髄に到達できず、感覚が誘発されることはない。

しかし、咬耗、摩耗、楔状欠損、酸蝕、象牙質切削、歯周疾患による歯頸部歯肉退縮が原因で象牙質が露出した場合に、象牙質痛が生じることがある。さらに、エナメル質の外傷性微小亀裂、あるいは歯の漂白等の化学物質によるエナメル質の構造欠陥が生じた場合も、象牙質が口腔内に交通しやすくなるので象牙質痛が生じることがある。

この露出象牙質面に寒冷・温熱の温度刺激、高張液による浸透圧刺激、擦過刺激、乾燥刺激等の外来刺激が加わると、一過性の鋭い痛み、すなわち象牙質痛が生じることがある。この一過性誘発痛という症状に基いて、象牙質知覚過敏症と総称している。

（2）象牙質の痛みの機序

象牙質の痛みは、露出象牙質面に加わった各種の外部刺激が象牙細管内容液の移動が生じ、その水圧変化で感覚神経線維終末が変形し、感覚神経に活動電位を発生させるという動水力学説(hydrodynamic theory)でほとんどが説明できる（図 3-3）。象牙細管はエナメル質側に向かって先細りしている。したがって、象牙細管径の大きい歯髄側では神経を変形させるに十分な動水圧の上昇が生じない。そこで、象牙芽細胞などの細胞成分が細管内側でのスペースを専有し、狭める働きをしている。結果として流体による動水圧が上昇することに貢献している（図 3-4）[10]。

これに加えて、化学物質や微小電流による神経線維の直接的刺激、あるいは細菌学的因子による歯髄

神経刺激を加えたものが、現在では象牙質の痛みの発生機構として考えられている[11]。また、象牙芽細胞そのものが感覚受容細胞としての役割を担っている可能性も、今後の検証が必要であるが、提唱されている (図 3-3)[12、13]。

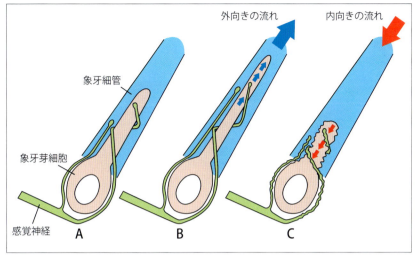 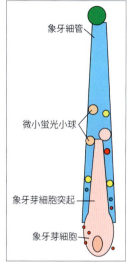

図 3-3　象牙細管内容液の動水圧による感覚神経線維の終末と象牙芽細胞突起の機械的変形
A：健常時
B：外向き圧（寒冷、乾燥、浸透圧刺激）が加わると、細胞成分（感覚神経線維の終末と象牙芽細胞突起など）は伸展される。
C：内向き圧（温熱、擦過刺激）が加わると、細胞成分は圧縮される。

図 3-4　歯髄側ほど小さい象牙芽細胞と象牙細管壁間の隙間
象牙細管は外向きに先細りしている。しかし、象牙芽細胞と象牙細管壁間の隙間は、象牙質外側 1/3 で約 1.0 μm、歯髄側 1/3 では 0.02〜0.04 μm であることが分かった。これは、象牙芽細胞などの細胞成分が本来は外側に向かって細い象牙細管の内側の機能的幅径を小さくし、動水力学的圧力を上昇させることに貢献し、結果として神経線維の機械的変形を促すことになる。Li、Ikeda、Suda 2013[13] 引用改変

（3）軸索反射と神経原性炎症

　象牙質・歯髄境領域に分布している太い感覚神経線維の終末は、象牙細管の歯髄側開口部付近あるいは内側象牙細管そのものに分布するため、その象牙細管が口腔内に開口した外側象牙質表面に機械的刺激の受容野を有している。露出象牙質面に刺激が加わると、歯髄最外側で神経発射が生じ、痛み信号が中枢方向に求心性に伝導される。これと同時に、歯髄内外の神経線維の軸索分岐部を介してほかの終末方向に遠心性にも伝導される（**軸索反射**）。その分枝終末からは神経ペプチドであるサブスタンス P（SP）、ニューロカイニン A（NKA）やカルシトニン遺伝子関連ペプチド（CGRP）などが分泌される。結果として、神経終末近傍に存在する血管の拡張と透過性の亢進をもたらし、ブラジキニン（BK）のような炎症性ケミカルメディエーターが組織内に分泌され、周囲に分布している別の感覚神経終末がさらに刺激される。こうした感覚神経と血管の病的連鎖は**神経原性炎症**と呼ばれ周囲の歯髄組織に拡がっていき（図 3-5）、歯髄炎の神経生理学的な初期病態である。

▶ **動水力学説**　露出象牙質表面に加わった、温・冷、乾燥、擦過、浸透圧という一見多様な刺激が、象牙細管内溶液の移動を引き起こし、その移動が象牙質・歯髄境近傍、すなわち象牙前質の象牙細管内や象牙芽細胞層などに終止している感覚神経線維終末の変形を惹起し、活動電位を発生させるという考え。
▶ **軸索反射**　ある終末分枝で発生した神経インパルスが中枢方向に伝導される過程で、神経線維の分岐部を介して、他の分枝末梢側に伝導される反射。神経原性炎症の発生機構とされる。

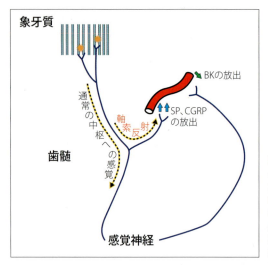

図 3-5 露出象牙質に加わった刺激により誘発される歯髄神経の軸索反射を示す模式図
歯髄感覚神経は痛みを中枢側に伝達すると同時に、軸索分岐部で末梢側に向かって電気信号を送る。これが神経終末からの SP：サブスタンス P や CGRP：カルシトニン遺伝子関連ペプチドの放出を促す。結果として、血管拡張が生じ、BK：ブラジキニンが放出され、負のスパイラルが生じる。

4．歯髄の痛みに付随する頭頸部疼痛

1）象牙質痛から歯髄痛への動的変化

　神経原性炎症により生じた初期の歯髄炎、すなわち可逆性歯髄炎は適切な鎮静処置を行えば、組織の修復力が勝り、正常歯髄に回復し、象牙質知覚過敏症状も消退しうる。しかし、う蝕など、細菌性刺激が長期間加わり続ける場合には、組織が修復、治癒できず、より進んだ不可逆性歯髄炎の病態に陥ってしまう。

　この段階では、象牙質直下の太い感覚神経終末が働く警告信号としての象牙質痛ではなく、歯髄の内部に存在する細径のC線維と細いAδ線維が痛みを伝導するようになる。さらに、象牙細管が空洞化している所見も確認されている。この空洞化が動水圧の上昇を促すと解釈されていたこともあるが、実際には神経線維の機械的変形には狭いスペースでの圧力の上昇が必要である[10]。したがって、空洞化した象牙細管での圧力上昇が生じるのではなく、細菌的・化学的刺激の歯髄内侵入が容易になり、象牙細管の歯髄側開口部周囲で局所炎症が生じ、過敏になると考えるほうが理に適っている（次項、末梢性感作参照）。

2）歯髄の痛みとその広がり：末梢性感作

　この局所の過敏化は末梢性感作と呼ばれ、①閾値の低下、②受容野の拡大、③同じ強度の刺激に対する痛み反応の増大が特徴である。このステージでは、もはや、動水力学的水圧で変形する太い感覚神経や象牙芽細胞が象牙細管内側に存在しなくとも痛みが生じる。歯髄血管系は根尖部のみを出入り口とする特殊な分布様式なので、歯髄組織内の血液循環障害により局所の低酸素状態が生じる。歯髄内の太い感覚神経線維は虚血への抵抗性の低いのに対し、低酸素状態にも抵抗性を示す細い感覚神経線維は伝達機能を維持できる[14,15]。

　こうして、歯髄痛（歯髄炎時の痛み）は、太い感覚神経が司る誘発性の鋭痛ではなく、細い感覚神経が伝達する鈍痛や激痛となる。この状態において、臨床的な歯の痛みは象牙質の痛みとは全く異なる様相、すなわち、激烈な持続性誘発痛・自発痛を主体とする歯髄痛を示すことになる。

　歯髄痛は、内臓痛としての側面を有し、口腔粘膜や皮膚由来の痛みに比してその定位が悪いことが特徴

とされる。原因歯と異なる歯が痛いと感じる歯痛錯誤や痛みの周囲への放散など痛みの定位が悪いことは臨床上よく経験される。さらに、顎顔面領域や頭頸部のさまざまな組織への関連痛（referred pain）が歯髄炎に伴って生ずることも報告されている[16]。

3）中枢性感作

こうした頭頸部に及ぶ疼痛の背景には、複雑な病態生理学的機構が関与していると考えられている。末梢性感作や伝導路内の神経損傷に加え、中枢神経系への投射経路内（例えば三叉神経脊髄路核内）での二次ニューロンの応答性に生じる中枢性感作により、中枢神経系における歯髄痛の処理機構が変化する。さらに、末梢からの入力の中枢への投射経路における相互作用や侵害受容ニューロンの応答性に対する末梢性および中枢性の修飾が、臨床的に観察される歯髄疾患に伴う頭頸部疼痛に関係している（図3-6）[16、17]。

以上、象牙質と歯髄を別の組織と考えるのではなく、相互連携して機能を営む単一の複合体と考えるべきである。歯の痛みは傷害の程度と治癒力のバランスによって、異なる刺激を異なる神経線維群が受容・伝達する動的変化を示すということへの理解が必要である。また、歯髄感覚神経は感覚を伝導するという機能だけでなく、局所環境を変化させる組織として捉えることができる。

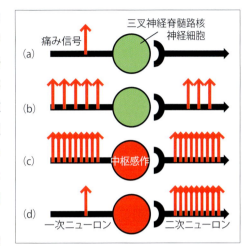

図3-6　中枢性感作
(a)、(b) 末梢から伝導される痛み信号が増加するに伴い、二次神経細胞での信号が増加する。
(c) 末梢に強い刺激が繰り返し加わると、ニューロンの興奮性が急速に増大（中枢性感作）し、二次細胞への信号伝達の長期増強が生じる。
(d) 中枢性感作が生じた後は、末梢からの少ない信号でも、二次細胞では著しい興奮性を示し、激烈な痛みが生じる。Onodera et al., 2000 [18] より改変

ワンポイント »

歯の痛みを複雑にしている要因
1. 動水力学的水圧で生じる象牙質の痛みは、刺激の種類が温度刺激、浸透圧刺激、擦過刺激、乾燥刺激などと一見"多様"に見えるが、すべてが象牙細管内容液による水圧刺激で、太い歯髄感覚神経が受容するのは"一様に機械刺激だけ"である。
2. これに対して、歯髄炎で痛みを伝える細い感覚神経（C線維だけではなく細いAδ線維）のかなりが、"多様な刺激"（強い温度刺激、強い機械刺激、発痛物質などの化学刺激）を受容する能力がある点が異なる。この真に"多様"な刺激受容能を有する求心神経は"ポリモーダル（polymodal）受容器"と呼ばれる。
3. 通常は痛み感覚を伝達しないとされる歯髄内Aβ線維も、歯髄が病的状態では、疼痛刺激受容神経線維へと変化し、歯の痛みを伝導するように変化することも報告されている[18]。

こうした痛み伝達の動的変化を理解することが重要である。

（池田　英治）

▶ **中枢性感作**　中枢神経系に存在する侵害受容ニューロンの応答性が増強し、二次ニューロン以上の活動性に変化が生じる。シナプス伝達における興奮性アミノ酸伝達の変化やグリア細胞の活性化などの機構が関係しているとされる。

第 **4** 章　歯髄疾患

Diseases of the Dental Pulp

一般目標
歯髄疾患の診断と治療を行う
ために、必要な病因と病態に
関する知識を習得する。

到達目標
①歯髄疾患の原因を説明できる。
②歯髄疾患の臨床的分類を説明できる。
③歯髄疾患の病態と症状を説明できる。
④歯髄疾患の進行・経過を説明できる。
⑤歯髄疾患の病理像を説明できる。
⑥歯髄疾患を免疫学的に概説する。

1. 歯髄疾患の概要

　歯髄疾患の主体は歯髄組織へのさまざまな傷害性刺激因子の侵襲に対して生じた炎症（歯髄炎）である。細菌性因子が最も重要な病因と考えられている。

　歯髄炎は多くの場合、冠部歯髄の細菌感染が到達した部位に限局性に初発し、組織像や臨床症状（痛みなど）を変化させながら根部歯髄にも拡大し、最終的には歯髄壊死に陥る。また、この過程で可逆性歯髄炎（原因除去により健康な状態に回復可能な病態）から不可逆性歯髄炎（健康な状態に回復不可能な病態）に移行する。象牙質に囲まれた閉鎖空間に位置するという歯髄の解剖学的特殊性が、不可逆性組織破壊の成立に関連すると考えられている。

　歯髄疾患の処置は歯髄保存療法（歯髄鎮痛消炎療法、覆髄法など）と歯髄除去療法（抜髄法、生活断髄法）に大別され、可逆性歯髄炎では歯髄保存療法、不可逆性歯髄炎では歯髄除去療法（多くの場合、抜髄法）が適用される。可逆性歯髄炎と不可逆性歯髄炎との鑑別が、診断と処置方針決定の要点となる。

　歯髄疾患の主要な臨床症状は痛みであり、その性状や程度は病態の進展とともに変化する（図 4-3-1 参照）。自発痛や持続時間の長い誘発痛の存在は、不可逆性歯髄炎の診断基準として重要である。ところが痛みは患者の感覚に依存した主観的な情報で個人差が大きく、しかも組織学的な病態に見合った症状が必ずしも現れない。このことが、可逆性・不可逆性歯髄炎の鑑別診断をしばしば困難としている。

2. 歯髄疾患の原因

　歯髄疾患は多くの場合、歯冠部の硬組織欠損から細菌などの傷害性刺激因子が歯髄に影響を及ぼすことで発症する（根尖孔経由の細菌侵入などの例外もある）。歯髄が直接口腔内に露出した場合に加えて、象牙質が残存する場合も象牙細管を経由して種々の刺激物質が歯髄まで透過して影響を及ぼす。

1) 細菌性の原因

歯髄疾患の原因として最も高頻度かつ重要である。代表的な原因はう蝕であるが、非う蝕性の硬組織欠損（破折、摩耗、酸蝕、歯の切削など）が生じた場合も、口腔内常在菌の影響が直接もしくは象牙細管を経由して歯髄に波及する。細菌の産生する毒素、代謝産物、酸などが歯髄傷害の主因である。

歯髄への細菌侵入経路として以下の4つが挙げられる（第5章6参照）。

（1）象牙細管 dentinal tubule

象牙質う蝕では象牙細管が細菌侵入や病変進行の経路となる。細菌が歯髄に到達していない段階であっても、象牙細管を経由して歯髄に細菌性刺激物質の影響が波及する。破折、咬耗、摩耗、酸蝕により象牙細管が開口した場合も細菌性刺激物質が歯髄に透過する可能性が生じる。

また、修復処置後の歯髄傷害についても、修復物と象牙質との界面に存在する微小な間隙を経由した口腔内細菌やその産生物の侵入（微少漏洩 microleakage）が生じたのち、これらが象牙細管経由で歯髄に影響を及ぼすことが主因と考えられている。

（2）露髄 pulp exposure

歯髄が口腔内に露出した場合は、口腔内細菌の影響が直接歯髄に及ぼされる。

（3）根尖孔、側枝 apical foramen/lateral canals

歯周ポケット内の細菌が根尖孔や側枝を経由して歯髄に到達する場合がある（上行性歯髄炎の項参照）。

（4）血行性の侵入 anachoresis

きわめてまれではあるが、菌血症が生じた際に血行性に歯髄への細菌侵入が生じる場合がある。

2) 物理的原因

（1）象牙質の切削 dentin cutting

象牙質の切削により、象牙芽細胞は配列の乱れ、細管内への吸引（桿状体の出現）、消失などの変化を示す。また、下層の歯髄組織でも血管拡張、出血、炎症性細胞浸潤などの変化がさまざまな程度に生じる。この際、象牙芽細胞の損傷（細管内吸引、突起の切断など）に加えて、発熱、振動、あるいは象牙質の乾燥などの因子も歯髄傷害の程度に影響を及ぼす。

（2）外傷 trauma

転倒、スポーツ、交通事故などで歯の打撲、破折、脱臼が生じた場合、しばしば歯髄傷害が継発する。歯の破折では、外力の影響自体に加えて露出象牙細管や露髄部からの細菌性刺激の影響も及ぼされる。また、歯の脱臼の場合は根尖孔付近で歯の栄養血管が断裂し、虚血から歯髄壊死が進行することがある。

重要 ≫

物理的原因と細菌学的原因との関連
歯の切削や外傷では、純粋な物理的要因が歯髄疾患を誘発しうることはもちろんであるが、その後の硬組織欠損からの細菌侵入の契機を与えるという意味があることにも留意すべきである。特に摩耗、咬耗、酸蝕などの場合は、硬組織の物理的欠損が徐々に進行するため、これらに継発する歯髄疾患は、外傷の直接的影響よりも象牙質欠損部の露出象牙細管を経由した細菌性刺激が主因と考えるべきである。

(3) その他

温度的原因（切削時の発熱、歯科材料の硬化反応熱、金属修復物の熱伝導など）や電気的原因（ガルバニー電流など）が歯髄疾患の原因となりうる。

3) 化学的原因

修復材料中の化学成分（即時重合レジンの未反応モノマーなど）や窩洞処理材（エッチング材に含まれる酸など）が象牙細管経由で歯髄を刺激する可能性がある。

3. 歯髄疾患の分類

1) 概要

歯髄炎はさまざまな観点から分類が可能である。これまで、病理組織像に基づいて歯髄疾患を分類する多くの試みがなされており、わが国でもこの種の分類が一般的に用いられている（表4-3-1）。

ところが、歯髄組織の病態を処置に先立ち顕微鏡下で病理組織学的に診断することは困難である。したがって、臨床の場では症状や検査所見から、その背景にある病理組織学的変化を「推定する」形で病理組織像に基づく診断名が付与されている。しかし、これらの診断名は実際の病理組織学的診断としばしば一致しないため、臨床的には必ずしも合理的でない。

一方、臨床的な見地からは、疾患の分類は診断名の決定のみならず、治療術式の選択とも密接に関連する。また、歯髄疾患に対する治療法は、保存と除去に大別される。したがって、歯髄疾患の分類を行う上でいわば二者択一で治療術式を選択することが、臨床の立場からは簡便かつ合理的といえる。このような実用的な視点から、歯髄保存の可否に基づく歯髄疾患の分類が提唱されている（図4-3-1）。

表4-3-1 病理組織像に基づく歯髄疾患の分類

疾患名		露髄	急性症状	歯髄保存の可否に基づく分類との対応
歯髄充血		なし	なし	可逆性
急性歯髄炎	急性単純性（漿液性）歯髄炎	なし	あり	可逆性 / 急性不可逆性
	急性化膿性歯髄炎	あり		急性不可逆性
	急性壊疽性歯髄炎	（仮性）		
慢性歯髄炎	慢性潰瘍性歯髄炎	あり	なし	慢性不可逆性
	慢性増殖性歯髄炎			
上行性（上昇性、逆行性）歯髄炎		なし	あり	急性不可逆性
突発性（特発性）歯髄炎		なし	あり	急性不可逆性
歯の内部吸収		なし	なし	正常歯髄 / 慢性不可逆性
歯髄壊死		（失活）	なし	歯髄壊死
歯髄壊疽				

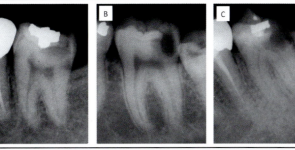

	A 可逆性歯髄炎	B 急性不可逆性歯髄炎	C 慢性不可逆性歯髄炎
自発痛	間欠的 牽引性	持続性 拍動性、放散性	なし
誘発痛	冷刺激時 持続時間短い	冷温刺激時 持続時間長い	食片陥入時
露髄	通常なし	通常あり（仮性露髄）	あり
治療法	歯髄保存療法	歯髄除去療法	

図 4-3-1　歯髄保存の可否に基づく歯髄疾患の分類

重要 »

歯髄疾患のさまざまな分類（特にう蝕に継発する症例）は、疾患の進行に伴い歯髄で連続的に変化する病態を、その段階ごとに典型的な臨床的・組織学的状態を基に記述したものと理解できる。すなわち、病名の相違を単一の（もしくは原因を同一とする）疾患における病期の相違と捉えることが可能である。この意味から、歯髄疾患の臨床的診断の要点は、歯髄保存が可能・不可能のいずれの病期に位置するかを鑑別することにあるといえる。

参考 »

歯髄診断の不確実性

歯髄疾患では病理組織像に基づく診断名と実際の病理像との一致率が十分でないことが知られているが、これには以下のような理由がある。
・歯髄は硬組織に囲まれ直視困難である。
・生検（処置前、処置中に組織を採取して病理診断を下すこと）が困難である。
・痛みが主要な診断基準であるため、主観的で個人差が大きい。しかも多くの検査法が人為的な痛みの誘発に依存している。
・組織像に見合った症状が必ずしも現れない。

このような不確実性はとりわけ歯髄充血や急性単純性（漿液性）歯髄炎で顕著である。これらに診断された症例では、不要な抜髄を避けるためにも、歯髄鎮痛消炎療法や待機的診断による慎重な対応がしばしば必要である。

2）歯髄保存の可否に基づく分類

　本項で米国歯内療法学会の分類[1, 2]に基づき、歯髄保存の可否に基づく臨床的分類を述べる（図 4-3-1）。上述のように、この分類は治療術式の選択を前提としたものである。

（1）正常歯髄 normal pulp

　自発痛がなく歯髄電気診や温度診に正常に反応し、エックス線検査でう蝕、歯根吸収等の病的所見を示さないものをいう。

（2）可逆性歯髄炎 reversible pulpitis

　概要 ▶ 原因の除去により健康な状態に回復させることが可能な病態を可逆性歯髄炎と定義する。急性症状（自発痛、持続時間の長い誘発痛）はあっても軽度であり、通常は露髄を伴わない。歯髄保存療法（う蝕・不良修復物の除去、歯髄鎮痛消炎療法、覆髄法）を行ったのち修復を施すことが治療

方針の原則となる。

臨床所見 ▶ 通常は原因としてう蝕、露出象牙質、不良修復物などが存在しており、冷水痛、擦過痛、甘味痛などの誘発痛がさまざまな程度に生じるが自発痛はない。通常痛みの性状は牽引性で、誘発刺激の除去により速やかに消失する（図 4-3-1A）。歯髄電気診では閾値が正常もしくはやや低下している。

> **参考 ≫**
>
> **可逆性歯髄炎と象牙質知覚過敏症**
> 主として歯頸部に露出象牙質がみられ、同部への送風刺激や擦過などにより可逆性歯髄炎に類した一過性の鋭い痛みが誘発される場合は、治療法が異なるという意味から象牙質知覚過敏症と分類することがしばしば適切である。この場合は、知覚鈍麻薬やコーティング材の塗布により露出した象牙細管開口部を封鎖するとともに、必要に応じて接着性修復を施すことが治療の基本となる。

（3）不可逆性歯髄炎 irreversible pulpitis

原因除去を行っても歯髄が健康な状態に回復しない病態と定義され、しばしばう蝕などが放置された際に可逆性歯髄炎から移行して発症する。

米国歯内療法学会の分類[1), 2)]では、急性症状の有無から「症状のある不可逆性歯髄炎」と「症状のない不可逆性歯髄炎」に分けられているが、本書ではそれぞれ急性不可逆性歯髄炎、慢性不可逆性歯髄炎と記載する。

①急性不可逆性歯髄炎 symptomatic irreversible pulpitis

概要 ▶ 急性症状（自発痛、持続時間の長い誘発痛）をともなう不可逆性歯髄炎で、しばしば仮性露髄あるいは不顕性露髄の状態にある（図 4-3-1B）。原則として抜髄法が適用されるが、幼若永久歯（根未完成歯）では生活断髄法やアペキソゲネーシスが行われる場合もある（第 19 章参照）。

臨床所見 ▶ 歯髄腔に近接した深いう窩があり、歯髄は軟化象牙質、食渣、修復物などで覆われている。その下層に健全な象牙質の一層が存在することもあるが、多くの場合は仮性露髄の状態である（図 4-3-2）。歯髄が十分開放されておらず内圧が上昇しやすい状態にあることが、強度の疼痛発現に関連すると考えられる。

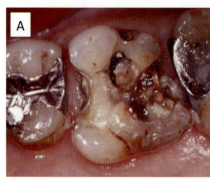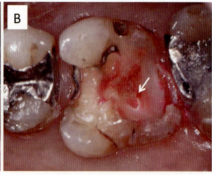

図 4-3-2 仮性露髄（上顎右側第一大臼歯）
A：修復物除去後。う窩の中に多量の軟化象牙質がみられる。
B：う蝕検知液を使用して軟化象牙質除去中。濃赤染部の中に露髄（矢印）がみられる。

痛みの性状はさまざまであるが、しばしば炎症の進行に伴い牽引性から拍動性、放散性へと性状が変化する。冷刺激のみならず温刺激によっても痛みが誘発され、刺激除去後もしばらく痛みが消退しない。夜間に疼痛が増強する場合がある。根部歯髄まで炎症が波及した場合は打診痛、あるいはエックス線検査で歯根膜腔の拡大が生じる場合がある。

急性不可逆性歯髄炎が放置された場合、自覚症状は軽度となるが、これは慢性不可逆性歯髄炎

もしくは歯髄壊死への病態の移行を意味する変化である。

> **重要 》**
>
> 急性不可逆性歯髄炎では、自発痛および持続時間の長い誘発痛の存在が、重要な診断基準となる。また、痛みの性状が拍動性（ズキズキした痛み）、放散性となることも要点である。これらの痛みの存在に対して「急性症状」という言葉が用いられる。これに対して可逆性歯髄炎では、痛みは通常牽引性（ツーンとした鋭い痛み）かつ一過性である。

> **参考 》**
>
> **放散性の痛み**
> 原因疾患の付近に限局せずその周辺まで痛みが知覚される状態をいう。したがって、患者は痛みの原因歯をしばしば特定できない（痛みの定位が不良である）。連関痛（関連痛；原因疾患から離れた部位に痛みを自覚する状態）が生じることもある。

②慢性不可逆性歯髄炎 asymptomatic irreversible pulpitis

概要 ▶ 歯髄腔に及ぶ深いう蝕がみられるが、歯髄が開放されており強い自覚症状がない場合をいう（図4-3-1C）。歯の破折で露髄後、無処置のまま時間が経過した場合も含まれる。

顕著な自覚症状のないままこの病態が成立する場合、および急性不可逆性歯髄炎から移行する場合がある。

患者の自覚症状は軽度であるが、組織学的には歯髄の組織破壊が進行しているため、**歯髄除去療法**（抜髄法あるいは生活断髄法）が適用される。

臨床所見 ▶ 歯髄が開放されており通常は自発痛を伴わないが、食物の陥入などにより露髄部が刺激された際には痛みが生じる。歯髄電気診には概ね正常に反応するが、閾値が上昇する場合もある。根部歯髄まで炎症が波及した場合、打診痛や歯根膜腔の拡大がみられる。

この病態が放置された場合は歯髄壊死が進行する。また、食物などで露髄部が封鎖された場合は、歯髄の内圧が亢進して急性不可逆性歯髄炎に移行することがある。

(4) 歯髄壊死 pulp necrosis

概要 ▶ 歯髄の破壊が進行して生活反応が失われた状態で、歯髄電気診や温度診に反応しない。治療法として**感染根管治療**が適用される。

臨床所見 ▶ 通常は不可逆性歯髄炎から移行し、自覚症状に乏しいが、**根尖性歯周炎**を併発すると症状が発現する。エックス線検査では根尖部は正常もしくは軽度の歯根膜腔拡大を示す。**根尖部エックス線透過像**が発現した場合は根尖性歯周炎に分類される。歯髄電気診や温度診には反応しない。

> **参考 》**
>
> **歯の脱臼後の歯髄壊死**
> 歯の打撲や脱臼が生じた場合、歯髄への栄養血管の断裂により、明瞭な歯髄症状を示すことなく歯髄壊死に陥る場合がある。この際は歯冠の変色がしばしば症状として発現する。外傷歯では受傷直後は血流があっても歯髄電気診や温度診に反応せず、後日反応が回復する場合があるため、早急な歯内療法を避け慎重に経過を観察する必要がある。

3) 病理組織像に基づく分類

本項ではわが国で現在広く採用されている表4-3-1の分類[3]をもとに、臨床上の流れを考慮して最初に臨床症状や検査所見と診断名との関係を述べたうえで、その背景にある歯髄の病理像を概説する。

(1) 歯髄充血 hyperemia of the pulp

臨床所見 ▶ 以下のような症状や検査所見を示す症例を歯髄充血と分類する。これらは比較的軽度の可逆性歯髄炎の症状に相当する。

・主として冷刺激（冷水、空気など）で牽引性の誘発痛が一過性に生じるが、自発痛はない。
・う蝕や破折などの硬組織欠損があるが露髄はない。
・歯髄電気診に正常に反応する。

病態・組織像 ▶ う蝕細菌や物理的、化学的な各種の刺激に対する初期反応として、歯髄において拡張した血管内に血液が充満した状態を歯髄充血という。厳密には充血は動脈血の流入が増加した状態をいうが、歯髄においては充血とうっ血の区別はしておらず、血管内に血液が充満していれば歯髄充血という（図 4-3-3）。刺激に対する初期の歯髄反応で、可逆性の反応であるが、刺激が持続する場合には不可逆性歯髄炎に移行する。

なお、歯髄充血と急性単純性（漿液性）歯髄炎は病理組織検査では鑑別可能であるが、これらを臨床所見から厳密に分けることは困難である。

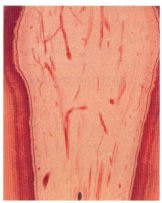

図 4-3-3　歯髄充血

(2) 急性歯髄炎 acute pulpitis

臨床的には急性症状（自発痛や持続時間の長い誘発痛）を伴う症例を急性歯髄炎とし、おおまかには症状が軽度から中等度で露髄のないものを急性単純性（漿液性）歯髄炎、症状が強度で露髄（仮性露髄や不顕性露髄）があるものを急性化膿性歯髄炎と分類するが、両者の境界は明瞭とはいえない。

病理組織学的には血管からの滲出機転が著明なことを特徴とする。初期には漿液の滲出が著明な漿液性炎の状態であるが、細菌感染があると化膿性炎となる。

①急性単純性（漿液性）歯髄炎 acute serous pulpitis

臨床所見 ▶ 以下のような症状を伴う場合を急性単純性（漿液性）歯髄炎と分類する。

・可逆性歯髄炎、もしくは比較的軽度の急性不可逆的歯髄炎の症状を示す。典型的には痛みは牽引性で、程度の増強や持続時間延長の傾向がみられる。自発痛は通常は間欠的である。
・通常深いう窩があるが露髄はない。
・歯髄電気診に正常に反応、もしくは閾値がやや低下する。

急性単純性（漿液性）歯髄炎は、可逆性歯髄炎と不可逆性歯髄炎の境界領域に位置する診断名といえる。また、上に述べた通り、歯髄充血との臨床的鑑別も困難である。

歯髄保存はしばしば可能であるが、痛みの程度や性状が急性不可逆性歯髄炎に相当する場合は、歯髄除去療法が適応する。明確な処置方針決定に困難を覚えることも少なくないが、このような場合は、歯髄鎮痛消炎療法などを施して経過を観察する待機的診断法が適用される。

病態・組織像 ▶ う蝕病巣の最深部は歯髄に近接しているが、その間に健全象牙質が介在しており、通常歯髄の細菌感染はみられない。したがって、種々の細菌性刺激因子（細菌毒素、代謝産物、酸など）の侵襲が象牙細管経由で歯髄に及ぼされた状態である。

病理学的には、急性単純性（漿液性）歯髄炎は臨床的に急性症状を示した歯髄炎の初期病変で

あり、健全な象牙質に被覆されている歯髄に漿液性変化が生じたものである。以下のような病理組織学的特徴を示す（図 4-3-4）。

・血管が拡張し、充血がみられる。
・漿液の滲出が著明で、間質は浮腫状を示す。
・血管周囲には好中球、マクロファージ、リンパ球が種々の割合でみられる。
・象牙芽細胞に軽度の変性、萎縮がみられる。

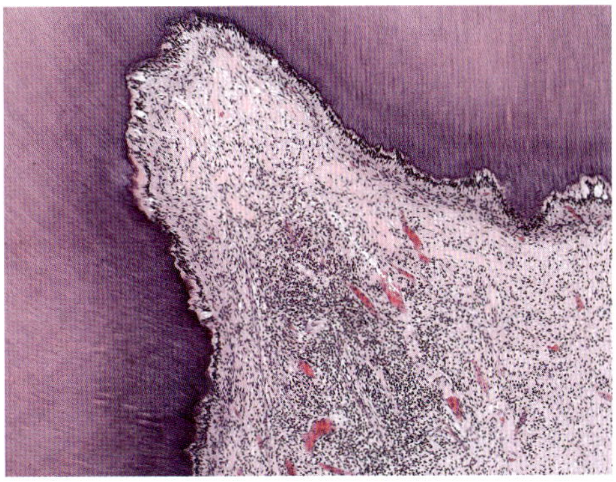

②急性化膿性歯髄炎 acute supprative pulpitis

臨床所見 ▶ 以下のような、急性不可逆性歯髄炎

図 4-3-4　急性単純性（漿液性）歯髄炎

として典型的な症状を示す症例を急性化膿性歯髄炎と分類する。

・拍動性、放散性の自発痛、温熱刺激での持続時間の長い誘発痛、夜間の疼痛増強など、強い急性症状がある。
・歯髄に近接した深いう蝕があり、仮性露髄もしくは不顕性露髄の状態である（図 4-3-2）。
・末期に歯髄電気診の閾値が上昇する場合がある。

病態・組織像 ▶ う蝕が歯髄腔に到達して歯髄に細菌感染が生じており、感染象牙質と歯髄とが交通する部位を中心に化膿性変化が生じた状態である。組織学的には歯髄の一部がう蝕病巣と直接交通しており、細菌侵襲が直接到達するという意味で、露髄を伴う状態とみなすべきである。

以下のような病理組織学的特徴を示す（図 4-3-5）。

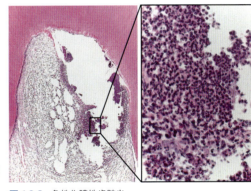

図 4-3-5　急性化膿性歯髄炎

・著明な好中球の浸潤が髄角部に限局し、膿瘍となってみられる。膿瘍腔内には細菌を貪食した好中球が膿となって存在する。
・歯髄内の血管は著明に拡張し、充血や出血がみられる。
・膿瘍周囲ではリンパ球やマクロファージが種々の割合でみられる。
・象牙芽細胞が象牙細管内に引き込まれる桿状体がみられることもある。

③急性壊疽性歯髄炎 acute gangrenous pulpitis

臨床所見 ▶ 急性化膿性歯髄炎に腐敗菌の混合感染が生じた場合に急性壊疽性歯髄炎の病名が用いられる。症状は急性化膿性歯髄炎と同様で術前に区別することは困難であるが、髄室開拡中より特有な腐敗臭が生じ、本診断名が付与される。

病態・組織像 ▶ 歯髄組織に融解・壊死が生じており、生存歯髄は化膿性歯髄炎の像を呈する。

> **参考 »**
>
> **急性歯髄炎の組織像**
> う蝕に続発した急性歯髄炎では、病理組織学的には好中球浸潤などの急性炎症性変化に先立ち慢性炎症性細胞浸潤が観察される。これは、明確な急性炎症の発現に先立ち、う蝕病巣から象牙細管経由で比較的軽度な細菌性刺激が慢性的に歯髄に加わること、すなわち前駆病変として慢性炎症が存在する状態に急性炎症が加わった病態を反映した所見と解釈される。したがって、「急性」という用語は「慢性炎症の急性発作」という意味をもっている。

(3) 慢性歯髄炎 chronic pulpitis

　歯髄に比較的軽微な刺激が持続的に加えられた場合、あるいは急性歯髄炎の露髄部が開放され慢性炎に移行した場合にみられる病態をいう。臨床的立場からは、急性症状を伴わないという意味で慢性という用語を用いることが多い。

　開放性歯髄炎（露髄がある）で急性症状を伴わない症例は、慢性潰瘍性歯髄炎あるいは慢性増殖性歯髄炎と分類される。自覚症状は軽度であるが組織学的には歯髄の破壊が進行しており、その保存は困難である。

　一方、露髄がない慢性歯髄炎（慢性閉鎖性歯髄炎）は通常は明確な痛みの症状を示さず臨床的に健康歯髄と区別できない。したがって、病理学的には意味のある病名であるが、臨床的には敢えて区別して用いる意義は少ない。

①慢性潰瘍性歯髄炎 chronic ulcerative pulpitis

　臨床所見 ▶ 慢性不可逆性歯髄炎に相当する以下の症状を示す症例に、慢性潰瘍性歯髄炎の診断名を付与する。

・歯髄腔に及ぶ深いう蝕がみられ、歯髄が開放されている。

・通常は自発痛を伴わないが、食物の陥入などにより露髄部が刺激された際には痛みが生じる根部歯髄まで炎症が波及した場合は打診痛が生じる。

・電気診で閾値が上昇する場合がある。

　歯髄腔が開放されており歯髄内圧の上昇が生じにくいため、痛みの症状は軽度である。食渣などで露髄部が閉鎖された場合は、急性化膿性歯髄炎（急性不可逆性歯髄炎）様の激しい疼痛の発現をみることがある。

　病態・組織像 ▶ う蝕の進行や歯冠破折などにより歯髄を囲んでいる軟化象牙質が失われて露髄した結果、歯髄組織の膿瘍部が直接外界に開放され、臨床経過の長い実質欠損を伴った病変となったものである。病理組織学的特徴は以下の通りである。

・象牙質による被覆はなくなり、露髄面に歯髄の実質欠損がみられる。

・潰瘍部表層にはフィブリン、好中球からなる滲出物が付着し、さらには食物残渣、細菌、膿汁などがみられることがある。

・表層直下には好中球の浸潤が層状となっている。

・この下層には毛細血管や線維芽細胞に富んだ幼若な肉芽組織層が認められ、リンパ球や形質細胞の浸潤もみられる。

・肉芽組織層の下には線維性結合組織層が存在する。

> **参考 》**
>
> 潰瘍という用語は、口腔では比較的深い欠損、消化管では「粘膜筋板を越える欠損」というように厳密な定義があるが、歯髄炎の場合には実質欠損という意味で使われている。

②慢性増殖性歯髄炎 chronic hyperplastic pulpitis

　臨床所見 ▶ 歯髄が開放された部位に歯髄ポリープ（矢印）が形成されている症例（図 4-3-6）に慢性増殖性歯髄炎の診断名を与える。痛みの症状は慢性潰瘍性歯髄炎と概ね同等である。

歯髄ポリープは多くの場合、視診で容易に確認されるが、歯肉ポリープとの鑑別が必要な症例もある。このような場合は触診でポリープ茎部が歯髄と交通していることを確認する（触診による痛みは少ない）。

病態・組織像▶慢性潰瘍性歯髄炎から肉芽組織がポリープ状に増殖したもので、乳歯や若年者の歯のように生活力が旺盛な歯髄にみられる。増殖した肉芽組織は歯髄息肉あるいは歯髄ポリープともよばれる。以下のような病理組織学的特徴を示す（図4-3-6）。

・歯髄が腔内から突出するように外向性増殖をしている。
・歯髄ポリープの表層には白血球層あるいは上皮層（矢印）がみられる。
・表層下には幼若な肉芽組織層がみられる。
・深部（ポリープの頸部）には線維性結合組織層が存在する。

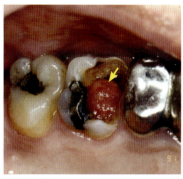
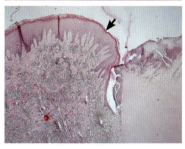

図4-3-6　慢性増殖性歯髄炎

> **参考 ≫**
>
> 上皮は生体の内側と外側を分ける組織である。歯髄は生体の内側であるため、上皮で覆われなければならない。通常、歯髄には上皮は存在しないが、この役割をしているのが上皮由来の組織であるエナメル質である。エナメル質や象牙質がう蝕になり、さらには露髄して慢性増殖性歯髄炎になった場合、上皮による被覆がみられることがある。あたかも歯髄を生体の内側にしようとしているようである。では上皮はどこから来たのであろう？周囲の歯肉上皮や舌、頬粘膜が考えられるが、頬粘膜が有力である。その理由としては咀嚼時に開口するとき、頬粘膜は歯列の上に来ることとなるので、その際に上皮がポリープと接触する機会はたくさんあると考えられる。

(4) 上行性（上昇性、逆行性）歯髄炎 ascending pulpitis（第20章参照）

細菌感染が根尖孔や側枝から歯髄に波及して発症したものを、上行性（上昇性、逆行性）歯髄炎と分類する。ほとんどの場合、歯周ポケット内細菌に由来するためこれについて述べるが、まれに血行を介して感染が波及する場合もある。

臨床所見▶重度の歯周病罹患歯（生活歯）が急性化膿性歯髄炎（急性不可逆性歯髄炎）様の疼痛（自発痛、持続時間の長い誘発痛、打診痛）を示した場合に、この診断名が付与される。

しばしば無症状のまま経過するが、この場合は臨床的に診断困難である。放置すれば歯髄壊死・歯髄壊疽に移行するが、この状態となってから歯髄電気診などで確認されることも多い。

病態・組織像▶上述の通り、歯周ポケット内の細菌が根尖孔や側枝を介して歯髄に感染して発症する。組織学的には歯髄の炎症は根尖孔や側枝の近傍で最も強く、そこから離れるに従い軽度となる。

(5) 突発性（特発性）歯髄炎 idiopathic pulpitis

臨床所見▶特記すべき異常所見のない歯に突如として急性歯髄炎様の症状が現れることがまれにあり、これを突発性（特発性）歯髄炎と分類する。症状により経過観察もしくは抜髄を選択する。

病態・組織像▶原因は不明であるが、石灰化物（石灰変性、象牙粒など）による神経の圧迫が関与すると推定されている。

(6) 歯の内部吸収 internal resorption（第17章参照）

臨床所見 ▶ 髄室壁や根管壁象牙質に生じる歯質の吸収で、通常は無症状に経過し、エックス線写真で吸収像が偶然確認されることが多い。歯冠部の歯質が菲薄となった場合は、**ピンクスポット**と呼ばれる淡赤色の斑点（内部の肉芽組織が透けて見える）により診断可能な場合がある。

病態・組織像 ▶ 歯髄組織中に破歯細胞を伴う肉芽組織が形成され発症する。原因は不明であるが、外傷（歯の打撲、脱臼など）や深在性う蝕の治療（覆髄法、生活断髄法など）後に生じることがあり、これらに起因する歯髄の慢性炎症との関連が推定されている。

(7) 歯髄壊死・歯髄壊疽 pulp necrosis, pulp gangrene

歯髄の破壊が進行して生活性が失われた状態で、その症状は歯髄保存の可否に基づく分類の項で述べた通りである。腐敗菌の感染が生じ特有な腐敗臭を伴う場合に歯髄壊疽と診断する。

4. 歯髄疾患の経過

すでに述べたように、歯髄疾患を歯髄保存の可否により分類した場合は、可逆性歯髄炎から不可逆性歯髄炎を経て歯髄壊死に至る経過を示す（図 4-4-1）。

しかしながら、刺激の強さや歯髄の抵抗力などが個々の症例で異なるため、歯髄疾患の経過は組織学的にはバリエーションが大きい。すなわち、病理組織像に基づいて分類した場合は多様な経過がみられる（図 4-4-2）。

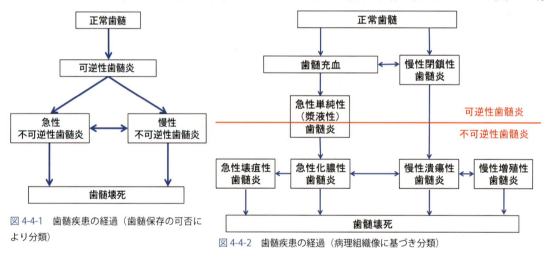

図 4-4-1　歯髄疾患の経過（歯髄保存の可否により分類）

図 4-4-2　歯髄疾患の経過（病理組織像に基づき分類）

5. 歯髄疾患の病理学

1) 歯髄の特殊性と炎症の広がり、進行

歯髄炎が歯髄組織に生じた炎症であることは言うまでもない。炎症はさまざまな侵襲に対する生体の防御反応であることから、歯髄炎でみられる症状は生体の防御反応と言うことができる。しかしながら他部位における炎症と歯髄の炎症では異なる点が存在し、これには歯髄の特殊性が関与している。

▶ **壊疽**　壊死組織が腐敗菌による感染を受けて腐敗した状態で、特有の悪臭が生じる。インドール、スカトール、プトレシン、カダベリンなどのタンパク分解物が臭気の主因である。

歯髄の第一の特殊性としては、歯髄は周囲を硬組織に囲まれた特殊な血管結合組織ということである（図4-5-1）。これには外界からの刺激を受けにくいという生体防御のうえで有利な面もあるが、その一方で、ひとたび刺激を受け血管拡張、血管透過性亢進、浮腫等の変化が起こったときには、歯髄の許容量に限界があることになるので、諸刃の剣のような特殊性である。

　第二の特殊性としては傍側循環路が乏しいということである。すなわち歯髄に出入りする血管は根尖孔からのものがほとんどであり、わずかな血管が側枝や副根管から供給されているが、他の組織と比較すると傍側循環路とは言い難いほど量が少ない。このため歯髄の一カ所に炎症が起こると、その際に生じた壊死組織や細胞、組織の残骸を異物処理機転で排除することができないということになり、その壊死物質がさらなる炎症を引き起こし、さらなる壊死を生んでいくという負のスパイラルが繰り返され、やがて歯髄は全部壊死に陥っていくことになる（図4-5-2）。

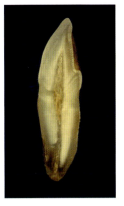

図4-5-1　歯髄は硬組織に囲まれており、外界からの刺激を受けにくいが、炎症時には許容量に限界がある。また歯髄への血管の侵入経路は根尖孔がほとんどである。

　これら以外にも第三の特殊性として、神経的因子により歯髄炎が引き起こされることが挙げられる。すなわち、三叉神経節で作られた神経ペプチドが軸索輸送によって歯髄内に運ばれてくるが、象牙質への傷害刺激によって生じた求心性インパルスの一部は軸索反射によって分岐部から末梢方向に伝えられ、神経終末からサブスタンスPやカルシトニン遺伝子関連ペプチドが放出される（第3章図3-5〈P.30参照〉）。これにより血流の増加、血管透過性の亢進が生じ、炎症が進行する（第3章3参照）。

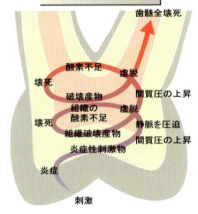

図4-5-2　歯髄の一カ所で炎症が起こると、負のスパイラルに陥り、やがて全部壊死に陥る。

　臨床的にはここまでの段階が、いわゆる歯髄充血や急性単純性（漿液性）歯髄炎の状態である。なお、歯髄充血は歯髄炎の前駆病変として位置づけられており、炎症の徴候のひとつである疼痛が症状としてみられる。病理学的に歯髄充血と急性単純性歯髄炎は厳密に分けられるわけではない。

　細菌性や神経性の原因が除去されないと上記の状態が続くが、血管透過性が亢進し、滲出機転が起こっても歯髄は周囲を象牙質に囲まれているため腫脹することができないため間質圧が高まる。間質圧が血管の内圧よりも高くなると血管を圧迫し、血流は停滞し、やがて血栓を作り、その末梢領域には壊死が起こっていく。壊死組織や滲出液が引き金となり、さらなる炎症を引き起こし、間質圧の上昇、白血球の滲出が続いていく。この際に好中球の浸潤が著明となり膿瘍を形成することが多い（多くは髄角部に形成される）。この段階が急性化膿性歯髄炎である。この現象は負のスパイラルではないが繰り返され、やがては歯髄全体に拡大していく。

　急性化膿性歯髄炎が進行していく過程で、歯髄を被覆している軟化象牙質が失われて歯髄が露出すると、囲まれていたために上がっていた間質圧が下がるため、自発痛は劇的に軽減するが、歯髄実質欠損を生じ慢性潰瘍性歯髄炎となる。臨床的には大きなう窩が存在し、露髄面には肉芽組織がみられる。自発痛はほとんどないが、う窩に食片が圧入すると激痛が生じる。この状態を放置しておくと歯髄はすべて壊死

していくことが多いが、乳歯や若年者では潰瘍面の肉芽組織がポリープ状に隆起してくることがある。このような場合を慢性増殖性歯髄炎という。

2) 歯髄の病理診断と臨床診断の関連性

歯髄疾患の病理組織学的分類は、抜去歯を詳細に検索した組織所見が中心となった分類である。臨床的には、急性、慢性といった症状に肉眼所見（閉鎖性、潰瘍性など）を加え、病理組織学的変化を「推定する」形で分類されることが多い。両者が必ずしも一致しないことは、前述（P.34 参照）の通りである。

歯髄充血と急性単純性（漿液性）歯髄炎では特に一致率が低いが、慢性潰瘍性歯髄炎、慢性増殖性歯髄炎では比較的よく一致するとされる。

6. 歯髄疾患の免疫学

1) 歯髄の免疫担当細胞

歯髄にはほかの結合組織と同様に自然免疫応答および獲得免疫応答を担う細胞が分布しており、細菌侵襲の排除に関与している[4-6)]。歯髄の免疫学的防御機構の特徴として、抗原の流入が象牙質の物質透過性に規定される点を挙げることができる。

（1）リンパ球 lymphocyte

リンパ球は免疫機構の特異性を担う細胞で、B細胞、T細胞などに分類される。T細胞はヘルパーT細胞（CD4 陽性）、細胞傷害性T細胞（CD8 陽性）などに細分類されるが、この中でヘルパーT細胞はサイトカイン産生を介して他の細胞の機能を調節することを役割とする。B細胞は抗原刺激を受けたのちT細胞の影響下に分化・成熟して抗体産生を行う。

正常な歯髄には少数のT細胞が歯髄中央部を中心に散在しており、CD8 陽性細胞が CD4 陽性細胞と比較して優位である。B細胞はほとんど観察されない。後述のように、う蝕の進行に伴うT細胞の増加はB細胞の増加に先行するため、歯髄疾患の初期段階で T 細胞が主役を演じると考えられている。

（2）マクロファージ macrophage

マクロファージは正常歯髄に最も多数常在する免疫担当細胞であり、不整多角形、卵円形、紡錘形などのさまざまな形態の細胞が広く分布している。

マクロファージの最も基本的な機能は食作用であり、死滅した細胞などの老廃物や外来異物を貪食・処理することで、歯髄組織の恒常性の維持をはかっていると考えられる。また、活性化したマクロファージはサイトカインや細胞増殖因子などを産生し、生体防御・修復機構に関与する。マクロファージの一部は MHC クラス II 分子を発現しており、抗原提示細胞（antigen presenting cell）としての機能を示す。

（3）樹状細胞 dendritic cell

樹状細胞は、骨髄に由来するマクロファージ類縁の白血球の一種で、細長い突起を樹の枝状に周囲の細胞間に伸ばす特有の形態と MHC クラス II 分子の発現で特徴付けられる。強力な抗原提示細胞としてT細胞活性化に関わることから、獲得免疫応答の発動に重要な役割を演じる。

樹状細胞は種々の末梢組織に少数が分布し、抗原侵入の監視を行う。そして、侵入した抗原を取り込み、CD4 陽性 T 細胞に抗原提示を行う。その結果 T 細胞が活性化し、一連の免疫応答が始動する。

歯髄では樹状細胞様のMHCクラスⅡ分子陽性細胞が象牙芽細胞層の付近と血管周囲を中心に分布している。特に象牙芽細胞層の付近では、これらは象牙芽細胞間、ときには象牙細管内にまで突起を伸ばしつつ規則正しく配列している（図4-6-1）。これらのMHCクラスⅡ分子陽性細胞は、象牙細管を経由して侵入した抗原を捕捉、処理したのち、CD4陽性T細胞に抗原提示を行うと考えられている（図4-6-2）。

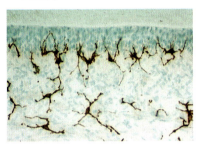

図4-6-1　歯髄の樹状細胞様細胞

図4-6-2　歯髄の樹状細胞の機能
1. 象牙細管経由で侵入した抗原の取り込み
2. リンパ管を経由して所属リンパ節に移動
3. 所属リンパ節で未感作T細胞に抗原提示（一次免疫応答）
4. 同一クローンの記憶T細胞が増殖し、血流に乗って体内を循環
5. 同一抗原の2回目の侵入を樹状細胞が検知し、その場で記憶T細胞に抗原提示（二次免疫応答）

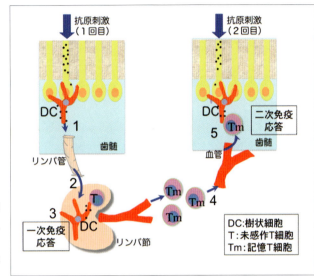

ワンポイント »

歯髄には樹状細胞、マクロファージ、T細胞などの免疫担当細胞が分布している。歯髄疾患は象牙質のみ口腔内に露出した場合も発症するが、この際、象牙細管から流入する細菌性抗原に対して自然免疫応答が展開されるとともに、抗原を取り込んだ樹状細胞が抗原提示細胞としてT細胞を活性化させることで、獲得免疫応答が始動すると考えられている。

2）歯髄疾患における免疫防御機構

（1）象牙質を介した抗原侵入に対する歯髄の応答

象牙質の物質透過性は歯髄に到達する病原性物質の量を規定する重要な因子であり、歯髄で営まれる防御反応の実態に影響を及ぼすと考えられている。

窩洞形成後の歯髄の初期反応として、露出象牙質と交通する象牙細管の歯髄側開口部にMHCクラスⅡ分子陽性細胞（マクロファージおよび樹状細胞）が集積することが示されている。この所見から、象牙細管を経由した抗原の侵入に対して速やかにマクロファージや樹状細胞が集積し、その排除に関与することが示唆される。この集積像は修復象牙質の形成に伴って不明瞭となるが、これは侵入する抗原量の減少を反映した変化と理解される。

参考 »

象牙質の物質透過性

象牙質は細管構造を有することから、物質透過性が備えられている。この透過性を変動させる因子として、残存象牙質の厚さ（減少とともに透過性が増大）、スミヤー層の存在（物質透過を抑制）など多くの因子がある。象牙質では刺激に応じて修復象牙質や硬化象牙質が形成されるが、これらは物質透過性を減少させる防御性変化と考えることもできる。

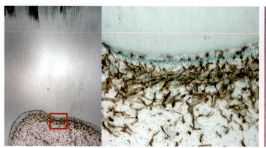 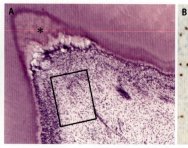 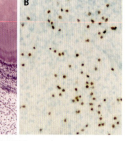

図 4-6-3　う蝕病巣下での歯髄内樹状細胞の集積

図 4-6-4　う蝕歯の歯髄における T 細胞浸潤
A：弱拡大像。＊修復象牙質。
B：A の枠内付近の強拡大像。T 細胞（茶色）を示す。

（2）う蝕に対する歯髄の免疫応答

　象牙質う蝕歯では、う蝕病巣と交通する象牙細管の歯髄側開口部の周囲に**樹状細胞**（MHC クラス II 分子陽性細胞）が集積する（図 4-6-3）。この集積像は浅在性象牙質う蝕の段階ですでに明瞭であるが、修復象牙質の存在下ではしばしば不明瞭となる[7]。

　また、う蝕罹患歯の歯髄では**リンパ球**を中心とする慢性炎症性細胞の浸潤がみられる。浅在性象牙質う蝕では **T 細胞**は増加を示すが（図 4-6-4）、B 細胞は少数である。これらの T 細胞の大部分は記憶 T 細胞に分類される。

　以上より、浅在性象牙質う蝕の段階で象牙細管経由の抗原侵襲に対する二次免疫応答がすでに成立しており、記憶 T 細胞と樹状細胞の相互作用による**細胞性免疫応答**が営まれていると考えられている（図 4-6-2）。

　一方、深在性象牙質う蝕では B 細胞も増加を示すため、体液性免疫応答の活発化が窺われる。

（興地　隆史、村松　敬）

第5章 根尖性歯周疾患
Diseases of the Periapical Tissues

一般目標
根尖性歯周疾患の診断と治療を行うために、必要な病因と病態に関する知識を習得する。

到達目標
①根尖性歯周疾患の原因を説明できる。
②根尖性歯周疾患の臨床的分類を説明できる。
③根尖性歯周疾患の病態と症状を説明できる。
④根尖性歯周疾患の進行・経過を説明できる。
⑤口腔の細菌叢の特徴を説明できる。
⑥根尖性歯周疾患の発症における細菌の役割を説明できる。
⑦根尖性歯周疾患を免疫学的に概説する。

1. 根尖性歯周疾患の概要

根尖性歯周疾患の本態は、根尖孔を経由して根尖歯周組織に及ぼされた、主として細菌性の傷害性刺激因子の侵襲に対して生じた炎症・免疫応答で、しばしば歯髄壊死に継発する。細菌感染に陥った根管（感染根管）内では生体防御機構が作動せず細菌を排除できないため、持続的な細菌侵襲が根尖孔経由で根尖部の歯周組織に波及し、これに対する生体防御反応として根尖性歯周炎が発症する（図5-1-1）。この際、根尖孔周囲で歯槽骨吸収が生じ、同部に形成された炎症性肉芽組織で生体防御反応が展開される。

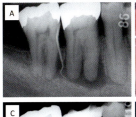
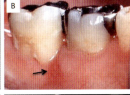
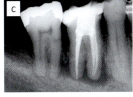
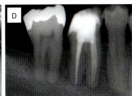

図5-1-1　根尖性歯周炎と治療経過
A、B：術前。下顎右側第一大臼歯の慢性根尖膿瘍と診断（瘻孔〈矢印〉からガッタパーチャポイントを挿入して撮影）
C：根管充塡時。
D：約6ヵ月後。根尖透過像の縮小がみられる。

根尖性歯周疾患は、炎症の原因、経過時間や生体側の抵抗性などのさまざまな因子に応じて多様な症状・経過を示す。本疾患はしばしば慢性炎症として長期間経過するが、この場合は誘発痛（咬合痛など）が症状の主体で自覚症状を欠く場合もある。ところが一部の症例では自発痛、腫脹などのいわゆる急性症状が発現する。根尖部エックス線透過像の存在が診断基準となるが、これは同部の歯槽骨吸収を反映したものである。

根尖性歯周疾患の治療法として最も基本的なものは感染根管治療である。この治療では、根管形成、根管洗浄、根管貼薬などの操作で根管内の種々の病原物質を除去した後、再感染を防止するため根管充塡が行われる。その結果、歯根が生体に対して無害となり根尖歯周組織で骨の再生を伴う治癒が営まれる（図5-1-1）。

2. 根尖性歯周疾患の原因

1) 細菌性の原因

(1) 根管内細菌

感染根管は多くの場合、偏性嫌気性菌を中心とする混合感染の状態にあり、しばしばバイオフィルムを形成して定着している。構成菌種は症例ごとに異なり、また同じ症例でも時々刻々と変動する（第5章6参照）。

また、根管内や根管壁象牙細管では宿主の防御機能が作動しないため、病原物質が排除されることはない。すなわち、感染根管が各種病原物質のいわば「貯蔵庫」となり、歯周組織に持続的に影響を及ぼすことが、根尖性歯周疾患の病態の特徴である。特定の菌種を病原菌と見なすことは困難であるため、すべての根管内細菌の撲滅が治療法（感染根管治療）の目標となる。

(2) 細菌性病原因子

根管内細菌からは菌体構成成分（リポ多糖 lipopolysaccharide、ペプチドグリカン peptideglycan、線毛 fimbria、リポタイコ酸 lipoteichoic acid など）、各種タンパク分解酵素 proteases、組織傷害性代謝産物（アンモニア、インドール、硫化水素など）などのさまざまな病原因子が産生され、これらが根尖歯周組織に及ぼす作用が、同部における組織傷害の原因となる。

(3) 根尖孔外の感染

根尖歯周組織に形成された肉芽組織では生体防御反応が活発に営まれるため、根尖孔外（肉芽組織の内部）に侵入した細菌は、通常は速やかに殺菌・処理される。

ところが、細菌が根尖孔外（セメント質表面）にバイオフィルムを形成して生存・定着しうることが知られている。また、*Actinomyces israeli* などの細菌は、根尖部の肉芽組織内で菌塊を形成し、食作用などによる排除を免れ生存できる。このような根尖孔外の感染は疾患の難治性に関連すると考えられている。

2) 物理的原因

歯の打撲や脱臼では、歯根膜が外力で直接的に損傷することにより炎症が生じる。外傷後に歯髄に細菌感染が生じ、歯髄壊死を経て根尖性歯周炎が誘発される場合もある。

また、オーバーインスツルメンテーション（ファイルなどの治療用器具の根尖を超えた位置での操作）や過剰根管充填が行われた場合、根尖歯周組織に急性炎症が生じる。細菌が感染した根管内容物が、治療器具や充填材とともに溢出することもあるが、この場合は機械的刺激と細菌学的刺激が重複して根尖歯周組織に加わる。

3) 化学的原因

根管清掃薬、根管消毒薬や根管充填材が根尖歯周組織に接触した場合、化学的刺激により根尖性歯周炎が誘発される。特に、根管洗浄に用いる次亜塩素酸ナトリウム溶液は強い軟組織刺激性を有するため、

▶ 感染根管 infected root canal　歯髄が失活して細菌が根管内に侵入し、さらに根管壁象牙質表面や象牙細管内に細菌感染が成立した根管を、感染根管と定義する。根管内に感染がみられるすべての場合を（広義の）感染根管と称することもある。感染根管内には細菌由来の起炎性物質や壊死歯髄分解産物などの病原物質も存在する。

根尖孔外に溢出させない細心の注意が必要である。また、根管貼薬に用いる**水酸化カルシウム製剤**も、強アルカリ性に伴う組織刺激性を示す。

3. 根尖性歯周疾患の分類と症状

　根尖性歯周疾患にはさまざまな観点からの多くの分類法が提唱されているが、これらは臨床症状に基づく分類と病理組織像に基づく分類とに大別される。

1）臨床的分類

　顕微鏡レベルの組織所見にとらわれず、臨床症状や検査所見で分類しようとするもので、臨床の立場からは簡便かつ実用的といえる。本項では、米国歯内療法学会の分類[1]、[2] を表 5-3-1 に示す。

表 5-3-1　根尖性歯周疾患の臨床的分類　Berman & Hartwell（2011）[1] による。

疾患名	臨床所見	
	症状	根尖歯周組織の病的エックス線写真所見
正常な根尖歯周組織	なし	なし
急性根尖性歯周炎	痛み（自発痛、咬合痛、打診痛など）	なし / あり
慢性根尖性歯周炎	なし / 軽度の誘発痛	あり
急性根尖膿瘍	痛み（自発痛、咬合痛、打診痛、圧痛など）、腫脹、発熱、歯の動揺 など	あり
慢性根尖膿瘍	瘻管形成、軽度の誘発痛	あり

　この分類では、膿瘍（図 5-3-1）や瘻孔形成（図 5-3-2）など、化膿性炎の徴候の有無により**根尖膿瘍**と**根尖性歯周炎**に分け、それぞれを腫脹（図 5-3-1）、疼痛などの急性症状の有無から急性と慢性に細分する（**根尖性歯周炎**は「症状のあるもの」、「症状のないもの」に分けているが、本書ではわが国の慣例に従い、それぞれ急性、慢性と記載している）。各々の臨床像や病態については、病理組織所見に基づく分類（次項）で対応する疾患を参照されたい。

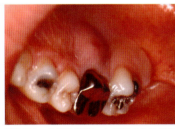
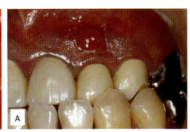
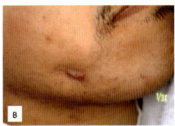

図 5-3-1　上顎右側第一大臼歯の急性根尖膿瘍を原因とする口蓋の腫脹（ミラー像）。　図 5-3-2　根尖性歯周炎に伴う瘻孔形成　A：内歯瘻（原因歯は上顎左側側切歯）　B：外歯瘻（原因歯は下顎右側第一大臼歯）

▶**瘻管 sinus tract**　歯槽骨内にある慢性膿瘍病変部からの排膿路で、開口部は**瘻孔 fistula** と呼ばれる。口腔内に開口したものを**内歯瘻**、顔面皮膚に開口したものを**外歯瘻**という。内歯瘻は通常、患歯近傍の歯肉表面に現れるが、1〜2歯離れた部位に開口することも珍しくない。また、歯根膜内に排膿路が形成される場合もあるが、このような瘻管は狭く深い歯周ポケットとして確認される。

また、エックス線検査で根尖周囲に限局性の不透過像がみられる場合は、**硬化性骨炎** condensing osteitis（図5-3-3）と呼ばれる。この病態は、根管経由の軽度な刺激が持続的に加えられることにより、海綿骨の骨梁が反応性に増成して形成されると考えられている。したがって、根管内の感染の存在を示唆する所見であり、通常は慢性根尖性歯周炎に該当する症状を示す。感染根管治療で消失することも経験される。

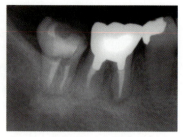

図5-3-3　硬化性骨炎（下顎右側第一、第二大臼歯）

2）病理組織所見に基づく分類

臨床症状や検査所見の背景にあると考えられる病理組織学的変化に基づき、診断名を付与するものである。本項では「歯科医学教授要綱（平成19年改訂）」の分類（表5-3-2）に基づき記述する。

表5-3-2　根尖性歯周疾患の病理組織像に基づく分類

疾患名*		病理所見	臨床的分類**との対応
急性根尖性歯周炎			
急性単純性（漿液性）根尖性歯周炎		漿液性炎が根尖部歯根膜に限局	急性根尖性歯周炎
急性化膿性根尖性歯周炎 （急性歯槽膿瘍、急性根尖膿瘍）			
	歯根膜期	化膿性炎が根尖部歯根膜に限局	急性根尖膿瘍
	骨内期	化膿性炎が歯槽骨内に拡延	
	骨膜下期	骨膜下に膿瘍形成	
	粘膜下期	粘膜下に膿瘍形成	
慢性根尖性歯周炎			
慢性単純性（漿液性）根尖性歯周炎		根尖部に軽度の慢性炎症性細胞浸潤	慢性根尖性歯周炎
慢性化膿性根尖性歯周炎 （慢性歯槽膿瘍、慢性根尖膿瘍）		根尖膿瘍の周囲に慢性炎症性細胞浸潤	慢性根尖膿瘍
慢性肉芽性根尖性歯周炎			
	歯根肉芽腫	根尖歯周組織に肉芽組織形成	慢性根尖性歯周炎
	歯根嚢胞	上皮に裏打ちされた嚢胞腔の形成	

*歯科医学教授要綱（平成19年改訂）による
** Berman & Hartwell（2011）[1]による（表5-3-1参照）

(1) 急性単純性（漿液性）根尖性歯周炎

臨床所見▶ **自発痛**（比較的軽度で限局性）、**誘発痛**（**咬合痛**、**打診痛**、**根尖部圧痛**など）、**歯の挺出感**などの症状がある。歯髄は通常失活しているが、歯髄炎に継発する場合は生活反応がみられることもある。エックス線検査では、歯根膜腔の拡大や小型の根尖部エックス線透過像が観察されるが、根尖部に変化を示さない症例もある。

病態・組織像▶ 根管経由の起炎性物質の侵襲、歯周組織への物理的刺激（オーバーインスツルメンテーション、過剰根管充填、過高修復物など）、あるいは根管消毒薬などの化学的刺激により生じる初期の根尖性歯周炎で、歯根膜の変性や壊死性変化は軽微であり、組織破壊は少ない。

病理組織学的には根尖部に血管の拡張、充血、漿液を主体とした液状成分の滲出がみられる。軽度の好中球やマクロファージの浸潤がみられる。

(2) 急性化膿性根尖性歯周炎

細菌感染の結果、根尖部に生じた化膿性炎で、根尖周囲組織の破壊および膿瘍形成を伴う急性炎症である。患歯は失活しており、いわゆる**急性症状**、すなわち、**自発痛**や強い**誘発痛**、**歯肉の腫脹**（図5-3-1）、**歯の動揺・発熱**、あるいは**所属リンパ節腫脹**をさまざまな程度に示す。エックス線検査では、根尖周囲に歯根膜腔の拡大や透過像がしばしばみられるが、**エックス線潜伏期**、すなわち骨の破壊が海綿骨

中に限局している場合は変化がない（皮質骨まで及ぶと透過像が認められるようになる）。

急性化膿性根尖性歯周炎は、時期により**歯根膜期**、**骨内期**、**骨膜下期**、**粘膜下期**に分類される（図5-3-4）。自発痛は初期の段階では鈍痛であるが、次第に強さを増し、骨内期〜骨膜下期をピークに、粘膜下期に移行すると軽減する。病理組織学的特徴としては、

- ・好中球を主体とした炎症性細胞浸潤が著明である
- ・組織破壊が進行し、膿瘍形成がみられる
- ・周囲に骨吸収が生じてくる

が挙げられる。前駆病変として慢性化膿性根尖性歯周炎が形成された状態から、何らかの契機で細菌の勢力が増強し、いわゆる慢性炎症の急性発作（**フェニックス膿瘍**：phoenix abscess）の形で急性化膿性根尖性歯周炎が生じることがある。

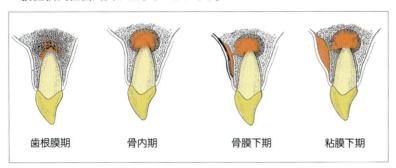

歯根膜期　　　骨内期　　　骨膜下期　　　粘膜下期

図 5-3-4　急性化膿性根尖性歯周炎の炎症のステージ

①歯根膜期

臨床所見 ▶ 自発痛は比較的軽度で、**誘発痛**（**咬合痛**、**打診痛**、**根尖部圧痛**）や**歯の挺出感**がみられるが歯肉の腫脹はない。

病態・組織像 ▶ 化膿性炎症の初期で、炎症が歯根膜に限局した状態である。

②骨内期

臨床所見 ▶ 自発痛が**拍動性**となり、**誘発痛**や**歯の挺出感**も強くなる。根尖部歯肉に発赤、圧痛があるが腫脹は明瞭でない。歯の動揺、発熱やリンパ節腫脹が現れることもある。痛みは温熱刺激で増強、寒冷刺激で軽減する。

病態・組織像 ▶ 化膿性炎症が歯槽骨内に波及し、膿瘍形成がみられる。膿瘍は骨内に拡大しているが皮質骨は超えない。疼痛は病変の内圧亢進による。

③骨膜下期

臨床所見 ▶ 拍動性、持続性の**自発痛**や強い**誘発痛**が現れ、**歯の動揺**も増加する。**歯肉腫脹**も明瞭で、顔面が浮腫で左右非対称となることもあるが、腫脹は硬性で**波動**を触れない。所属リンパ節の腫脹や圧痛、発熱や倦怠感などの全身症状が現れることもある。エックス線検査で瀰漫性の透過像がしばしば観察される。

病態・組織像 ▶ 化膿性病変が歯槽骨から顎骨に拡延して骨膜下まで波及し、骨膜下膿瘍が形

▶ **フェニックス膿瘍 phoenix abscess**　慢性化膿性根尖性歯周炎は、しばしば細菌性刺激と生体防御反応との均衡がとれた状態となっており、自覚症状のない慢性炎症として存続している。ところが、何らかの原因で均衡がくずれ細菌刺激優位の状態となった際に、急性転化が生じることがあり、これをフェニックス膿瘍と呼ぶ。疲労などによる抵抗力低下時にも発症しうるが、治療操作に伴う細菌学的刺激（根管内細菌叢の変化や細菌の根尖孔外溢出）が誘因となることに留意すべきである。

成された時期で、内圧亢進により疼痛が最も強くなる。

④粘膜下期

臨床所見 ▶ 痛みは骨膜下期より軽度となるが、**歯肉腫脹**は増大し（図 5-3-5）、顔面の非対称も顕著となる。腫脹部は触診で**波動**を触れる。切開排膿または自潰により多量の膿汁が排出され 症状は軽減する。なお、粘膜下膿瘍が組織隙等を経由して広範に拡延し、**顔面膿瘍**、**蜂窩織炎**などの重篤な症状に進展することがある。

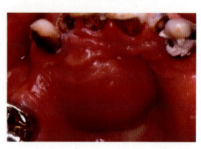

図 5-3-5 急性化膿性根尖性歯周炎（粘膜期）による口蓋膿瘍

病態・組織像 ▶ 化膿性病変がさらに進行して、膿瘍が粘膜下にまで波及した時期である。病変が骨内から開放され内圧が低下するため痛みは軽減するが、粘膜下の軟組織内に膿瘍が広がるため腫脹は大きさを増す（図 5-3-5）。

(3) 慢性単純性（漿液性）根尖性歯周炎

臨床所見 ▶ 歯髄は失活しており、エックス線検査で歯根膜腔の拡大もしくは小型の**根尖部エックス線透過像**が通常観察される。軽度の**誘発痛**（**打診痛**、**咬合痛**、**根尖部圧痛**）がみられる場合もあるが、しばしば自覚症状を伴わない。

病態・組織像 ▶ 軽度な持続的刺激、急性単純性（漿液性）根尖性歯周炎の慢性化、化膿性、肉芽腫様病変の治療後の過程、として生じる。病理組織学的にはマクロファージ、リンパ球、形質細胞の浸潤を主体とする軽度の炎症反応がみられる。

(4) 慢性化膿性根尖性歯周炎

臨床所見 ▶ 歯髄は失活しており、比較的境界が明瞭な**根尖部エックス線透過像**が通常観察される。**瘻管（瘻孔）**が形成されている場合がある（図 5-3-2 参照）。

軽度の**誘発痛**（**咬合痛**、**打診痛**、**根尖部圧痛**）がみられるが、しばしば自覚症状を伴わない。疲労などにより抵抗力が低下した際には、**誘発痛が増強するとともに、歯の挺出感**などの症状が現れる場合がある。瘻管を伴う症例では、排膿により内圧軽減が図られているため、痛みや腫脹は多くの場合生じない。

病態・組織像 ▶ 感染根管が治療を施されないまま経過したことなどを理由として、根管経由の細菌性刺激が持続的に根尖歯周組織に加えられ、同部に歯槽骨吸収を伴う慢性炎症が生じた状態、あるいは急性化膿性根尖性歯周炎から移行して慢性炎症が存続した状態である（図 5-5-4 参照）。

病理組織学的には中心部には好中球の浸潤が限局した膿瘍を形成し、周囲には肉芽組織が取囲むように増生し、外層には線維性結合組織が存在している。

(5) 慢性肉芽性根尖性歯周炎

慢性化膿性根尖性歯周炎から移行し、膿瘍部が肉芽組織に置換した状態で、**歯根肉芽腫**と**歯根嚢胞**に大別される（図 5-5-5 参照）。

臨床所見 歯髄は失活しており、比較的境界が明瞭な**根尖部エックス線透過像**が通常観察される。**臨床症状**は慢性化膿性根尖性歯周炎と概ね同様であるが、病変部が増大した場合（主として歯根嚢胞）では、皮質骨が菲薄化し**羊皮紙様感**（羊皮紙音）や**歯根振盪**を触知できる。

歯根囊胞では、歯根肉芽腫と比較して根尖部エックス線透過像が境界明瞭で、多量の根管内滲出液がみられる場合があるが、両者の鑑別診断は臨床所見からはしばしば困難である。組織学的には歯根肉芽腫の頻度が高い。

①歯根肉芽腫 radicular granuloma（図 5-3-6）

根尖周囲の膿が吸収、器質化された状態で、病変は内外2層からなる。内層は幼若な肉芽組織層、外層は線維性結合組織からなる。肉芽組織層は毛細血管や線維芽細胞に富み、初期には好中球の浸潤が多く、経日的にリンパ球や形質細胞が多くなってくる。また細胞や組織が壊死すると組織内にマクロファージが浸潤し貪食するが、このマクロファージが壊死に陥るとコレステロールが針状に組織内に沈着してくる（**コレステリンスリット**）。

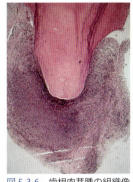

図 5-3-6　歯根肉芽腫の組織像

②歯根囊胞 radicular cyst（図 5-3-7）

根尖部の化膿性病変が増殖してきたマラッセの上皮遺残によって取り囲まれるようになり、袋状になったものを歯根囊胞という。病理組織学的には裏装上皮層、肉芽組織層、線維性結合組織層の3層構造からなる。囊胞腔内に粘液性、漿液性滲出液、剥離上皮、白血球や**コレステリン結晶**を認める。**裏装上皮**は非角化重層扁平上皮であることが多いが、上顎では線毛円柱上皮である場合もみられる。

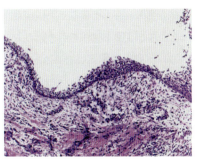

図 5-3-7　歯根囊胞の組織像

4. 根尖性歯周疾患の経過

1）経過の概略

本疾患は多彩な経過をとるが、その概略を臨床症状の推移に基づき図式化すると図 5-4-1 のようになる。

すなわち、本疾患は急性単純性（漿液性）根尖性歯周炎もしくは慢性単純性（漿液性）根尖性歯周炎として初発し、純粋な機械的・化学的刺激が病因の場合は、この段階で原因除去により自然治癒が期待できる。

ところが根管内の感染が加わった場合は、これが除去されないかぎり病態が進行し、慢性・急性相互に症状や病態を移行させながら増大する。慢性の状態（組織学的には化膿性炎もしくは肉芽性炎）として経過する頻度が高く、急性化膿性根尖性歯周炎が発現する場合もしばしば慢性炎の急性発作の形をとる。

このような病態の変動は、根管内細菌叢と宿主の抵抗力とのバランスの変動に依存すると考えられる。

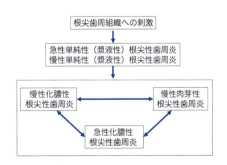

図 5-4-1　根尖性歯周炎の経過

5. 根尖性歯周疾患の病理学

1）根尖性歯周炎の病因

　根尖性歯周炎はその名の通り根尖部歯周組織に発生した炎症である。通常、う蝕により歯髄が外部環境に露出することで口腔内常在菌が感染し、根管経由での細菌侵入を生じたために起こる。炎症は血管結合組織で起こる反応であり、壊死した歯髄においては血管も壊死してしまうため炎症は起こらない。そのため血管が存在する根尖部歯周組織で炎症が起こる。もしここで炎症が起こらなかった場合、感染が拡大しさらに重篤な症状を引き起こすことになるが、これを防御しているのが根尖性歯周炎であると考えられる（図 5-5-1）。

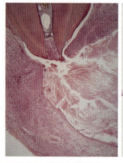
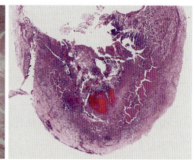

図 5-5-1　根尖性歯周炎

　炎症は原因が取り除かれれば治癒に向かうが、根尖性歯周炎では原因が除去されず長期間経過することが多く、その主たる原因は根管壁や根尖部組織に存在する細菌であることは言うまでもない（図 5-5-2）。

　根尖性歯周炎に関連する細菌が組織を傷害する機構として、以下のものが挙げられる。
- 根管内への定着
- 宿主の防衛反応からの回避
- タンパク分解酵素や内毒素などによる直接的な組織傷害
- 細菌に対する宿主の炎症反応による間接的な組織傷害

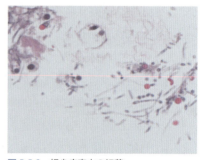

図 5-5-2　根尖病変内の細菌

　また、以前に行われた治療時に生じた根尖孔外への根管充塡材の溢出により、異物処理機転が働いて炎症が起こっていることもある（図 5-5-3）。

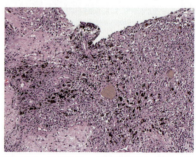

図 5-5-3　根尖孔外への根管充塡材（剤）の逸出（黒色）

2）根尖性歯周炎の病理学的経過

　根尖性歯周炎は根尖孔からの細菌性刺激により発症し、その初期には根尖部歯周組織に滲出性炎（急性単純性（漿液性）根尖性歯周炎）がおこるが、さらなる細菌刺激が加わると炎症の進展により歯槽骨吸収や膿瘍形成が生じる（急性化膿性根尖性歯周炎）。ときには顎骨骨髄炎となることがあるが、多くの場合は炎症により生じた膿瘍は排膿路を求めて頬側（唇側）や舌側の骨膜下、粘膜下に進展する。さらに自潰して瘻孔を形成するか治療により排膿路が形成されると、慢性根尖性歯周炎に移行する。また初期の炎症が軽度であった場合には膿瘍形成はみられず、慢性単純性（漿液性）根尖性歯周炎となるが、原因が除去されず持続していくと膿瘍を形成して慢性化膿性根尖性歯周炎を起こす（図 5-5-4）。

炎症の原因となる細菌等が除去されていくと刺激が少なくなり、病変は修復へと向かっていくが、炎症部を浄化するためにマクロファージが出現して膿瘍の吸収、肉芽組織による修復（器質化）が起こる。肉芽組織の増生が著明な場合、病理組織学的には慢性肉芽性根尖性歯周炎という診断になるが、臨床的に慢性化膿性根尖性歯周炎と慢性肉芽性根尖性歯周炎を明確に分けることはできない。

慢性肉芽性根尖性歯周炎には肉芽組織の増生を主体とした歯根肉芽腫と、マラッセ上皮遺残が増殖し炎症部を取り囲むようになった歯根囊胞がある(図 5-5-5)。歯根囊胞では上皮による裏装がみられるが、元来、上皮は身体の内側と外側を分けるはたらきがある。根尖部に炎症がある場合にこの部分を身体の外側とみなしたほうが生体には都合がいい環境となるためマラッセ上皮遺残がその環境を作っていると考えられる。しかしながら上皮による裏装が生じ、囊胞となった場合には難治性となることが多い。

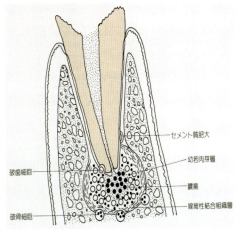

図 5-5-4　慢性化膿性根尖性歯周炎の模式図

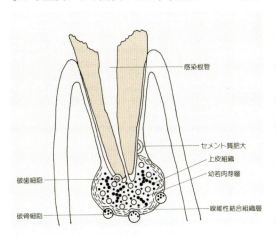
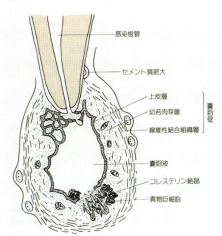

図 5-5-5　歯根肉芽腫と歯根囊胞の模式図

6. 根尖性歯周疾患の細菌学

1) 口腔の細菌叢と口腔バイオフィルム

母体内で無菌的に発育した胎児に出生直後から細菌を主体とする微生物が定着し、口腔では生後6～10時間後には細菌コロニーがみられるといわれている。このようにして口腔には微生物の集団である口腔常在細菌叢が形成される。歯の萌出とともに形成されるデンタルプラークを含め、口腔各所に形成された常在の細菌叢を総じて口腔バイオフィルムと称する。この口腔バイオフィルムの構成細菌種は常に一定ではなく、ある範囲内で常に変動する。すなわち、バイオフィルムを構成する細菌種は口腔清掃や生活環境、全身の健康状態、薬剤（特に抗生物質）の投与などにより常時影響を受ける。一方、口腔の常在細菌叢は、その定常性維持のため、結果的には外界から微生物の新たな侵入を防ぐ機能を果たしている。

人体の一部の組織には、その局所に固有の細菌バイオフィルム(bacterial biofilm)が存在する。口腔は、

皮膚、気道、下部消化管などと並び典型的なバイオフィルムの形成部位である。バイオフィルムとは、微生物が固相表面に付着し自ら産生した菌体外マトリックスに被覆され、組織化された微生物のコミュニティーである。不活性な物質表面だけでなく生きている組織表面にも形成される。バイオフィルムを形成した細菌は抗体や貪食細胞では除菌されず、優れた細胞性免疫や体液性免疫を備えた生体においても生存することが可能である。バイオフィルムは抗菌薬に対し感受性が低く、感染症の難治化・慢性化を引き起こす。

　口腔バイオフィルムを構成する細菌は遺伝子工学的には数百種以上に及び、主要な構成細菌種は口腔局所で大きく異なる（表 5-5-1）。口腔組織だけでなくさまざまな歯科材料や生体材料表面でみられ、う蝕や継発する歯髄・根尖性歯周疾患をはじめとするさまざまな口腔疾患の原因となる（表 5-5-2）。根尖孔、根尖部象牙細管や側枝あるいは過剰根管充塡材を介して根尖孔外にバイオフィルムが形成されると、多くの症例において根尖性歯周炎が慢性化・難治化する。

表 5-5-1　口腔バイオフィルムと主な構成細菌種のパーセント比（文献 1 より引用）

菌群・菌種	フローラの部位			
	唾液	舌表面	プラーク	歯肉溝
通性嫌気性菌				
グラム陽性球菌	46	45	28	29
S. salivarius	+++	+++	−	−
S. sanguis / oralis	++	++	+++	+
S. mutans / sobrinus	±／+	±	+／+++	+
S. milleri	±	±	+／+++	+／+++
S. mitis	++	++	++	++
グラム陰性球菌	1	3	±	±
グラム陽性桿菌	12	13	24	15
グラム陰性桿菌	2	3	−	1
偏性嫌気性菌				
グラム陽性球菌	13	4	13	7
グラム陰性球菌	16	16	6	11
グラム陽性桿菌	5	8	18	20
グラム陰性桿菌	5	8	10	16
スピロヘータ	−	−	−	1

表 5-5-2　感染根管内から検出される微生物（文献 2 より引用改変）

偏性嫌気性菌	通性嫌気性菌
グラム陽性球菌	
・Peptostreptococcus 属	・Streptococcus 属
	・Enterococcus 属
グラム陽性桿菌	
・Lactobacillus 属	・Actionmyces 属
・Bifidobacterium 属	・Lactobacillus 属
・Propionibacterium 属	
・Eubacterium 属	
グラム陰性球菌	
・Veillonella 属	・Neisseria 属
グラム陰性桿菌	
・Porphyromonas 属	・Capnocytophaga 属
・Prevotella 属	・Eikenella 属
・Fusobacterium 属	
・Fusobacterium 属	
・Selenomonas 属	
・Campylobacter 属	
スピロヘータ	**真菌**
・Treponema 属	・Candida 属

2）歯髄疾患と細菌

　細菌が歯髄へ侵入する原因としては、大別すると次の 4 つが挙げられ（図 5-6-1）、それぞれの経路によって侵入する細菌種には特徴がある。

　（1）**う蝕**：エナメル質に発生したう蝕が象牙質に至り、象牙細管に侵入したう蝕原性細菌やその代謝産物が歯髄に到達する。深在性う蝕の象牙細管に侵入する細菌種は、う蝕の発現部位により異なる。小窩裂孔と平滑面う蝕では、*Streptococcus mutans*、*Streptococcus sobrinus*、*Streptococcus sanguinis*、*Lactobacillus casei*、*Lactobacillus plantarum* のほか *Eubacterium* 属や *Propionibacterium* 属などの細菌種であるが、根面う蝕では、*Actinomyces naeslundii* が高頻度に深部象牙細管から検出され、う蝕の発現部位によって歯髄に初期に侵入する細菌種は異なる。

　（2）**外傷**：打撲などによる破折によって生じた露髄面から歯髄に直接感染したり、歯冠部に発生した亀裂（micro crack）を介して細菌が歯髄に侵入する経路と、慢性の外傷性病変である咬耗や磨耗による露髄面および象牙細管から感染する経路がある。外傷に由来する歯髄感染にはデンタルプラークや唾液中の細菌が関与する。

　（3）**上行（上昇・逆行）性**：辺縁性歯周疾患の進行に伴い、根尖に至る深い歯周ポケットが形成されると歯肉縁下プラークを構成する細菌種が根尖孔や側枝を経由して歯髄に侵入する。歯周病関

連細菌である、*Porphyromonas gingivalis*、*Treponema denticola*、*Fusobacterium nucleatum* ならびに *Eikenella corrodens* などのグラム陰性の偏性嫌気性菌のほか、*A. naeslundii* などが逆行性の歯髄感染に関与する。

(4) 血行性：発生頻度は非常に低いが、菌血症で血行性に細菌が歯髄に侵入する（アナコレーシス）。口腔以外の全身の局所病巣より血管内に侵入した細菌が、血流を介して歯髄に侵入するため、特定の細菌種が検出されるわけではない。

3) 根尖性歯周疾患と細菌

(1) 根尖歯周組織の感染

う蝕や歯冠破折などによって歯髄が感染し壊死した場合、歯髄が外部に開放されて細菌が髄腔に侵入する感染経路をすでに有している。一方、歯髄が外部と交通していない閉鎖系において歯髄壊死が生じると根尖性歯周炎が発症することがある。これは未処置歯においてもまれにみられ、図 5-6-1 と同様のいくつかの侵入経路が考察されている。

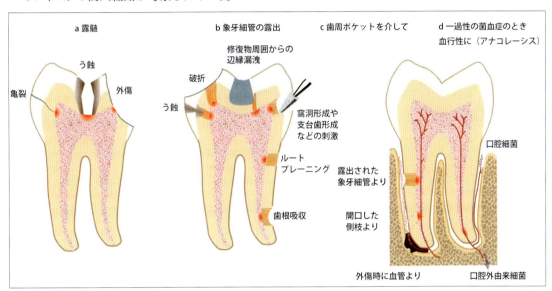

図 5-6-1　歯髄や根管への細菌の侵入機序（文献 2 より引用改変）
う蝕や外傷による露髄（a）のほか、さまざまな因子によって象牙細管を介して細菌が歯髄に侵入する（b）。根尖に至る歯周ポケットを介して（c）、あるいは一過性の菌血症のときアナコレーシス（d）によって血行性に、細菌が歯髄に侵入することがある。

細菌が歯冠部から歯根部の歯髄腔、すなわち根管内に侵入し、さらに根管壁や歯根部の象牙細管内に感染した状態を感染根管（infected root canal）という。根管内の壊死歯髄組織は、多くの細菌の増殖や根管内でのバイオフィルムの成長に有用である。多種類の細菌から構成される混合菌種バイオフィルムに由来する病原性物質が根尖孔や根尖側枝を介して根尖部歯周組織に放出され根尖性歯周炎を発症させる。このように、根尖性歯周炎は、口腔内に常在する細菌によって惹起される内因性感染で、宿主の防御機能が機能せず駆逐されることのない壊死歯髄、根管壁、歯根部象牙質ならびにセメント質に細菌が定着し病原性を発揮することにより日和見感染的に発症する。特異的な、あるいは特定の病原因子は関与しない。

(2) 感染根管から検出される細菌

　一般的に感染根管から採取した試料より分離されるのは、数種類の混合細菌種である。プラークや歯周ポケット、う蝕病巣のバイオフィルム細菌の形態型と類似しており、偏性嫌気性菌が優勢となる（表5-6-2、図5-6-2）。特に、*Peptostreptococcus*属、*Eubacterium*属、*Prevotella*属、*Porphyromonas*属、*Fusobacterium*属ならびに *Streptococcus*属は高頻度に検出される。術中感染が疑われる場合は、真菌や口腔外に常在する細菌なども検出されることがある。黒色色素産生細菌である*Prevotella*属や*Porphyromonas*属（以前はいずれも*Bacteroides*属）は辺縁性歯周炎の病原性細菌として考えられていたが、嫌気培養法や遺伝子工学的手法の確立とともに、感染根管や根尖性歯周炎の病変局所からも検出されている。

　感染根管では、主根管のみに細菌が存在するのではなく、根管壁の象牙細管にも細菌は侵入している。根管内の壊死歯髄組織中で増殖した細菌は、時間的経過とともに石灰化度の低い象牙前質に侵入し、増殖しながらさらにセメント質方向に向かって象牙細管深部に侵入する。多種類の細菌が象牙細管のさまざまな深さまで侵入し、セメント質近傍まで侵入する細菌も存在する（図5-6-2）。

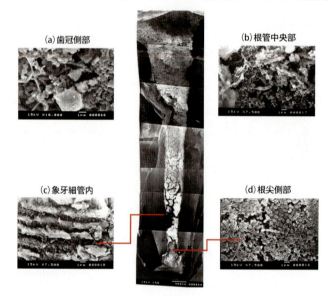

図5-6-2　感染根管内のバイオフィルム（文献4より引用）
残根状態にある下顎第三大臼歯開放性根管の割断面の走査型電子顕微鏡像。歯冠側部では球菌や線状菌がみられるが（a）、歯根中央部から根尖側部では、長短桿菌が主体のバイオフィルムが観察される（b、c）。象牙細管には球菌や短桿菌などが侵入している（d）。

(3) 特定細菌と根尖性歯周炎の症状との関連

　根尖性歯周炎は発症以来の時間的経過において、ほとんどの期間は自覚症状がなく慢性的な経過をたどるが、ときとして自発痛に患歯の打診痛、咬合痛、歯肉の腫脹・膿瘍形成などを伴った急性増悪を示す臨床症状が発現する。これは、

　①感染根管内の混合細菌叢が変化しより強い病原性が示された

　②病原性に変化がなくても宿主の免疫反応が低下した

結果、発症すると考えられている。

　急性増悪と特定の細菌との間に絶対的な相関関係はない。しかし、根管内に多種類の細菌が存在するときや*Prevotella*属、*Porphyromonas*属、*Fusobacterium*属、*Eubacterium*属や*Peptostreptococcus*属などの偏性嫌気性細菌が主体の混合感染の場合は疼痛、腫脹、膿瘍などの急性症状の発現頻度が高くなる。特に、*P. gingivalis*、*P. intermedia*、*P. nigrescens*および*Porphyromonas endodontalis*が根管

内から検出されると膿瘍形成や他の臨床症状の発現率が上昇する。黒色色素産生細菌の検出と臨床症状との相関は、いまだ確定していない。通常の感染根管治療に抵抗性を示し、持続性の滲出液などの臨床症状が改善しない難治性根尖性歯周炎症例の感染根管からは、数回の根管治療後でも偏性嫌気性菌である *P. gingivalis*、*F. nucleatun*、*P. intermedia* および *P. nigrescens* が高頻度に同定されるほか、通性嫌気性菌である *Enterococcus faecalis* や真菌が検出される。これらは、治療前から根管内に侵入していることもあるが、根管の開放や不適切な仮封など無菌的処置に問題があり、術中感染し治療中に根管内に定着する。

7. 根尖性歯周疾患の免疫学

根管内は生体防御機構が及び難い環境であるため、根尖性歯周疾患は自然治癒することなく慢性に経過し、結合組織破壊、骨吸収などの組織破壊が長期にわたり持続する。この際、病変部に浸潤する免疫担当細胞、あるいは線維芽細胞や骨芽細胞が産生する生理活性物質が、細胞外マトリックスの分解や破骨細胞活性化に関与すると考えられている。

根尖歯周組織で展開される免疫機序の全貌は明確といえないが、本項では同部の組織破壊に関与すると考えられる代表的な免疫系細胞と生理活性物質について述べる。

1) 根尖性歯周疾患と免疫担当細胞

(1) 病変部の免疫担当細胞

歯根肉芽腫や歯根囊胞の病変部組織では、マクロファージ、樹状細胞、T細胞、B細胞および形質細胞、NK細胞、肥満細胞、好中球など、多彩な炎症・免疫担当細胞が、症例によりさまざまな割合で存在することが知られている（図 5-7-1）。感染根管内の細菌叢の変化に連動して、免疫応答が多様な経過のもとで長期間持続していることが窺われる。

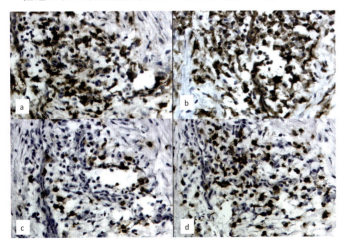

図 5-7-1
歯根肉芽種の免疫担当細胞（文献 2 より引用）
同一症例の同一部位を示す
a：マクロファージ（CD14 陽性細胞）
b：MHC クラス II 分子陽性細胞
c：B 細胞（CD20 陽性細胞）
d：T 細胞（CD3 陽性細胞）

T細胞は病変部の主要な免疫担当細胞で、CD8 陽性細胞が CD4 陽性細胞より優勢との報告が多いがその比率は一定ではない。B細胞や形質細胞も優位な免疫担当細胞として確認されている。マクロファージも多数存在すると報告されているが、その割合は報告により幅が広い。

さらに、歯根肉芽腫には多数の MHC クラス II 分子陽性細胞（第 4 章 6 参照）が分布しており、そ

の一部は樹状細胞と同定されている。これらの**樹状細胞**は病変部の組織内でT細胞に対して**抗原提示**を行うことにより、持続的に免疫応答を活性化させると考えられている。

(2) 根尖性歯周疾患の経過と免疫担当細胞

ラットの臼歯を露髄させたまま放置すると、口腔内細菌の感染により歯髄壊死が進行し、概ね一定の条件で根尖性歯周炎が誘発される。この際、病変部は活発に拡大する時期を経て慢性化（拡大停止）するが、その病期によって炎症・免疫担当細胞の構成が異なることが見いだされている。

すなわち、破骨細胞による歯槽骨の活発な吸収を伴う、病変部の顕著な拡大がみられる時期では、CD4陽性T細胞がCD8陽性T細胞よりも優勢である。したがって、**ヘルパーT細胞**がマクロファージ活性化やサイトカイン産生（後述）を介して、病変拡大に積極的に寄与すると考えられる。

また、マクロファージの活性化や好中球浸潤もこの時期に著明となる。したがって、これらが産生するサイトカイン、プロスタグランジン、マトリックス・メタロプロテアーゼなどの生理活性物質（後述）が、病変拡大に伴う歯槽骨や結合組織の破壊に関与すると考えられる。

2) 根尖性歯周疾患の病態に関与する因子

(1) サイトカイン

根尖性歯周疾患の病変部では、マクロファージやリンパ球などが産生する各種のサイトカインが複雑なネットワークを構成し、病態形成に関与する（図5-7-2）[2,3]。

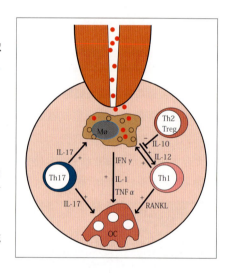

図5-7-2
根尖性歯周疾患病変部におけるサイトカイン・ネットワーク（文献6より改変し引用）
Mø：マクロファージ。OC：破骨細胞。
＋：促進。−：抑制。
IL：インターロイキン。TNF：腫瘍壊死因子（tumor necrosis factor）

① マクロファージ由来のサイトカイン

マクロファージは**IL-1（インターロイキン1）**、**TNFα**（腫瘍壊死因子α；tumor necrosis factor α）、IL-12などの炎症性サイトカインを産生する。IL-1、TNFαは破骨細胞を活性化させ、骨吸収を亢進させる。またIL-12はTh1細胞（後述）による反応を促進させると考えられている。一方、マクロファージはIL-6、IL-10も産生するが、これらのサイトカインは根尖病変の拡大を抑制すると考えられている。

② ヘルパーT細胞とサイトカイン

ヘルパーT細胞はその機能により、**Th1細胞**、**Th2細胞**、**Th17細胞**、**制御性T細胞**などの亜群（サブセット）に分類され、それぞれ異なるサイトカイン産生パターンを示す。

a. Th1細胞

IFNγ（インターフェロンγ）、**IL-2**などを産生し、細胞性免疫に関与することを主な役割とするサブセットである。根尖性歯周炎では、Th1細胞由来のIL-2、IFN-γがマクロファージを活性化

させ、IL-1、TNF αの産生亢進を介して骨吸収の促進に関わると考えられている。また、Th1 細胞は破骨細胞分化因子である **RANKL** (receptor activator of NF-κB ligand) の発現も示す。

b. Th2 細胞

IL-4、IL-10 などを産生し、B 細胞からの抗体産生を促進させ体液性免疫に関与する。また、Th1 細胞、Th2 細胞は過剰な機能発現を抑制しあう拮抗的な関係にあり、そのバランスが免疫応答の制御に重要な役割を演じる。根尖性歯周炎においては、IL-10 は Th 1 反応を抑制することにより骨吸収の進展を抑制すると考えられている。

c. Th17 細胞

IL-17 を特異的に産生するサブセットで、アレルギー応答や自己免疫疾患への関与が知られている。IL-17 は、破骨細胞の分化促進、マクロファージのサイトカイン発現誘導といった機能を示すことから、根尖性歯周炎においてもこれらの機能を介して骨吸収の促進に関わると考えられている。

d. 制御性 T 細胞 (regulatory T 細胞、Treg 細胞)

過剰な炎症や免疫応答を抑制的に制御する働きを担うサブセットで、IL-10 や TGFβ (トランスフォーミング増殖因子β) を産生する。根尖性歯周炎においても、病変拡大に抑制的な役割を演じると考えられている。

(2) 免疫グロブリン

根尖性歯周疾患の病変部には IgG をはじめとする**免疫グロブリン**を保有する**形質細胞**の浸潤がみられる。これらの免疫グロブリンが感染根管より検出される細菌を認識することも示されており、局所で産生された**抗体**がこれらの除去に関与することが窺われる。

(3) アラキドン酸代謝物

アラキドン酸代謝物の一種である**プロスタグランジン E₂** (PGE2) は血管拡張作用、血管透過性亢進作用、発痛増強作用などの作用を有しており、根尖性歯周疾患では急性期に高濃度に検出される。また、PGE2 は骨吸収促進作用を有しており、根尖性歯周疾患における歯槽骨吸収にも関与すると考えられている。

一方、ロイコトリエン B₄ (LTB4) は強い好中球走化性を、また LTC4 は血管透過性亢進作用などを示す。両者とも根尖性歯周炎で検出されており、LTB4 は急性期に高濃度となることが示されている。

(4) マトリックス・メタロプロテアーゼ

マトリックス・メタロプロテアーゼ (MMP) は、コラーゲン、プロテオグリカン、エラスチンなどの細胞外マトリックスを基質とし、これらを分解することを主な作用とするタンパク分解酵素の一群である。

MMP の基質は多様で産生源も MMP の種類により異なるが、好中球、マクロファージなどの炎症性細胞のみならず線維芽細胞からも産生される。根尖性歯周疾患では、これまでコラゲナーゼ (MMP-1、8、13) およびゼラチナーゼ (MMP-2、9) が検出されており、細胞外マトリックスの破壊に関与すると考えられている。

(興地　隆史、野杁　由一郎、村松　敬)

▶ **アラキドン酸代謝物**　アラキドン酸は細胞膜リン脂質を構成する不飽和脂肪酸の一種であり、細胞内に酵素的に遊離したのち、アラキドン酸代謝物と総称される一連の生理活性物質に変換される。アラキドン酸にシクロオキシゲナーゼが作用した場合は各種プロスタグランジン (prostaglandin: PG) が、また 5- リポキシゲナーゼが作用した場合は各種ロイコトリエン (leukotriene: LT) が生合成される。非ステロイド性抗炎症薬はシクロオキシゲナーゼ阻害を作用機序とする。

第 II 部

歯内療法の臨床 −基礎編−

第6章	歯内療法における診査・検査・診断
第7章	症例選択、治療計画
第8章	無菌的処置
第9章	歯髄保護と歯髄保存療法
第10章	歯髄除去療法
第11章	根尖性歯周疾患の治療
第12章	根管形成
第13章	根管貼薬・仮封
第14章	根管充塡
第15章	歯内療法の安全対策

第6章 歯内療法における診査・検査・診断
Examination and Diagnosis in Endodontics

一般目標
歯髄疾患、根尖性歯周疾患に適切に対応するために、これらの疾患の診査・検査・診断に関する知識を習得する。

到達目標
①診査、診断、治療法の関係を説明できる。
②自覚症状と他覚症状の違いを説明できる。
③臨床所見と病態を関連付けることができる。
④問診の項目を列挙し、説明できる。
⑤診査・検査法を列挙し、説明できる。
⑥歯髄疾患・根尖性歯周疾患の症状と鑑別診断法を説明できる。

　疾患に対する処置の基盤は正確な診断である。たとえ選択した治療行為が完遂したとしても治療開始の前提となる疾患の診断が誤っていれば、その治療行為が容認されることはない。

　臨床の現場では、病態変化が多様あるいは急速で容易に診断をくだすことができない疾患があることは事実であり、治療法の選択に苦慮する場合も多い。

　疾患に対する治療を選択、開始するためには、診査による情報収集、情報整理ならびに情報分析が不可欠であり、それが適正かつ適格な治療方針の決定と病態・症状の変化に対する臨機応変な対応の選択につながることを認識すべきである。

　本章では、歯髄および根尖性歯周疾患に対する診査・診断法の概要と診断の重要性と確定診断を導くための診査手法ならびに情報分析の手順、歯髄疾患、根尖性歯周疾患の鑑別診断と治療方針について述べる。

1. 診査・検査・診断法の概要

1）診査・診断と治療法選択の関係

　適切な歯内療法を実施するためには、正確な診断（確定診断）が不可欠、すなわち確定診断のもとに治療方針の選択が決定されるということである（図6-1）。

　臨床の場においては、臨床症状、所見に重きをおきがちであるが、それら臨床症状・所見発現の背景にある当該組織の病理組織学的変化ならびに状態を理解することも重要である。

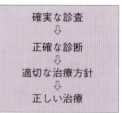

図6-1　診査・診断と治療法の関係

2）臨床診断と病理診断

　診断には病理組織学的な所見から診断をくだす「病理診断」と臨床的症状や所見の推移から診断をくだす「臨床診断」の2つがある（図6-2）。的確な診断を確立するためには、臨床診断と病理診断が合致

することが望ましいが、病理診断の適用限界および病態（症状）の変化を鑑みると、きわめて困難と言わざるを得ない。歯髄疾患の場合の一致率は低く50％以下という報告が多い。

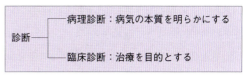

図6-2 病理診断と臨床診断

3）臨床診断と病名

「臨床診断」とは治療方針を決定する「病名」あるいは「病状」を導き出すために患者から種々の情報を収集して、その異常を正確に把握することである。

個々の疾患は明確な段階的病態変化は呈さず、連続性をもって変化する。それゆえ、単にその時点での臨床的分類（病名）にとらわれることなく、診断時の状態把握に加えて、その後の病態変化やその進行速度についても検討して、最も望ましい治療法につながる診断をくだすことが重要である。

4）診断に際しての留意点

①診断に際しては、特徴的な症状・所見のみから診断をくだすことは避け、多くの情報を総合して確定診断を導き出すことに重きをおく。また、疾患は絶えず変化するものであり、診断も不変ではないことに留意する。
②治療経過に伴い、疾患の様相は変化することがある。その際には、当初の診断にとらわれることなく、治療中に得られた情報を分析して診断、あるいは治療方針を再考する。
③治療結果が思わしくない、あるいは診断に疑問を感じた際には、先にくだした診断に固執することなく、他の診査法を模索、実施して的確な鑑別または確定診断をくだすことを考える。

2. 診査・検査・診断法（各論）

歯内療法領域における二大疾患である「歯髄疾患」と「根尖性歯周疾患」に対する診査・診断においては、**自覚症状**（symptom）と**他覚症状**（sign、finding）を基本として実施する。自覚症状は、主訴に代表されるように「患者が訴える症状」であり、他覚症状は各種診査を含めて歯科医師によって認知される所見・症状である。（図6-3、4）。

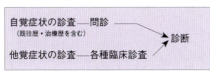

図6-3 症状と診査・診断の関係

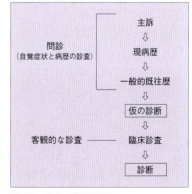

図6-4 診査・診断の流れ

1）自覚症状の診査

まず患者の一般的情報である住所、年齢、性別、職業を調査して記録する。

問診の手順は、通常、**主訴、現病歴、一般的（全身的）既往歴、歯科的既往歴、家族歴、現症**について行う。

また、患者が自覚していない症状や疾患（歯軋り、口腔悪習癖など）について質問する場合、患者の返答を誘導しないように注意する。

　最も重要なことは、問診時の患者に対する接し方（話し方や態度）である。問診は患者の自覚症状などの情報を得るだけではなく、患者の信頼獲得、良好な「医師−患者関係」を築くための第一歩であるということも忘れてはならない。問診は歯内療法に限らずすべての歯科治療において、最初に実施される診査診断行為であることから、診査項目、診査の要点、診査目的・診査情報、診査時の注意点を表6-1にまとめてみる。

2）他覚症状の診査・検査　（臨床診査・検査）

　問診で得られた患者の自覚的情報のみでは確定診断をくだすことはできない。患者が訴える情報の正否を判定するためには、問診情報と歯科医師による客観的診査（検査）情報を合わせた検討が必要である。

　問診情報による単独あるいは複数の疾患（病名）の推定診断名が適正か否か、また複数の候補病名に対する取捨選択により確定診断名を絞り込むことが必須となる。

　他覚症状の診査・検査の手順および臨床診査の実際については自覚症状の診査を表6-1と同様に表6-2にまとめてみる。

　また、臨床診査・検査で用いる一般的診査用器材を図6-5に示すが、特定診査を実施するにあたっては専用の器材を用意する必要がある。

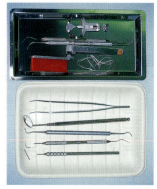

図6-5　臨床診査の基本セット

表 6-1　自覚症状の診査（問診）

		診査項目	診査の要点	診査目的・診査情報	注意点
自覚症状の診査・問診	主訴 （chief complaint）		「受診動機」となった患者が最も「不快とすること（感覚的異常感）」の聴取		＊「患者自身の言葉」で記録すること ＊患者の訴えを誘導しないこと ＊複数の場合は主たるものに絞ること
	現病歴 （history of present illness）		主訴について発病の時期と症状、原因あるいは誘因、症状の推移、受診歴ありの場合は治療の経緯等を聴取する		＊散発的質問は避け、現時点までの経過について順を追って整理しながら聴取すること ＊歯科的病歴（歯科的既往歴）を参考にする
	歯内治療上有用な現病歴 （問診事項）	①痛み 　a 部位	発症している部位の聴取		＊関連痛（連関痛）の可能性を踏まえて聴取する
		b 程度 　（疼痛の強さ）	疼痛の強さ、疼痛症状の推移の聴取	歯髄疾患（炎）、根尖性歯周疾患（炎）はともに硬組織（象牙質、歯槽骨）で囲まれていることから炎症の進行に伴って疼痛症状は激化する傾向がある	
		c 様相	「自発痛」、「誘発痛」、「両者の併発」かの聴取 「随伴症状」の聴取	自発痛（拍動性疼痛、牽引性疼痛、限局性疼痛、放散性疼痛、他）、誘発痛（冷刺激痛、温熱刺激痛、咬合痛、他）の特徴を統合して病態を検討する	
		d 時間（持続性）	疼痛持続時間の聴取（一過性、断続的、持続的） 特異的な疼痛誘発因子（刺激因子）の聴取	初期炎症では誘発痛（一過性）が先行する 炎症進行に伴って刺激因子の種類、疼痛持続時間に変化が現れる（例：夜間痛、入浴時疼痛、他）	
		②違和感・異常感	明瞭な疼痛症状とは異なる「違和感」「異常感」の聴取	慢性化した歯髄疾患（炎）、根尖性歯周疾患（炎）、歯・歯根の破折・亀裂で発現しやすい	＊辺縁性歯周疾患（炎）でも類似した症状を訴えることがあるので鑑別診断が必要となる
		③腫脹	「腫脹」「腫脹感」の聴取	根尖性歯周疾患（炎）で観察される	＊辺縁性歯周疾患（炎）でも類似した症状を訴えることがあるので鑑別診断が必要となる
		④治療歴	主訴にかかわる治療歴の聴取 治療歴がある場合は症状変化の聴取 服薬歴の聴取	禁忌薬剤を確認する	
	既往歴 （anamnasis）	① 一般的（全身的）既往歴（medical history）	歯科治療上必要な全身疾患情報（ウイルス性肝炎、循環器系疾患、血液疾患）等の既往、治療経過の聴取 全身麻酔、手術、輸血等に関する既往の聴取		＊全身疾患にて医科受診中の場合は、かかりつけ医、病院・医院名と連絡方法を聴取しておくこと
		② 歯科的既往歴（dental history）	アレルギー疾患の聴取 過去に受けた歯科治療内容、その際の全身的・局所的状況の聴取 外科的処置（局所麻酔、抜歯など）の受診歴と偶発的症状（ショック、貧血など）の聴取		
	家族歴 （family history）		両親、祖父母、兄弟、配偶者、子、孫の健康状態、罹患した病気、死因、死亡時年齢当の聴取	生活習慣病、遺伝性疾患に関する情報	

Ⅱ　歯内療法の臨床　—基礎編—

第 6 章　歯内療法における診査・検査・診断

67

表 6-2　他覚症状の診査・検査（臨床診査・検査）

		診査項目	診査の要点	診査目的・診査情報	注意点
他覚症状の診査・臨床診査・検査	現症 (present condition, present status)		全身および口腔内外の状態の把握		＊主訴の部位・患歯の状態のみに焦点をあてない ＊複数の病的因子の疾患発症への関与を考慮する ＊多面的かつ客観的診査を心がける ＊既往歴、現病歴との関連性を考慮する ＊必要に応じてかかりつけ医へ照会する
		① 全身状態の診査	a 全身疾患の有無 b 血圧、脈拍、体温の測定	歯内療法実施にあたって療法、術式、予後経過等の検討資料とする	
		② 口腔外診査	a 全身的外観、体格、栄養状態、顔貌、皮膚の色、顔面の対称性、発赤・腫脹の有無や程度、領域リンパ節の腫脹や圧痛の有無、の診査	他領域疾患との識別、歯内疾患の発症および経過、展延拡大状況などを収集、確認する	
		③ 口腔内診査	a 開口障害の有無、口唇、舌、口腔内粘膜、歯肉、口腔底、扁桃、唾液腺（耳下腺、顎下腺、舌下腺）、口腔軟組織、歯・歯列の状態、歯の処置状態、の診査		
	1）視診 (inspection)	① 硬組織の視診	a 硬組織（エナメル質、象牙質、歯根象牙質）の損傷（う蝕、破折、咬耗、摩耗、亀裂など）の診査	硬組織疾患（う蝕など）の進行および損傷状態と、それに伴う歯髄組織の病態との関連を検討する	＊明確に視認できるような環境整備を行う（照明、診査部位の乾燥・隔離など）
		② 歯髄・歯髄腔の視診	a 露髄の有無・状態の診査	歯髄の感染状態を把握し、可逆・不可逆性を診断する	＊露髄面は易出血性
		③ 歯周組織・口腔粘膜の視診	a 歯周ポケットからの出血、排膿		＊必ず「健常部」と比較する
			b 歯肉・口腔粘膜の発赤、腫脹、瘻孔（瘻管）の有無の診査	根尖相当部歯肉に瘻孔が存在する場合は根尖膿瘍が疑われる	＊歯周膿瘍も瘻孔形成を伴うことがあるので歯周ポケット検査、エックス線検査を併用する
			c 咬合関係の診査	咬合性外傷の有無	
			d 歯数の確認	喪失歯、未萌出歯、先天欠如、過剰歯、埋伏歯	
	2）触診 (palpation)	① 頭頸部・口腔外の触診	a 三叉神経の走行に沿った触診	知覚麻痺の範囲、程度、三叉神経痛様疼痛、放散痛、異所痛の診断	＊患歯、疾患の状態によって触診を実施する部位方法は異なる
			b 三叉神経開孔部の触診	眼窩上孔、眼窩下孔、オトガイ孔の圧痛の有無 知覚過敏、麻痺帯の有無	
			c 鼻唇溝	浮腫、腫脹による鼻唇溝の消失	
			d 領域リンパ節（顎下、オトガイ下、耳下、頸部）	圧痛の有無、腫脹硬結と可動性の有無	
			e 根尖部歯槽骨	圧痛の有無、腫脹硬結の有無	
			f 顎骨		
			g 顎関節		
			h 側頭部、耳下部		
			i 頸部、腋窩		
		② 口腔内の触診	a 口腔粘膜、唾液腺、歯肉（辺縁部、根尖部）、口蓋部（軟口蓋、硬口蓋）、舌、口腔前提	腫脹、硬結、出血・排膿等の有無、程度、範囲	
			b う蝕	う窩の大きさ、深浅、軟化象牙質の量・範囲・性状	
			象牙質の擦過痛	有無・程度・持続時間	
			象牙質知覚過敏症	発痛点の有無、擦過痛の程度、持続時間	
			露髄	有無、大きさ	
			二次う蝕	修復物の適合度、う蝕の進行度	
			歯面の形状・性状	咬耗・摩耗の有無、象牙質露出の有無	

3）歯内療法領域にかかわる特定診査・検査

これより解説する診査・検査・診断法は、歯髄疾患や根尖性歯周疾患の診断に常用されるとともに、得られる情報は確定診断にきわめて有効であることから「歯内療法領域に関わる特定診査・検査・診断法」として紹介する。

（1）打診

ミラーやピンセットの柄の先で歯冠部を適度な力で叩き、健全歯と比較して患歯の反応を診査する。打診では、叩く方向（垂直打診、水平打診）や強さによる反応の違い、打診時の音の違い（静音：健全歯、濁音：失活歯）、打診による疼痛（打診痛）や不快感の程度の差を識別する。

根尖周囲歯根膜へ炎症が波及（浮腫状態）している重度の歯髄炎や根尖性歯周炎では、打診に対して反応（疼痛や不快感）を示す場合が多い。必ず対照歯（健常歯）を設けてその反応と比較する。隣在歯を含む複数の歯に対する打診は患歯の特定に有効である。

打診痛は根尖部歯周組織への炎症拡大につれて明確になる傾向がみられ、急性炎症時には鋭敏に反応するが、慢性炎症に移行すると反応は鈍くなる。

（2）歯の動揺度測定

ピンセットで歯冠部を把持して上下左右に動かすことにより動揺度の診査をする。臼歯部では咬合面にピンセット先端を当てて動かすようにする。歯の変位量を数値で表す動揺度測定装置（Periotest）も応用されている。（図6-6 a、b）

歯髄炎や根尖性歯周炎においても根尖部周囲歯根膜線維の破壊や歯槽骨の吸収により歯の動揺を生じることがある。辺縁性歯周炎が合併されると動揺は顕著となる。急性根尖性歯周炎、急性根尖膿瘍などは大きな動揺度を示すが、炎症の消退とともに改善する。

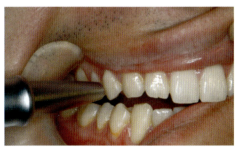
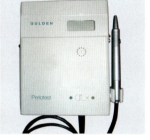

図6-6a　Periotestによる測定　　　図6-6b　Periotest

（3）エックス線検査

エックス線検査は、歯内療法領域においては必須の診査法である。視認できない歯根、根管、根尖周囲歯周組織についての情報を収集することが可能となるばかりか、規格化した撮影法の応用により予後観察評価にも有用である。

撮影にあたっては、正確な解析のために鮮明かつ適切なエックス線画像を撮影することが重要である。

歯内療法領域では、一般に口内法の単純撮影、咬合法、偏心投影法が汎用されるが、近年では歯科用コーンビームCT（CBCT）（後述）による三次元的な診断も併用されるようになり、診断精度は格段に向上している。

(4) 歯髄電気診（図6-7）

歯髄電気診は、エナメル質を介して微弱な電流を歯髄に流して、それに対する歯髄の反応を評価する方法である。本診査の基本は歯髄の生死を判定することである。

診査にあたっては、歯面上に電極を接触させた後、徐々に電流値を上昇させて反応（疼痛、違和感）があった時点の数値（閾値）を読み取る。

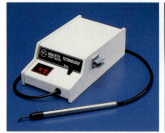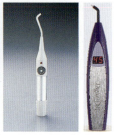

図6-7 左：アナリティック・パルプテスター 中：デントテスター 右：デジテストⅡ

本診査では、患歯だけではなく対照歯（通常は反対側の同名歯）を設けて測定値を比較検討する。初期の歯髄炎では閾値は低く（小さな電流量で反応する）、末期では高くなるとされているが、示された閾値の大小は歯髄の病態を現すものではないことから、評価は推測の域にとどめるべきである。

診査の際は、電極を接触させる歯面を十分乾燥させることが大切で、歯面が湿潤状態であると電流が辺縁歯周組織に漏電して正確な測定ができない。また、患歯に歯冠修復や歯冠補綴が施されており、適正に電極が歯面に接触できないような状況下では正確な測定は難しい。なお、心臓ペースメーカーを使用している患者への適用は禁忌である。外傷歯においては一時的に反応が消失する場合もあることから、時期を違えて繰り返しの診査を行う必要がある。

(5) インピーダンス測定検査（電気抵抗値による露髄の診査）（図6-8 a、b）

窩底の象牙質と口腔粘膜間の電気抵抗値（インピーダンス）を測定し、硬組織の欠損程度から露髄の有無を判定する診査法である（図6-8a）。

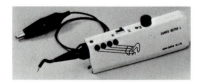

図6-8a カリエスメーターL

測定にあたっては、通電をよくするために窩底に微量の滅菌生理食塩液を滴下するとよいが、歯肉への漏電防止に配慮（防湿）する。

15KΩ（周波数400Hz）以下では露髄と診断され、境界付近では仮性露髄が疑われる。なお、インピーダンスは周波数により変化するので、使用する機器によって抵抗値が異なることに留意する。

また、レーザー蛍光度測定を用いたう蝕診断用装置も臨床で応用されるようになってきている。上述したイ

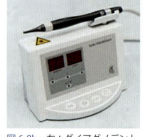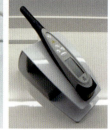

図6-8b 左：ダイアグノデント 右：ダイアグノデント・ペン

ンピーダンス測定とは異なり、レーザー反射光（700~800nm）を数値化してう蝕深度（健康象牙質の厚さ）を評価する機構になっている（図6-8b）。

(6) 温度診（図6-9）

温度診には、寒冷診査（cold test）と温熱診査（hot test）がある。冷刺激、熱刺激に対して誘発痛えるような場合、温度診でその疼痛を再現させ発刺激の種類や疼痛の持続時間を診査すること歯の同定や病態の推測に有効である。また、温度診で歯髄の生死を推測することもできる。

寒冷診査では氷柱やエチルクロライド浸漬スポンジを、また温熱試験では熱したテンポラリーストッピ

ングを歯面に接触させて歯髄に刺激を加えて判定する。歯髄電気診と同様に歯面乾燥を行い、患歯ならびに対照歯に対して診査を実施する。刺激は切縁（咬頭）側 1/3 に加える。

診査は、反応（疼痛）の有無、反応までの時間、反応持続時間について対照歯と比較する。歯冠修復が施されていて歯髄電気診による診査ができないような場合に歯髄の生死を推測するのに有効であるが、温度診に反応がなかったからといって必ずしも歯髄死とは明言できないため、他の診査と併せて判定する必要がある。

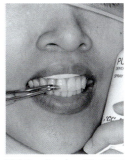

図6-9　パルパー（冷エアロゾール、C_3H_8・C_4H_{10}）による寒冷診査

(7) 切削による検査（切削試験）

切削試験は、象牙質をバーで切削した際に生じる疼痛の有無により歯髄の生死を判定する診査法である。

歯髄の生死判定が、歯髄電気診や温度診により判定できない場合に有用であるが、前歯では舌面小窩、臼歯では咬合面小窩をピンポイントで切削する。歯質や修復物の切削を必要とすることから、最後の手段としてのみ適用するべきである。

(8) 透過光による検査（透照診）（図6-10、11）

透過光検査は、歯に強力な光を照射してその透過光の色調変化から疾病を発見する診査法であり、特に隣接面う蝕の確認に有用である。また、歯髄の状態（ピンク色：健常歯髄、暗赤色：壊死歯髄）を推測する一助となる。

歯の垂直破折（亀裂）の診査においては、ファイバーオプティックスを用いて破折線に対して直角に照射すると、裂け目の近位側の破折が透過されて明るく観察され、遠位側の破折は暗くみえる。

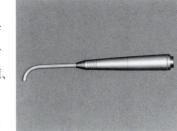

図6-10　ライトプローブ

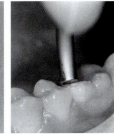

図6-11　透照診による破折歯の診査

(9) 麻酔診

麻酔診は、患歯が明示できないような場合に、疑わしい部位に局所麻酔を行い疼痛消退の有無により原因歯を特定（患歯の同定）する診査法である。放散性疼痛や関連痛で痛みの定位が悪い場合（不定疼痛）に有効である。

(10) 化学診・嗅診

化学診は、露出象牙質表面に化学薬剤（アルコール、ホルマリン、酢酸、ショ糖水）を貼付して、その反応により歯髄の状態を判定する診査法であるが、現在はあまり応用されていない。

臭診は、臭気の有無やその程度、性質を嗅ぎわける診査法で、歯髄壊疽の診断に有用である。

(11) 根管内細菌検査

根管内細菌検査は、主として根管内の無菌性を証明する目的で実施され、根管治療過程における臨床症状の消退と根管内環境の整備（無菌的環境）の臨床的関連性と妥当性を確認することで根管治療の最終処置である根管充填時期を決定する条件の一つとなる。

根管内細菌検査には、細菌の存在の有無を検査するための「根管内細菌培養検査」と、細菌の種類についても推測可能な「根管内細菌塗沫検査」がある。本項では、「細胞検査」、「根管内細菌の薬剤感受性検査」についても併せて解説する。

①根管内細菌培養検査

根管内細菌培養検査は、根管内細菌の存在の有無を検査するものである。滅菌ペーパーポイントを用いて根管内から検査試料を採取し、細菌培養を行って細菌の有無を判定する。一般的に本検査は好気的培養下で行われるが、近年では簡便に行える嫌気的培養（ガスパックシステム）も応用されている。検査術式としては、滅菌ペーパーポイントを滅菌生理食塩液で湿潤した根管内に挿入し、約1分間放置する。その後、試験管入り液体培地（ブレインハートインフュージョン培地、チオグリコレート、ペプトン培地）に根管内から取り出したペーパーポイントを投入し、37℃で24時間培養して観察する。評価方法は、透明の培地に濁りが認められれば培養陽性と判定する。24時間培養で陽性判定ができない場合はさらに24時間培養を続け、培養陽性か培養陰性（培地の濁りがない状態）かを判定する。通常、48時間の培養で細菌増殖の有無を判定できるとされている。

評価にあたっては、根管内からの細菌の採取や培養条件（培地の種類、培養温度、培養時間）によって見かけ上の培養陰性を示すことがあるので注意する。

②根管内細菌塗沫検査

根管内細菌塗沫検査は、根管内の汚染状況と検出細菌の種類（形態学的観察）を知る目的で、検体を染色して光学顕微鏡下にて判定する方法である。細菌の存在の有無を検査する方法としては培養検査よりも劣る。検査術式としては、根管内細菌をペーパーポイントにて採取し、スライドグラス上で滅菌生理食塩液と混ぜて塗沫標本を作製し、単染色、グラム染色を施して鏡顕する。

③細胞検査

根尖性歯周炎において、根尖部病変から根管内に流入してきた滲出液中に混入される細胞（炎症性細胞）の種類を同定することで病変の状態を推測する検査である。術式としては、ペーパーポイントを用いて根管内より採取した滲出液をスライドガラス上に塗沫し、ライト・ギムザ染色を施して混入した細胞群を光学顕微鏡下で観察する。一般に、急性期では、変性度の弱い定型的な好中球が多く観察されるが、慢性期になると変性度の強い裸核状の好中球やリンパ球が多数観察されるようになる。

④根管内細菌の薬剤感受性試験

各種平板培地上に根管内から採取した検体を塗抹し、形成された細菌コロニーに対する薬剤感受性を評価することで根管内に存在する細菌に最も効果的な薬剤や治療法を選択する試験法である。

（12）咬合診査

咬合診査は、硬いもの（割り箸など）の先を患歯部で咬ませて疼痛の有無を診査する。破折歯の診断や咬合痛を主訴とした症例における患歯の同定に有用である。

（13）待機的診断

軟化象牙質の除去後に歯髄鎮静療法や歯髄覆罩法（覆髄法）を実施して、約1～2週間の経過観察から臨床症状改善の有無などから可逆性・不可逆性の判定をくだす診査法である。通常の検査・診査法で確定できない場合に応用される。

（14）画像診断

　歯内療法にかぎらず、各種エックス線画像を応用し、かつ正確に診査・診断することは重要である。近年、歯内療法領域においては、従来からのフィルムを用いた口内法エックス線写真（単純撮影法、偏心撮影法、咬合法）と比較してより迅速に撮影が行えるデジタルエックス線画像（direct digital dental radiography）が臨床に普及し、その有用性を高めている。また、CT（computed tomography）やCBCTも広く応用されるようになってきており、幅広い診査・診断に活用できる。

①デジタルエックス線画像（図 6-12、13）

　CCDを利用したエックス線画像撮影装置である**口内法デジタルエックス線画像システム**は、撮影にフィルムを使用せずセンサーを用いることで画像が瞬時にモニター上に表示される。頻繁に口内法エックス線撮影の必要がある歯内療法にはきわめて有益である。また、エックス線被爆線量もデンタルフィルム使用時に比べるとはるかに少ない。モニター上でコントラストの調整、局所の拡大・縮小の操作が行えることから診査・診断や治療上の利便性を有している。

②コンピュータ断層撮影法（CT）（図 6-14、15）

　CT画像診断では、歯根あるいは根尖部病変、周囲歯周組織に関する有益な情報が得られる。二次元的画像である口内法エックス線画像やパノラマエックス線画像では判読しにくい頬舌方向の変化、歯槽骨内での三次元的病変の広がり、隣在歯や上顎洞・下顎管との位置関係、皮質骨の吸収程度を明確に把握できる。また、画像データの再構築により三次元画像を作成することも可能であるが、被曝線量が多いのが欠点である。

③歯科用コーンビーム CT（CBCT）（図 6-16、17）

　CTは比較的広範囲な領域あるいは病変の撮影に適しているが、限られた局所を精査するには解像度の面で若干の問題を有している。CBCTは、直径 40 ～ 80mm× 高さ 40 ～ 80mm の範囲を撮影し、精度・解像度の高い画像を得ることが可能である。表 6-3 に示すように、歯、顎骨内病変、上顎洞病変、顎関節、骨折などの外傷、さらにはインプラント治療などの診査・診断に応用されている。また、造影撮影法も応用可能である。得られた画像情報はコンピューター処理され、専用のソフトウェアを用いることで任意の方向、角度、位置での画像が得られ、三次元的画像の再構築も行える。

　本装置は、①少被曝線量、②硬組織画像の鮮明さ、③短い撮影時間など、これまでエックス線画像診断で望まれてきた要素を担保するとともに、二次元エックス線写真画像（単純撮影、パノラマ撮影など）で検出が困難であった部位や病変の詳細を高解像度の断面画像として得られることから、歯内療法領域での診断に寄与するところが大きい（図 6-16 a ～ d、図 6-17）。

表 6-3　CBCT による診査・診断

外傷歯	破折線（亀裂）
埋伏歯	上顎正中過剰埋伏歯、下顎埋伏智歯
根尖性歯周炎	歯根肉芽腫、歯根嚢胞
顎骨内炎症性病変	慢性顎骨骨髄炎
上顎洞病変	上顎洞内粘液嚢胞、上顎洞炎
顎関節	顎関節症（変形性顎関節症）、外傷（下顎頭関節包内骨折） 顎関節部の診断・治療（顎関節造影法）
インプラント	ステント

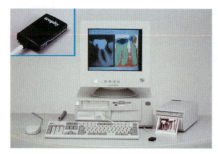

図6-12 口内法デジタルエックス線画像システム（コンピュレイ）と口腔内センサー（左上）

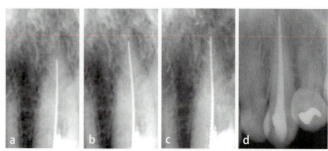

図6-13 ファイル試適の例。a〜c：最初に試適した画像を参考に長さを調節し、次の画像を撮影する。数枚の撮影で適切な作業長を決定する。Dixelで撮影。d：決定された長さで根管充填。

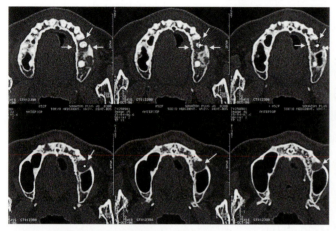

図6-14 上顎骨の水平断面CT画像

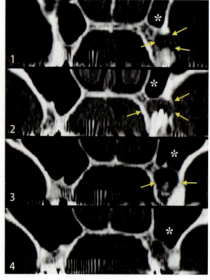

図6-15 症例の前頭断面CT画像（図6-15と同一症例）
頬舌的な根尖病変（矢印）の広がり、上顎洞（＊）との位置関係、皮質骨の吸収度などを把握できる。上顎左側第二小臼歯に根尖病変（矢印）がある。歯槽骨内での水平的な病変の広がり、隣在歯との位置関係などを確認できる。

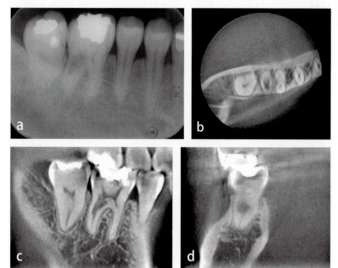

図6-16a、b、c、d　下顎右側第一大臼歯遠心根にみられた内部吸収
a：口内法エックス線写真、b：CBCT軸位断像、c：冠状断像
d：矢状断像（東京医科歯科大学　鈴木規元博士提供、撮影協力：日本大学歯学部歯科放射線学教室）

74

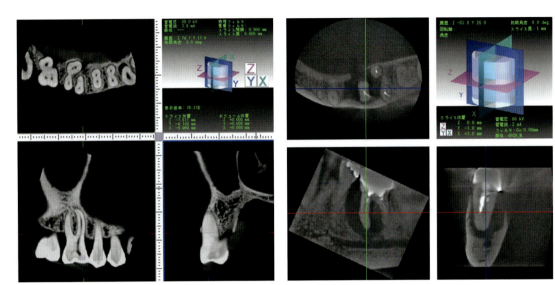

図 6-17　CBCT

（15）歯科用実体顕微鏡（マイクロスコープ）

　近年、マイクロスコープの臨床応用が進んできている。これまでの各種診査・診断法に加えて、診療用マイクロスコープを応用することにより患歯あるいは根管内の状態を詳細に視認することが可能であることから診査・診断のみならず治療においても有用な機器である（図6-18、19）。また、専用器具を用いることでより効果的に診査・診断および治療を実施することができる（図6-20 a、b）。さらに、近年ではCBCT画像診断とマイクロスコープを併用した外科的歯内療法も実施されるようになってきている。マイクロスコープの有効な応用について表6-4に示す。

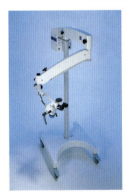

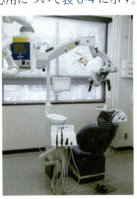

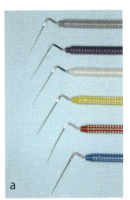

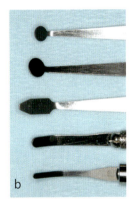

図 6-18　マイクロスコープの全景　　図 6-19　マイクロスコープ

図 6-20 a　マイクロスコープ専門器具　ハンドル付手用Kファイル
図 6-20 b　マイクロスコープ専門器具　外科用ミラー

表 6-4　マイクロスコープの応用

診査・診断	①う蝕の診査 ②歯冠修復物・歯冠補綴装置の診査 ③露髄の診査 ④髄腔形態の診査	⑤穿孔部の診査 ⑥破折・亀裂の診査 ⑦根管内破折器具の確認 ⑧根尖孔の状態確認
治療	①根管口、根管の探索 ②根管内環境の視認	③外科的歯内療法への応用

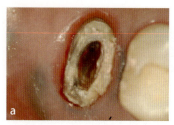 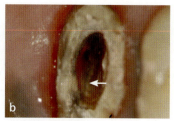 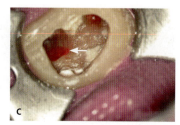

図6-21a　マイクロスコープ写真（弱拡大）

図6-21b　マイクロスコープ写真（強拡大）（矢印：歯根亀裂）

図6-21c　マイクロスコープ写真（矢印：穿孔部）

3．歯髄疾患の鑑別診断と治療方針

　第4、5章で解説したように、歯髄疾患・根尖性歯周疾患の分類には従来から病理組織学的な分類法が応用されてきたが、近年では治療術式（治療法選択）を前提とした分類法が広く採用されてきている。しかしながら、臨床症状を含む病態（炎症）は連続性をもって進行することから診断に苦慮することも多い。歯髄疾患（歯髄炎）の鑑別診断では、各種歯髄炎間、また歯髄炎・根尖性歯周炎間での鑑別診断が重要となる。このような状況を踏まえ、前述した各種診査から得られた情報を総合的に分析することが必要である。

　本項では、前述した各種診査、検査、診断法に基づく「鑑別診断」および予後経過を含んだ「治療方針」を一覧表表6-5にまとめてみる。

4．根尖性歯周疾患の鑑別診断と治療方針

　根尖性歯周疾患は、歯髄疾患から継発して発症することが多い。それゆえ、歯髄疾患、特に末期歯髄炎との鑑別診断が重要である。また、急性と慢性、根尖膿瘍と歯根肉芽腫および歯根嚢胞との鑑別診断は治療法選択上きわめて重要となる。前項に準じて「鑑別診断」と予後経過を含んだ「治療方針」の一覧を表6-6にて示す。

（小木曽　文内）

表6-5　歯髄疾患の鑑別診断と治療方針（一覧表）

疾患名	臨床的鑑別診断と治療方針	処置と予後
歯髄充血	急性単純性（漿液性）歯髄炎との鑑別が重要。 病理組織学的所見での鑑別診断は困難。 自発痛の発現、誘発痛の変化による鑑別が重要。	原因刺激の除去および歯髄保存療法（歯髄鎮痛消炎療法、覆髄法）を実施。 適正な処置により歯髄は正常に復帰（可逆性）。
急性単純性（漿液性）歯髄炎	歯髄充血、急性化膿性歯髄炎との鑑別が重要。 化膿性炎へ進行すると冷刺激痛から温熱刺激痛へ移行。	原因刺激の除去および歯髄保存療法（歯髄鎮痛消炎療法、覆髄法）を実施。 化膿性炎に移行した場合は保存療法は困難（不可逆性）となり、歯髄切断、抜髄法を適用。
急性化膿性歯髄炎	初期の化膿性歯髄炎と単純性歯髄炎の鑑別は困難。 末期では急性化膿性根尖性歯周炎に似た症状を示す。 炎症進行に伴い歯髄は壊死・壊疽に至ることから歯髄の生死判定が重要。	進行する急性化膿性歯髄炎（不可逆性）に対しては抜髄法を適用。 ただし、根未完成歯で炎症が歯冠部に限局した一部性炎では歯髄切断法が適用される場合もある。抜髄後の予後は概ね良好。
急性壊疽性歯髄炎	臨床症状（自覚および他覚症状）は急性化膿性歯髄炎に類しているため同歯髄炎との鑑別は困難。	不可逆性炎症であるため抜髄法を適用。歯髄切断法は適さない。
慢性潰瘍性歯髄炎	慢性増殖性歯髄炎との鑑別は容易。 細菌感染程度により歯髄の生死判定（歯髄壊死、歯髄壊疽）が重要。	歯髄保存は困難（不可逆性）であるため抜髄法が適用。 感染程度によっては歯髄切断も適用されるがまれ。
慢性増殖性歯髄炎	歯髄息肉を形成するため慢性潰瘍性歯髄炎との鑑別は容易。 歯冠の崩壊が著しい場合に歯髄息肉と歯肉息肉との鑑別が必要。	抜髄法を適用（不可逆性）。 抜髄後の予後は概ね良好。
上行性（上昇性、逆行性）歯髄炎	初期では健康歯髄との鑑別は困難。 炎症の進行に伴い急性化膿性歯髄炎様症状を示すが、慢性的に移行すると著明な症状を呈さない場合がある。	放置により歯髄壊死、歯髄壊疽へ進行する危険があるため抜髄法を適用（不可逆性）。
突発性（特発性）歯髄炎	健康歯髄との鑑別はきわめて困難。 急性症状が発症しなければ健康歯髄との区別はできない。	症例、症状により抜髄法を適用。
歯の内部吸収	外傷既往歯に多く認めるとされている。 歯冠部歯質にに発症して歯質が菲薄化するとピンク色の斑点（ピンクスポット）を生じることがある。	肉芽組織の増殖を止めるため抜髄法を適用。 歯根膜腔まで吸収が及んだ場合は外科的処置を併用。
歯髄壊死・歯髄壊疽	根尖性歯周炎との鑑別が重要。 根尖性歯周炎ではエックス線写真で根尖部歯根膜腔の拡大、瀰漫性透過像を観察する。	歯髄は失活しているため感染根管治療を適用。
歯髄の変性（退行性変化）	無症状の場合が多いので健康歯髄との鑑別はきわめて困難。 石灰変性（象牙質粒）では突発性歯髄炎を発症したり、エックス線写真上で歯髄腔の狭窄、一部閉鎖が観察されたりする。	特段の臨床症状がなければ治療を必要としない。

表6-6　根尖性歯周疾患の鑑別診断と治療方針（一覧表）

疾患名	臨床的鑑別診断と治療方針	治療方針
急性根尖性歯周炎	末期の歯髄炎、急性根尖膿瘍との鑑別が重要。エックス線診断では根尖部に膿瘍形成による瀰漫性透過像が出現するまで鑑別診断は困難。	適切な感染根管治療を実施することで根尖部歯周組織の炎症は消退する。急性症状が強い場合は咬合調整により根尖部歯周組織の安静を図る。根治療法としては感染根管治療により根管内細菌・汚染物質除去、根管充塡を実施し、根管内の無菌的環境を整備する。
慢性根尖性歯周炎	慢性根尖膿瘍との鑑別が重要。根尖膿瘍形成により根尖部歯肉の圧痛、発赤・腫脹、瘻孔形成を認めることがある。根尖膿瘍ではエックス線写真で根尖部に透過像を観察する場合が多い。	原因除去療法（感染根管治療）を実施して根管内の無菌的環境を整備する。適切な根管治療により患歯の保存は可能。
急性根尖膿瘍	急性歯髄炎、特に急性化膿性歯髄炎（末期）、急性根尖性歯周炎との鑑別診断が重要。歯髄炎との鑑別は歯髄電気診などで歯髄の生死を判定する。歯肉膿瘍との鑑別診断は基幹病名（原疾患）の違いを考慮に入れ、歯周ポケットの深さ、動揺度、歯髄の生死、膿瘍の発生部位などに注意する。	原因除去療法（感染根管治療）を実施する。急性症状が著しい場合は、対症療法（根管解放：排膿路の確保、咬合調整：患歯の安静、化学療法：抗生物質・鎮痛消炎剤の投与）により慢性化を図った後に原因除去療法を実施する。適切な根管治療により患歯の保存は可能。
慢性根尖膿瘍	慢性根尖性歯周炎、歯根肉芽腫、歯根嚢胞との鑑別診断が重要であるが、臨床症状が類似しているため判定は難しい。エックス線写真上で歯根嚢胞は根尖部透過像が比較的明瞭であるとされるが時期により判定が困難な場合がある。歯髄は失活しており、しばしば根尖部歯肉に瘻孔形成を認めることがある。	原因除去療法（感染根管治療）を実施する。適切な処置により瘻孔は消失し、治療効果判定の指標となる。感染根管治療により良好な効果が得られない場合は外科的療法を選択する場合もある。
歯根肉芽腫	慢性根尖性歯周炎、慢性根尖膿瘍、歯根嚢胞との鑑別診断が重要であるが判別は難しい。確定診断には病理組織学的診査が必要となる。	適切な感染根管治療を実施することで歯の保存は可能で予後も良好であるが、感染根管治療に反応しない症例については外科的療法を適用する場合もある。両治療法においても適切に実施することで予後経過は良好。
歯根嚢胞	慢性根尖性歯周炎、慢性根尖膿瘍、歯根肉芽腫との鑑別診断は難しい。確定診断には病理組織学的診査が必要となる。	初期のものは感染根管治療を実施することで治癒に向かうが、陳旧化したものや大きく拡大したものは感染根管治療での完治が望めないこともあり、外科的療法を併用せざるを得ない場合もある。

第**7**章　症例選択、治療計画

Case selection、Treatment Planning

一般目標

歯髄疾患、根尖性歯周疾患に適切に対応するために、これらの疾患における症例選択と治療計画立案に関する知識を習得する。

到達目標

①症例選択の必要性を説明できる。
②患者のリスク評価のための項目を列挙できる。
③患歯の評価を説明できる。
④治療計画立案の流れを説明できる。
⑤ EBM を考慮した治療計画について説明できる。

1．症例選択

　21世紀に入っての歯内療法の治療器械や技術の進歩、および歯科医学の発達が歯内療法臨床における**禁忌症**を大きく減少させてきている。それでも、すべての症例が歯内療法に適しているわけではない。他の歯科治療と同様、症例を適切に選択することが歯内療法の成功率を上げ、結果として歯の保存率を高め、患者の口腔健康管理に貢献することになる。

1）患者のリスク評価

　症例の選択にあたり、患歯の評価を行うと同時に患者自身についても医学的、社会的および経済的に評価しなければならない。たとえ処置自体は簡単に行えると評価される症例でも、患者の複雑な背景から治療をすぐに開始しないほうがよい場合も少なくない。無理に治療を行ったために治療中、あるいは治療後に困難な状況に陥ることがある。

重要 》》

歯内疾患では痛みや腫脹を有している場合が多く、すぐに治療を開始する必要がある症例も少なくない。来院するまでに体験した治療に対する苦労などに理解を示すとともに、的確に患者の訴えを把握することが求められる。

（1）年齢

　歯内療法処置は患者の年齢に関係なく行える。**若年者**では**根未完成歯**に対する処置（第19章参照）、**高齢者**では石灰化して狭窄や閉塞した根管に対する処置等に問題が生じることがあるが（第23章参照）、いずれも禁忌ではない。

▶ **禁忌症**　診断、予防、治療などの医療行為のうち、治療効果が認められないと分かっている、あるいは逆に人体になんらかの悪影響を与える場合に用いられる。原則として実施してはならない、または、医薬品の適応上、症状を悪化させたり、重篤な副作用が現れる場合にも用いられる。
▶ **若年者**　若年者の歯髄の再生力は高いので、できるかぎり歯髄保存に努めるべきである。

(2) 妊娠の有無

妊婦の歯内療法も、特に問題なく行える。できれば安定期（妊娠4〜6ヵ月）に行うのがよいとされているが、実際にはいつ治療が必要な状態になるか分からない。注意すべき点は、投薬とエックス線写真撮影である。前者は妊婦の状態を含めて産科主治医と相談すべきである。多くの薬剤は胎児に対する安全性についてのEBMがほとんどないことを忘れてはいけない。後者は電気的根管長測定器を用いることにより撮影枚数を最小限に抑えることができるが、妊婦に対するエックス線写真撮影実施については十分なインフォームドコンセントが必要である。

(3) 寝たきり高齢者

わが国では高齢者社会を迎えており、寝たきり高齢者に対する訪問歯科治療の需要が増加してきている。患者の意識・理解度に問題がなく、歯科医師とのコミュニケーションが可能であれば、寝たきり高齢者に歯内療法を行うことは不可能でない。しかし、患者の全身状態、訪問治療設備、治療時間等の問題と、治療後の修復・補綴処置等を考慮して、治療を行うかどうかの選択をするべきである。

(4) 全身疾患

現在では、ほとんどの全身疾患は歯内療法の禁忌とはならない。しかし、問診で患者に全身疾患があると分かった場合、現在の疾患の状態がどのようなのかを評価する必要がある。必要に応じて患者の医科主治医に連絡を行い、歯内療法を行う際の注意点について確認する。以下に示すような状態の場合は特に注意する必要がある。

①心筋梗塞発症から6ヵ月以内

原則としてこの期間は心筋梗塞の再発が生じやすく、歯内療法だけでなく積極的な歯科治療は禁忌である。

②先天性心疾患、後天性心弁膜疾患

医科主治医とも相談して患者の心機能状態（心不全の程度）を評価し、歯内療法が行えるかを判定する。

これらの疾患の重大な合併症として、感染性心内膜炎がある。その予防や治療の一環として、口腔内の感染病巣の除去が挙げられているが、逆に歯科治療が菌血症を引き起こし感染性心内膜炎にいたる危険性もある。歯内療法を行う場合は抗菌薬の術前投与と術後投与を行う必要がある。

▶ **インフォームドコンセント**　一般に（医療に関する）「十分な説明と同意」と訳されている。また「正確な情報に基づいて、自己（患者）の責任で検査や治療などの医療行為を選択する」といわれており、医師・歯科医師中心から患者中心の医療を実現するための重要な概念である。
▶ **寝たきり高齢者**　高齢者の歯髄腔は石灰化が進み、歯冠歯髄腔が狭小化、根管歯髄腔が狭窄あるいは閉塞していることが多い。わが国の65歳以上の高齢者率は2016年度に27.3%であり、2035年には33.4%になると推計されている。2016年度の統計で要介護（要支援）認定者数は約621万人と報告されている。
▶ **歯科医師とのコミュニケーション**　医療におけるコミュニケーションとは、医師・歯科医師-患者関係の構築、医療情報の交換および意思決定共有などいくつかの内容に分類される。しかしまず求められるのは医師・歯科医師ー患者関係の構築であり、これが確立できてはじめて円滑な治療が実践できる。
▶ **全身疾患**　歯科医療を行う際に、患者が現在有している全身疾患、および既往疾患を確認することは必要不可欠である。
▶ **歯内療法の禁忌**　さまざまな理由で歯内療法が行えない、あるいは行ってはいけない場合がある。そのような症例の場合、患者にきちんと理解してもらえるように説明することが重要である。

③管理されていない高血圧、糖尿病

必ず医科受診を勧め、症状を管理・安定させる。その後積極的な歯科治療を行う。

④腎障害

腎障害により人工透析を受けている患者においては、医科主治医と緊密に連絡を取り、歯内療法を行うのに最も適した日を決める。また、人工透析患者は感染に対する抵抗力が低下しているので、十分注意が必要である。

⑤ウイルス性感染症

B型肝炎、C型肝炎、およびHIV感染者等への歯内療法は、患者の健康状態が安定していれば問題なく行える。患者にとっても、抜歯よりも負担が少なくてすむ。治療に際して重要なのは、**標準予防策**（standard precautions）の完全な実施である。

⑥開口障害

開口障害を起こす疾患にはさまざまあるが、タービン、電気エンジンのハンドピースやファイル等の手用切削器具が口腔内に挿入できないほどの開口障害がある場合、歯内療法を行うことは困難である。

⑦強度のアレルギー体質

ラテックスに対するアレルギーがある場合、ラバーダムシートや治療時の着用手袋はラテックスの入っていないものを使用する。また、次回の治療までにフレアアップを起こしやすいので、抗ヒスタミン剤等の予防投与を行うことも必要な場合がある。

> **重要 》**
>
> 全身疾患の症状が口腔内に生じること、口腔内の症状が全身的に影響を及ぼすことはまれではない。全身疾患のために歯科治療に影響が生じる場合もある。歯科治療を行うにあたり、患者の全身状態を把握しておくことは医療者として必須である。

（5）精神的因子

歯科治療は患歯だけでなく、患者の個性との付き合いでもある。歯内療法を行うことの意味を患者が十分理解し、治療に協力してくれなければよい結果は生まれない。口腔清掃状態を良好に保つことを怠ったり、約束の診療日を無断でキャンセルすることが続いた場合は、患者と十分話し合い、歯科医師側から治療の動機付けを十分に図る必要がある。精神科・心療内科での治療を受けている、あるいは受けるのがよいと思われる患者の場合は、診査時に歯科治療を行うことが可能かを見極める必要がある。歯内療法関連の症状としては、痛みの持続や痛みに対する**不定愁訴**が挙げられる。また、治療を行えると判断しても直ちに処置を行うのではなく、患者との信頼関係を十分に確立してから開始するよう心がけるべきである。

（6）経済的因子

健康保険を使って治療が行える患者であれば、歯内療法の治療費が問題となることはほとんどないと思われる。しかし、その後の修復・補綴治療のための治療費は問題となる場合がある。特に、患歯に施された補綴装置を除去してから歯内療法を行う必要がある場合は、補綴装置の再製作費について患者に十分説明をしておく必要がある。

▶ **経済的因子** 医療に患者の経済的な背景があることは知っておく必要がある。ただし日本の医療保険制度では歯内療法にかかる費用は欧米に比べて低い評価であるため、患者の経済的理由で歯内療法が行えないということはほとんどない。

(7) インフォームドコンセント

インフォームドコンセントは「説明と同意」と訳されている。患者に病名や病態を一方的に告げるのではなく、考えられる検査法や治療法およびそれらを行った場合に起こりうるリスクや予後について十分に説明を行って理解してもらい、患者自身が治療の選択肢を自主的に判断して決めることである。これまでの医療は医師・歯科医師中心で進められ、患者は受け身の立場であった。これに対しインフォームドコンセントは、患者の権利を尊重することであり、患者中心の医療を目指すものである。

2) 患歯の評価

患歯を保存する必要性と、保存できる可能性を評価する。

(1) 患歯保存の必要性

1歯単位でなく1口腔単位で考え、患歯を保存する必要性を評価する。挺出歯、唇側あるいは舌側への転位歯や過剰歯、および不働歯となっている智歯等が主に対象となる。これらの歯については、歯内療法後の修復・補綴治療による咬合あるいは審美性の回復の観点から、しばしば抜歯が第一選択となる。

(2) 患歯保存の可能性

通常の歯内療法で保存可能であるか、外科的療法を応用すべきであるかを評価する。患歯保存の可能性を評価するうえで、術前のエックス線検査は重要である。患歯が複根管を有している場合、方向を変えて複数枚撮影することにより、歯根や歯髄腔の状態を詳しく観察できる。また、歯科用コーンビームCTは有用な情報を与えてくれるが、術前の撮影には保険適応に制約がある。

①根尖部エックス線透過像が大きい症例(図 7-1a、b)

透過像が歯冠大以上であっても、辺縁歯周組織まで侵襲が広がっていない場合は、歯内療法のみあるいは外科的歯内療法の併用で歯を保存できる。

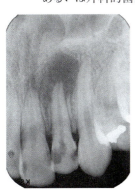

図 7-1a　根尖部エックス線透過像が大きい症例。|2 慢性根尖性歯周炎症例の術前エックス線写真。根尖部に歯冠大以上の大きなエックス線透過像がみられる。紹介元の歯科医院から歯内療法後の外科的療法も併せて依頼された。

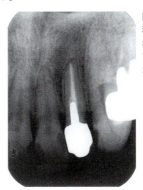

図 7-1b　根管充填後、外科的療法を行わずに約12年半経過。エックス線所見では完全な歯周組織の治癒が起こっている。

②根尖孔までの器具到達に問題のある症例

a．根管の形状

根管に強い彎曲や狭窄が認められる場合、無理に根管拡大を続けると穿孔やステップ形成、器具の破折を起こしやすい。穿通不能の場合は拡大できたところまで緊密に根管充填して経過観察する。

▶ **患歯保存の必要性**　歯内療法自体は問題なく行える症例でも、その後の患歯の治療方針を決めてから治療を行うべきである。
▶ **患歯保存の可能性**　歯内療法で治癒する可能性がほとんどない症例に対して無理やり治療を行うことは避けるべきである。

b. 根管内の破折器具

　　根管内からの除去を行うのが一般的であるが、確実な方法はない。除去できない場合はバイパス形成を試みる。症状が消退しない場合は外科的歯内療法を行う（第15章1参照）。

c. クラウン、ポストコアおよびブリッジの装着

　　除去後に根管治療を行うのが原則であるが、除去時に歯根破折や側壁への穿孔などの偶発的事故を起こす可能性がある。そのため、除去せずに外科的歯内療法を行う場合もある。

③う蝕による歯冠崩壊が著しい症例

軟化象牙質を完全に除去し、歯内療法後の修復・補綴処置が可能であるかを評価する。

④辺縁歯周組織の破壊が著しい症例

　　歯槽骨の吸収、患歯の動揺が著しい場合には抜歯が適応となる。しかし、近年の歯周治療の進歩はめざましく、吸収された歯槽骨の吸収を回復させ、かつ動揺も減少できる技術が発達してきている。このような症例では、歯内療法を行って根管からの刺激を除去することにより、歯周治療の効果を上げることができる。

⑤歯根吸収のある症例

　　エックス線写真で歯根の内部吸収あるいは外部吸収が認められる場合、歯内療法を行う必要のあることが多い。一般に、内部吸収は早期に発見できた場合は歯内療法の予後が良好であるが、外部吸収は外科的療法が必要となることが多い（第17章参照）。

⑥穿孔のある症例

　　歯根のどの位置に穿孔があるかで予後は大きく異なる。外科的療法の併用が必要になることも少なくない（第15章2参照）。また、う蝕による穿孔は、歯槽骨縁上の場合はう蝕を除去することで保存可能であるが、歯槽骨縁下の場合、多くは抜歯の適応となる。

⑦歯根破折のある症例（図7-2a、b）（第18章参照）

　　水平歯根破折はエックス線写真で発見しやすく、一般に保存可能である。破折部位にもよるが、歯髄の生活力が維持されていて歯内療法を行う必要がない場合もある。通常は歯冠側の歯髄が壊死するので、この部位の歯内療法を行えばよい。　垂直歯根破折は診断が難しい。エックス線写真では、破折片が分離するまで分からないことが多いが、歯頸部から根尖部まで広範囲にわたってエックス線透過像がみられる場合には垂直破折を疑う。

▶ **根管の形状**　歯内治療を行うにあたり、患歯の根管に関する一般的解剖学的基礎知識は必須であるとともに、当該歯における根管の性状をエックス線写真などで事前に正しく把握しておくことが大切である。
▶ **器具破折**　根管内への器具破折は起こしたくない事故であるし、予防策もある。不幸にして器具破折を起こしたときは、できるかぎり除去する努力をする。二次的偶発症防止のために除去せずに別の方法を行うこともありうる。
▶ **歯根吸収**　歯根象牙質が自己反応として吸収されていくこと。一般に破歯細胞が出現して象牙質の吸収を行うが、さまざまな理由で出現することが分かっている。
▶ **内部吸収**　生活歯髄腔内に破歯細胞が出現して歯髄側から象牙質が吸収されるもの。
▶ **外部吸収**　歯根膜細胞内に破歯細胞が出現して歯根表層から象牙質が吸収されるもの。
▶ **穿孔**　歯髄腔と歯髄腔外が繋がること。病的な穿孔と人為的な穿孔がある。
▶ **歯根破折**　さまざまな原因で歯根が折れること。
▶ **歯根の水平破折**　歯根のどこかの位置で横（水平）に破折線が生じたもの。主に外傷が原因で生じる。
▶ **歯根の垂直破折**　歯根のどこかの位置で縦（垂直）に破折線が生じたもの。原因は外傷でも生じるが、歯内療法後の補綴治療時に金属築造体を補強のために装着した歯が長期間使用後に垂直破折を起こすことが報告されてきている。

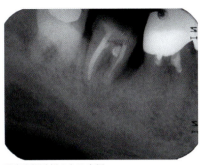
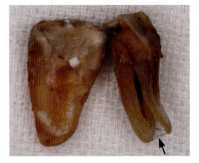

図 7-2a　垂直歯根破折のある症例
6⏌のクラウンが脱離したことが患者の主訴であった。術前のエックス線写真で近心根の歯槽骨吸収が根尖部まで到達しているとともに、近心根全体に瀰漫性のエックス線透過像を呈していた。

図 7-2b　垂直歯根破折のある症例
近心根垂直歯根破折と診断した。患者がインプラント治療を望んだので、遠心根も同時に抜歯した。抜歯時には歯冠部を二分割した。矢印のように近心根が根尖部から歯頸部まで垂直歯根破折していた。

> **重要 »**
>
> 患者は現在の自分の病状、今後の治療法、その後の予後などに関して非常に不安な気持ちをもっている場合が多い。患者からの質問には専門用語を使用せず、分かりやすい言葉で説明し、理解してもらい、不安を早期に取り除くように努力すること、併せて患者自身による治療方法の選択が正しくできるように配慮することが大切である。

（3）術者の技量と設備・備品

　患歯保存の可能性は、術者の経験と技量によって大きく変わる。また、自分の診療室に適切な歯内療法を行うための設備・備品があるか否かも重要なファクターである。しかし、現在の歯内療法は、術者の経験と技量だけでは不十分であり、最新の器械、器具および材料が備わって初めて予知性の高い優れた歯内療法が行える。

2. 治療計画

1）診査と診断

　治療計画を立てるに当たり、十分な診査と正しい診断を行うことが重要である（第6章参照）。誤った診断を防ぎ、正しく治療方針を決定するためには、以下のようなシステム化された方法に則って、各ステップを省略せずに行うことが肝要である。

　①患者の主訴を十分に聞く。
　②現病歴、既往歴、家族歴を正しく聞く。
　③必要と思われる口腔内外の診査をすべて行う。
　④必要なエックス線写真を撮影し、注意深く読影する。
　⑤①～④を総合して患歯の診断を行う。
　⑥症例の難易度を評価し、他院へ紹介するべきかを決める。

▶ **診査と診断**　症例の正しい選択をするために、正しい診断が必要である。正しい診断のためには正しい診察と検査を行わなければばらない。
▶ **患者の希望**　インフォームド・コンセントの概念では最終的な治療方法の決定は患者の希望通りになることが多い。ただし患歯保存の必要性と可能性は常に理解して選択してもらう必要がある。

以上の結果、歯科医師が自分で治療を行うと判断した場合は、インフォームドコンセントのもとに、患者の希望を十分ふまえて治療計画を立案する。**患者の希望**のなかには、個々の患者の有している**社会的、経済的、時間的要素**が大きな比率で含まれているので、歯科医師はこれらを十分尊重して治療計画を立案する必要がある。

2）緊急処置

　歯内療法では、しばしば緊急処置が必要となる。このような場合、患者の来院の第一目的は急性の痛みや腫脹を押さえてもらうことである。緊急処置としては、患歯の髄腔開放、歯肉の**切開・排膿**および**ドレナージ、投薬**などがある（第21章4、第24章参照）。緊急処置を行う際でも正しい診察、検査および診断に基づくことは当然であるが、患者の急性症状が消退した後で再度精査を行い、詳細な治療計画を立案する。

3）予後観察

　歯内療法の最終目標は、歯髄および根尖歯周組織に生じた障害の原因を除去し、生体の防御反応による組織の治癒を図り、咬合・審美機能を回復させることである。したがって、歯内療法の成功・失敗は**組織治癒**と**咬合回復**という観点から評価するべきである。国際的に統一された評価基準は存在しないが、一般的に以下のような項目に関して、臨床症状の有無とエックス線所見に基づいて評価が行われる。

　①患歯は無症状で、咬合機能を十分発揮しているか。

　②軟組織が正常であるか。

　③エックス線所見で術前と比較して、透過像の消失あるいは縮小傾向がみられるか。

　④エックス線所見で歯根膜腔や歯槽硬線が正常であるか。

　実際には、エックス線透過像が消失しないにも拘わらず、臨床症状が全くなく咬合機能も正常に営まれている症例や、その逆にエックス線所見は正常であるにもかかわらず、術後疼痛や不快感が消失しない症例などを経験することがある。

　歯科医師として自分の行った治療に責任をもち、成功あるいは失敗例から新たな知識を得るという意味からも、定期的な予後観察は必要不可欠である。この場合、短期的な症状の改善が起ったからといってすぐに治療の成功と判断せず、歯内療法後の歯冠修復等が終了した後も長期に経過を観察していく姿勢が大切である。

▶ **社会的要素**　職業によって審美、発音、再発頻度などへの配慮が非常に重要な因子となる場合が少なからずある。
▶ **時間的要素**　歯内療法は治療を開始したら、少なくとも根管充塡までは短期間で終了させる必要がある。複数回の治療が必要な場合については、治療開始前に患者に説明することが大切である。場合によっては緊急処置あるいは1回治療を選択することもありうる。
▶ **緊急処置**　歯内療法の緊急処置は、少なくとも次の来院時に歯内療法を行うことが前提での処置である。したがって緊急処置の意味を患者に正しく認識してもらうことと、次回来院の約束を行うことが必須である。
▶ **予後観察**　歯内療法終了後（根管充塡終了後）少なくとも1～2週間後に術後の症状を観察することは重要である。この時点で、少なくとも根管充塡終了後よりも症状が悪化していないことを確認できれば、次の処置に進んでも特に問題ないと判断できる。
▶ **歯内療法後の修復・補綴**　歯内療法終了後の患歯に対しては咬合の回復を行う処置が必要である。また、前歯部などは髄室開拡窩洞に接着性コンポジットレジン修復を行うことで完了する場合も多い。

4) 歯内療法後の修復・補綴

歯内療法を施された歯は、歯質の大幅な喪失、物理的強度の低下および変色などの審美的問題を生じており、歯冠修復等が施される。

歯内療法後、修復・補綴処置に進むまでの経過観察期間は患歯の状態により異なる。通常は根管充填後1週間くらいしてから再来院してもらい、臨床症状に異常がなければ直ちに歯冠修復等を開始する。もし症状が残っていた場合には、そのまま経過を観察する。この場合、前歯部等では暫間的な審美性の回復が必要である。また、臼歯部でも、暫間的に咬合を回復させて症状の変化を見ることは価値がある。根管充填時に根尖部にエックス線透過像がある場合も臨床症状がない場合は、透過像の縮小・消失を待たずに次の処置に進んでも問題ないといわれているが、透過像が大きい症例では数ヵ月間経過観察を行って、透過像の縮小傾向が認められてから最終処置に進むのが一般的である。

5) EBM（Evidence Based Medicine）を考慮した治療計画

EBMの定義は「臨床上疑問を生じた問題点につき、現在までに得ることのできる文献等のデータの内容の質を評価し、信頼できるものに基づいて個々の患者に対してその適応を判断すること」である。歯内療法においても、科学的根拠に基づいて治療方針・治療計画を立案し、治療を行わなければならないことはいうまでもない。EBMの手法についての詳細は成書に譲るが、この手法を日常的に行うには、

①生じた歯内療法の問題に関する文献検索

②その文献における科学的根拠の信頼性の評価

③その評価を当該患者に適用すべきか否かの判断

という過程を自分で行う習慣を身に付ける必要がある。

近年、**システマティックレビュー**や**メタアナリシス**といった手法を用いて、多くの関連する文献のデータを集めて解析してエビデンスの質を比較・評価することが行われてきている。これらの報告は非常に有効である。さらに最近ではEBMを基本とした**診療ガイドライン**が専門学術団体により作成されてきている。これらを活用することも大切である。

重要 》

現在の歯内療法は基本的にすべて科学的根拠に基づいて行われている。歯内療法を行う歯科医師は単に教えられた、あるいは覚えてきた知識と技術だけで患者に対応すべきではない。なぜそのような治療を行う必要があるのか、治療を行ったらどうなるのかということを十分に知っておく必要がある。常に新しい歯内療法の知識と技術の進歩を継続的に学習していく姿勢が求められる。

（荒木 孝二）

▶ **システマティックレビュー**　明確に定式化された疑問に関して、関連する研究の特定・選択・批判的吟味、およびそれらの研究からのデータを集めて解析する、系統的で明確な方法を用いるレビュー（総説）。

▶ **メタアナリシス**　過去に行われた複数の研究結果を定量的に統合し分析する統計学的な解析方法の一つ。複数のデータを単純に平均したものではなく、データのばらつき等から重み付けしてから統合したもの。

▶ **診療ガイドライン**　医療者と患者が特定の臨床状況で適切な決断を下せるよう支援する目的で、体系的な方法に則って作成された文書のこと。現在主流となっているのは、「エビデンスに基づいたガイドライン」であり、特にランダム化比較試験の結果などから得られるエビデンスを吟味・評価し、その結果に基づいてどんな治療をすべきか、すべきでないかなどを勧告している。このようにして作成されたガイドラインは、信頼性が高いと言われている。

第8章 無菌的処置

Asepticism

一般目標
歯内療法における無菌的処置に必要な知識を身につける。

到達目標
①ラバーダム装着の長所、短所、使用器材および手順を説明できる
②隔壁形成の意義と方法を説明できる
③歯内療法に用いる器材の消毒と滅菌を説明できる

歯内療法の主な対象疾患は口腔内常在微生物の感染症である。加えて歯内療法は、その術式が煩雑であるため、唾液中に存在する口腔常在微生物により根管系が新たに汚染される危険性が高く、たとえ感染根管治療開始時の場合であっても、ラバーダム防湿を用いて患歯を周囲環境から分離し、無菌的に処置することに十分に配慮する必要がある[1]。また、患者間、患者と医療従事者間の院内交差感染を防ぐために、歯内療法で使用する器具および器材の滅菌と消毒を含めた**標準予防策**について理解しておく必要がある。本章では、歯内療法における無菌的処置について述べる。

1. 手術野の確保と消毒

歯内療法は狭小な口腔内のさらに狭い根管系を対象として実施する治療法である。したがって、歯内療法を確実に実施するためには、実行するに当たり手術野を明示し的確に確保することが重要である。また、手術野内は適正な方法を用いて消毒する必要がある。この際に重要なことは、患歯表面のプラークや軟化象牙質中の病原性微生物を除去（**機械的消毒**）するとともに、唾液中の口腔常在微生物の手術野内への混入を防ぐことである。

1) ラバーダム防湿

上述の目的のためにはラバーダム装着を行い、根管内にアプローチを行うことを原則とする。すなわち、根管内にファイルを挿入する前にはラバーダム装着を完了させていなければならない。ラバーダム防湿法には、以下（1）および（2）に述べる長所と短所が挙げられる。

（1）ラバーダム防湿の長所
①唾液による根管内の汚染防止
②患歯の明示
③周囲軟組織の保護
④ファイルなどの誤飲・誤嚥防止
⑤患歯の乾燥保持
⑥薬剤の漏洩防止

(2) ラバーダム防湿の短所
①歯根歯軸方向の不明瞭化
②ラバーシートによる不快感
③ラテックスラバーによるアレルギー発症の危険性

(3) ラバーダム装着に必用な器材（図 8-1）
①ラバーダムパンチ
②クランプフォーセップス
③ラバーダムフレーム（Young 型など）
④ラバーダムシート
⑤クランプ（各種）
⑥排唾管
⑦デンタルフロス

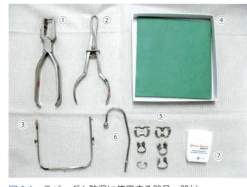

図 8-1　ラバーダム防湿に使用する器具・器材

(4) ラバーダム装着の手順
①歯の清掃
②クランプの試適
③ラバーダムパンチを使用し、ラバーダムシートの所定の位置に穿孔
④ラバーダムシートの穴にクランプのウイングを挿入
⑤クランプフォーセップスでクランプを患歯に固定
⑥フレームをラバーダムシートに装着
⑦平頭充填器などでクランプのウイングからラバーダムシートを翻転
⑧ラバーダムシートの隣接面への適合（隣接歯との間にデンタルフロスを挿入）
⑨患歯およびその周囲のラバー表面を消毒
⑩口角部に排唾管を挿入

(5) ラテックスアレルギーとノンラテックスラバー
　ラバーダムシートはラテックス製である。近年、ラテックスに対してアレルギーをもつ患者や医療従事者が増加している。そのため、診療前にラテックスに対するアレルギーの有無を患者に問診しておく必要がある。ラテックスによるアレルギーには、材料に含まれるタンパク質による即時型アレルギーと添加剤による遅延型アレルギー（接触性皮膚炎）とがある。ラバーダム装着後、口唇周囲に掻痒感や浮腫性紅斑が発症した場合には、直ちにラバーダムを除去し接触していた口唇周囲をよく水洗する。アナフィラキシーの場合は直ちに専門医を受診させる。ラテックスアレルギーが疑われる場合、各種のノンラテックス製のラバーダムシートを使用する。また、歯科医療従事者も同様の材質のグローブを使用する。ただし、再根管治療の際に使用するガッタパーチャポイント溶解除去剤で、シートそのものが溶解する危険性があることに注意すべきである。

2) 隔壁形成法（図 8-2）

う蝕による歯冠崩壊が激しい症例や再根管治療時に支台築造を除去した後に歯質が歯肉縁付近まで欠損している症例で、歯頸部に適合したクランプの装着が不可能な場合や、クランプを装着できても歯頸部に間隙が存在する場合、唾液がラバーダムシートと歯質の間隙から侵入して防湿が不完全となる。そこで、クランプを確実に装着できるように歯質の欠損部を人工的に補うことが必要となる（隔壁形成）。従来は矯正用バンド、アルミ冠または金属鋳造物を用い、それらを患歯にセメント合着し作成したが、現在は**接着性コンポジットレジン**を利用することが多い。隔壁形成時には、根管口を隔壁材料で封鎖してしまわないための配慮が必要である。

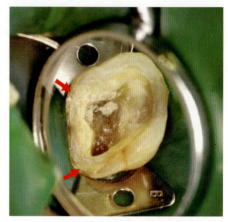

図 8-2　矢印間の遠心部に隔壁形成が必要となる症例

3) 隔壁形成の一般的手技

以下に接着性コンポジットレジンを使用した一般的な隔壁形成法について記すが、個々の症例により隔壁の形成法は異なることを理解すべきである。

① 遊離エナメル質と軟化象牙質を確実に除去（接着性コンポジットレジンを使用する場合、歯冠の形態回復のために、遊離エナメル質を多少残してもよい）
② 歯髄腔、特に根管口付近をストッピングなどの材料にて封鎖
③ マトリックスバンドを装着したトッフルマイヤー型リテーナーなど補助的器具を使用し、歯面処理後、接着性コンポジットレジンにて隔壁を作製

2．個人用防護具とバリアーテクニック

エアータービンを使用した歯の切削や超音波スケーラーによる歯石除去などの口腔内での操作によって、患者の唾液、血液、口腔微生物などを含むバクテリアルエアロゾルが発生する。歯内療法を行う場合にも、感染根管内に存在する細菌により医療従事者が汚染される危険性がある。そのため、歯科医療従事者は、診療の際には標準予防策として、**グローブ**、**マスク**、**防護メガネ（ゴーグル）**または**フェイスシールド**などの身体防護用具を着用すべきである。これらの器具を個人用防護具（PPE）という。特に血液が飛散する危険性の高い観血的処置時には眼の保護を確実に行い、かつオプションとしてディスポーザブルガウンやサージカルキャップもバリアーとして着用することが望ましい。このように歯科医療従事者の眼、鼻、口、手指、皮膚および日常衣が、患者の血液や唾液と直接接触することやその飛沫と接触することを物理的に遮断する方法をバリアーテクニックという。患者診療にあたりグローブを装着する前に、術者自身が適切な**手指消毒**を実施する必要があることは言うまでもない。

3. 歯内療法に用いる器具・器材の滅菌と消毒 [3]

　歯科診療時には標準予防策を適応する必要があることは周知のことであり、患者の歯科診療に使用する器具・器材は滅菌済みのディスポーザブル製品以外は、滅菌あるいは適切に消毒して再生した後に使用する（表8-1）[3]。特に歯内療法においては無菌的処置が施されていたかどうかにより、その予後成績が大きく左右される [1]。患者ケアに使用される器具や物品は、それらの感染リスクを考慮して Spaulding による器具分類（表8-2）により体系付けられている [4]。これによると歯科用の器具はセミクリティカル器具に分類されるものが多いと判断できるが、実際の感染リスクを考慮すると歯内療法を含めた歯科医療用器具・器材はクリティカル器具に準じた滅菌対応を施すべきである（表8-3）。以下に、歯内療法において使用される器具・器材に適用される再処理方法について解説する。ここで注意すべきことは、一度患者診療に使用した器具・器材は、滅菌や消毒の過程に入る前に適切に洗浄を施して、有機質等の汚染物質を完全に除去しておく必要があることである [5, 6, 7]。現在の器具・器材の再生方法では、診療直後の薬液による一次消毒は行わないことになっている。

表8-1　Spaulding による消毒水準分類　（文献4から改変）

滅菌	いかなる形態の微生物生命をも完全に排除または死滅させる
高水準消毒	芽胞が多数存在する場合を除き、すべての微生物を死滅させる。
中水準消毒	結核菌、栄養型細菌、ほとんどのウイルス、ほとんどの真菌を死滅させるが、必ずしも芽胞を殺滅しない。
低水準消毒	ほとんどの栄養型細菌、ある種のウイルス、ある種の真菌を殺滅する。

表8-2　Spauding による器具分類（文献3から改変）

クリティカル器具	無菌の組織や血管に挿入するもの	滅菌
セミクリティカル器具	粘膜または健常でない皮膚に接触するもの	高水準消毒
ノンクリティカル器具	健常な皮膚とは接触するが、粘膜とは接触しないもの	中水準消毒 低水準消毒

表8-3　歯内療法に使用する器具の再生法

処置法	器具・器材
滅菌	浸麻用カートリッジ、基本セット（トレー、歯科用ピンセット、歯科用ミラー、各種探針、平頭充填器、雑用エキスカベータ）、切削用器具・ハンドピース、各種バー・ポイント、超音波スケーラー・ハンドピース、超音波チップ、口腔内バキュームチップ、歯内療法用バキュームチップ、排唾管、手用ファイル、NiTi ロータリーファイル、ラバーダムクランプ、根管充填器具一式、ガッタパーチャポイント　など
高水準消毒	ラバーダム用器具一式（クランプを除く、明らかに血液等で汚染した場合には滅菌対応）
中水準消毒	ラバーダム・シート
滅菌（ディスポーザブル製品）	ペーパーポイント、根管洗浄用シリンジ、洗浄針

▶ 滅菌　病原性を問わず、すべての微生物（細菌、芽胞、ウイルス、真菌など）を死滅させ、増殖能力をなくすこと。

1) 主な滅菌法

滅菌とは芽胞を含めたすべての微生物を殺滅または除去する過程である。現在、国際的に認められた**滅菌保証レベル**は、滅菌操作後に被滅菌物に微生物が生存する確率が、**無菌性保証水準（Sterility Assurance Level: SAL）**である100万分の1（10^{-6}）になることである[8]。実際の滅菌確認の手技は、化学的あるいは生物学的**インディケーター**や滅菌パックの表示用マーカーを用いて行うことになる(図8-3)。

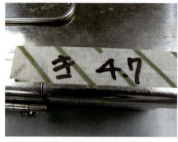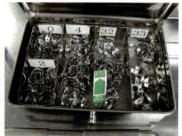

図8-3　滅菌確認インディケーター
左：カスト外装のテープ
右：カスト内のインディケーター

(1) 高圧蒸気滅菌法[9]

高圧蒸気滅菌法は、医療分野において最も信頼され使用頻度の高い滅菌法である。医療機関では、真空脱気プレバキューム式の高圧蒸気滅菌器（**オートクレーブ**）（図8-4）を用いて、密閉した耐圧性の金属容器（内缶）の中で通常132℃、8～10分間作用させる方法を実施することが推奨されている。しかし、この方法には高温による刃物の切れ味の鈍化、また蒸気による腐食などの問題がある。プラスチック製やゴム製の器具などには適さず、金属製やガラス製の器具の滅菌に用いる。

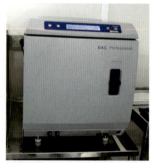

図8-4　クラスBオートクレーブ
（Sirona、DAC Professional）

(2) 酸化エチレンガス（Ethylene Oxide Gas: EOG）滅菌法[10]

EOGの微生物殺滅作用は生体を構成するタンパク質をアルキル化することによる。ガス濃度450～760mg/L、ガス圧1.3～2.0気圧、温度38～60℃、湿度33％で4時間程度保留することにより滅菌を行う。EOGは、細菌が通過しないハイゼックス膜を通過するため、滅菌する器具をハイゼックスバッグに入れて密閉した状態で滅菌を行う。加熱や蒸気で変形や変性するようなプラスチックやゴム製器材・器具の滅菌に適している。

EOGは生体毒性があるため、滅菌操作後に24時間、被滅菌物が入ったバックから残留ガスを排気しなければならない（エアレーション）。EOGは1971年アメリカ合衆国で変異原性と発がん性のおそれがあるとして使用禁止となったが、これに替わる滅菌法がなかったこともあり、多くの医療機関で使用されてきた。わが国でも2001年5月の労働安全衛生法の改正によりEOG使用の規制が強化され、半年に1回以上の作業環境測定（基準値:EOG濃度1ppm以下）の実施が必要となった。滅菌従事者のみならず患者と医療従事者の安全のため、また自然環境保全問題の点からもEOGの使用は縮小傾向にある。

(3) 過酸化水素低温プラズマ滅菌法[5, 9]

低温プラズマ滅菌法とは、過酸化水素ガスに高真空下で高周波やマイクロ波を作用させ低温でプラズ

マ状態にすることにより発生するフリーラジカルの殺菌作用と、過酸化水素の殺菌作用によって滅菌する方法である。滅菌終了後には毒性のない水と酸素に変わる安全な滅菌方法である。その工程は、温度約 45 ～ 55℃の条件下で約 24 ～ 72 分である。過酸化水素以外の化学物質を使用しないので、有害物質が残留せず、人体にも環境にも安全な滅菌法である。1994 年に日本に導入され、高速かつ安全な低温滅菌として高い評価を得てきた。専用パックを用いて包装した金属製、非金属製、プラスチック製など広範囲にわたる器材の滅菌が可能であるが、真空に耐えられないもの、水分や空気を含むもの、そしてセルロース製品や過酸化水素などの酸化作用で分解を受けやすい素材には不適である（図 8-5）。また、浸透性の関係から長く狭小な管腔内面への適応には難があり、内径 3mm 以下、長さ 40cm 以上のチューブ状の被滅菌物に対してはブースターを使用する必要がある。装置が高価なことが普及の障害となっていたが、EOG 滅菌法の代替法として急速に普及している。

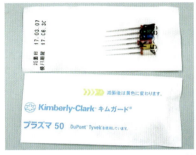

図 8-5　過酸化水素低温プラズマ滅菌法で個装滅菌した K- ファイル

（4）その他

　加熱法として乾熱法や火炎法、照射法としての放射線法、ガス法としての過酸化水素ガス低温滅菌法や低温蒸気ホルムアルデヒドガス滅菌などがある。また、液体や気体に対しては濾過法としてのメンブレンフィルター法が挙げられるが、これは完全な滅菌法とは現在考えられていない。

2）主な消毒法[11]

　消毒とは被消毒物から微生物の数を減ずることで、必ずしもすべての微生物を殺滅することではない。消毒についてはその効力から、**Spaulding による分類（高水準消毒、中水準消毒、そして低水準消毒）** が使用されていることは前述の通りである[3]。消毒方法としては化学的消毒法と物理的消毒法が分類されている。患者診療に使用した器具は、消毒操作に入る前に、有機質などの汚染物を適切な方法で洗浄しておかなくてはならないことは、上述の滅菌法の場合と同様である。化学的消毒において効果的な薬効を得るためには、被消毒器具に適正濃度の薬液が直接に接触する必要がある。

（1）化学的消毒法

　現在日本で化学的消毒法に用いられる消毒薬は、その薬効から**高水準消毒薬、中水準消毒薬、低水準消毒薬**に分類される（表 8-4）。このうち、高水準消毒薬は密閉可能な容器内での内視鏡などの再生に使用がかぎられているため、一般の歯内治療器具に使用されることはない。また、中水準消毒薬と低水準消毒薬に含まれる薬品についても、物品を対象とする薬品と生体に適応する薬品の相違、またそれぞれの使用時の至適濃度、適応時の温度、作用時間など、使用に際しての詳細な条件が存在するので、それぞれの薬品の使用書に記された適用条件を遵守することが大切である。

　薬液消毒を行うときの注意として、以下の事項が挙げられる。

　　①被消毒器具を洗浄し、付着物、油および石鹸分を除去してから消毒薬に浸漬
　　②適正な温度に調整した薬液は頻繁に交換し、所定の濃度を保持

③消毒薬には刺激性や毒性があるので、皮膚や粘膜への付着の回避
④消毒薬液によるショックや過敏症状の発現回避

表 8-4 化学的消毒法に用いる消毒薬と歯内療法

高水準消毒	グルタラール、フタラール、過酢酸	歯内療法の適応なし
中水準消毒	次亜塩素酸ナトリウム	根管洗浄
	ヨード系	ラバーダムシートの消毒
	エタノール	ラバーダムシートの消毒 ファイルの清拭
	フェノール系	根管消毒
低水準消毒薬	第四級アンモニウム塩	クランプ除去後の口腔内消毒
	クロルヘキシジン	わが国では使われていない
	両性界面活性剤	歯内療法の適応なし

(2) 物理的消毒法

大別して、熱を利用したさまざまな方法で消毒する方法と殺菌作用をもつ紫外線を利用する方法が、この消毒法に含まれる。

被消毒物に 80℃以上の熱水を 10 分以上作用させて微生物を失活させる方法は、有効で安全な消毒法である。最近では、洗浄時に熱水を作用させ器具の消毒レベルを高水準消毒レベルまで向上することが可能な**ウォッシャーディスインフェクター**（洗浄条件例：93℃、10 分）が医療の現場に普及しており、滅菌操作前の被滅菌物の洗浄に使用されている（図 8-6）。

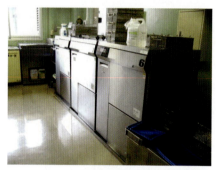

図 8-6 ウォッシャーディスインフェクター（Miele、PG8536）

一方、殺菌力が最も強いとされる波長 253.7nm 付近の波長の**紫外線消毒法**は、医療以外の分野でも広く使用されている。栄養型細菌に対しての効果が短期間に現れるとされている。しかし、紫外線が照射されない部分は消毒されないことになる。すなわち、紫外線が照射された面に付着している微生物のみを殺滅しうることを忘れてはならない。したがって、紫外線によって劣化されることのない非包装の金属性滅菌物の保管に利用することは理に適った方法の一つと考えられる。

（砂川光宏）

第9章 歯髄保護と歯髄保存療法
Protection and Conservative Treatment of the Pulp

一般目標
歯髄保護と歯髄保存療法の意義と重要性を理解する。

到達目標
①歯髄保護の意義と方法を説明できる。
②歯髄保存療法の意義、種類および術式を説明できる。

1. 歯髄保護の意義

　歯髄組織は硬組織である象牙質に取り囲まれた歯髄腔に存在する軟組織である。一般に象牙質と歯髄組織は同一と考え象牙質/歯髄複合体としてその機能を考えるべきである。そして歯が刺激を受けた場合や加齢によって象牙質/歯髄複合体はさまざまな反応を示す。歯髄保護の意義を考える場合、この象牙質/歯髄複合体の機能を理解することが重要である。

1) 象牙質の形成と石灰化

　歯髄組織の重要な構成メンバーである象牙芽細胞は生涯にわたって象牙質を形成する。歯根が完成されるまでに形成される象牙質を**原生象牙質**といい、その後の加齢とともに形成される象牙質を**第二象牙質**という。一方、窩洞形成やう蝕の刺激に対して形成される象牙質を**第三象牙質（修復象牙質）**（図9-1）と呼んでいる。これらの反応は生体の防御反応と言えるが、特に修復象牙質の形成は歯髄保存療法にとって重要な反応といえる。

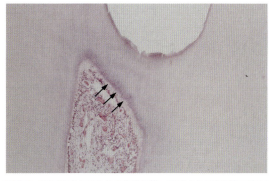

図9-1　窩洞形成された後の歯髄組織。形成された象牙質の直下に修復象牙質（↑）が形成されている。

　また、象牙細管に伸ばされた象牙芽細胞の突起によって管周象牙質の形成（基質形成と石灰化）が行われ、細管の閉鎖や直径の減少が起こり、石灰化が亢進した硬化象牙質がみられるようになる。これらの変化も加齢や外来刺激に対する防御反応といえる。

2) 象牙質への栄養供給

　歯髄組織への栄養供給は根尖孔から150μmの小動脈が1本ないし2本入り、歯髄組織内で毛細血管網を作り静脈と吻合（動静脈吻合）を形成し、静脈はリンパ管とともに根尖孔から出て行く。

3) 象牙質の知覚

象牙質 / 歯髄複合体への刺激に対して認識される知覚は疼痛である。神経線維は根尖孔から歯髄組織に入り、線維束を形成しながら樹枝状に分岐して歯髄組織全体に分布する。最終的には歯冠部の象牙芽細胞直下の細胞希薄層で広範囲に神経叢（ラシュコフの神経叢）を形成する。象牙質 / 歯髄複合体の知覚は痛覚としての危険回避の警告信号となり、破折やう蝕の予防と治療にとって重要な意義をもつ。

4) エナメル質、象牙質の強度維持

歯髄組織を取り囲む象牙質は特有の粘弾性を示し、外力からの破損、破折に対して抵抗を示す。同時に健全な象牙質に裏打ちされるエナメル質も破損、破折に対して強い抵抗を示す。

歯髄組織を保存するということは歯の再生力を維持することであり、歯を長く保存するためにも意義の高いものである。

2. 歯髄鎮痛消炎療法

1) 定義

外力やう蝕によって引き起こされる歯髄組織の循環傷害（充血や鬱血）や細菌感染のない軽度の歯髄炎に対して、歯髄の鎮痛と消炎を図る目的で、象牙質面に薬剤を塗布し知覚の亢進した歯髄の機能を回復させる方法である。なお、歯髄を除去することを前提に一時的に歯髄組織の鎮痛を行うことがあるが、この場合はあくまでも歯髄組織を除去することが目的になる。

2) 意義

歯髄の鎮痛（鎮静）、消炎を行うことによって、一過性の誘発痛や自発痛を軽快させることができ、炎症のさらなる波及を食い止めることができる。

3) 適応症

①軽度の象牙質知覚過敏症
②歯髄充血
③急性症状があまり強くない急性単純性（漿液性）歯髄炎（可逆性歯髄炎）

4) 禁忌症

①細菌感染を受けている急性化膿性歯髄炎（不可逆性歯髄炎）
②慢性歯髄炎
③露髄を伴う深いう蝕

5) 術式（図 9-2）

①ラバーダム防湿と術野の消毒

②う窩の開拡と軟化象牙質の除去

エナメル質を含んだ開拡はタービンを使用し、う蝕検知液を使用して軟化象牙質の除去を低速エンジンおよびスプーンエキスカベーターで行う。

③窩洞の清掃と乾燥

次亜塩素酸ナトリウム（3〜10％）溶液、3％過酸化水素水、滅菌生理食塩水等で洗浄、清掃し乾燥させる。なお、過度の乾燥は歯髄に対して悪影響を与えるので避ける。

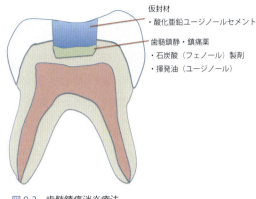

図 9-2　歯髄鎮痛消炎療法

④歯髄鎮静・鎮痛薬の塗布

小綿球に薬剤を浸し窩洞内に置き、セメントで仮封する。仮封セメントは酸化亜鉛ユージノールセメント、水硬性セメント、グラスアイオノマーセメントを使用する。

⑤歯髄組織の鎮痛消炎が図られた場合はコンポジットレジン等の永久修復を行う。

● 歯髄鎮静・鎮痛薬

（1）石炭酸（フェノール）製剤：強いタンパク質凝固作用、腐食作用および殺菌作用を有する。神経線維の伝達を遮断することによって鎮痛作用を示す。組織刺激作用が強いためカンフルやグアヤコール等を配合して使用する。

a. 歯科用フェノールカンフル（カンフルカルボール、CC）

フェノールにカンフルを配合したもので、歯髄の鎮痛消炎の他、う窩や根管の消毒にも使用される。

b. パラモノクロロフェノールカンフル（CMCP）

パラモノクロロフェノールにカンフルを配合したもので、パラモノクロロフェノールカンフルはフェノールに比べて約4倍の殺菌作用を有する。

（2）揮発油

a. ユージノール

組織浸透性が優れており、殺菌作用を示すが組織への刺激は少ない。鎮痛消炎作用に優れている。酸化亜鉛と練和して酸化亜鉛ユージノールセメントとして使用する。レジン重合阻害作用をもつ。

b. グアヤコール

木タールを乾留して得られるクレオソートの主成分をなす（クレオソートからフェノール、クレゾールを除去したもの）。防腐、殺菌作用はフェノールより劣るが、毒性、組織刺激性が弱く優れた鎮痛消炎作用を示す。グアヤコールはパラモノクロロフェノールカンフルと混和して使用される（パラモノクロロフェノールグアヤコール：メトコール）。

ワンポイント ≫

- う蝕検知液には1％アシッドレッドプロピレングリコールを使用する。必ず数回使用して軟化象牙質（象牙質う蝕円錐第一層）を染色し、除去する。また、1％アシッドレッドポリプロピレングリコールを使用することもある。
- 歯髄鎮静・鎮痛薬にユージノールを使用したときにはレジン系の仮封材は使用できない。

6) 経過

一般には処置後1～2日で症状が改善される場合が多いが、およそ7日間経過観察し、自発痛、冷水痛が消失して打診痛や温熱痛が出現しなければ鎮痛消炎が成功と判断して永久修復を行う。また、処置後症状の改善がみられず増悪した場合は歯髄除去療法へと治療計画を変更する。

3. 間接覆髄法

1) 定義

う蝕の除去や窩洞形成後に健全な象牙質が薄弱化した場合、修復象牙質の形成を促すために覆髄薬を貼付する処置法である。

2) 意義

薄弱化した健康な象牙質を介して外来刺激を遮断して歯髄を安静に保ち、鎮痛並びに消炎を図るものである。また同時に薬剤を貼付して修復象牙質の形成を促進させ、歯髄組織の機能を再生させ、機能を維持させる。

3) 適応症

①う蝕除去や窩洞形成後の非露髄状態の健康な歯髄
②歯髄鎮痛消炎療法が成功した歯髄充血や急性単純性（漿液性）歯髄炎

4) 禁忌症

①感染の起きた歯髄（不可逆性歯髄炎）
②歯髄鎮痛消炎療法が成功しない症例

5) 術式（図9-3、図9-4a、b、c、d）

①ラバーダム防湿と術野の消毒
②う窩の開拡と軟化象牙質の除去

エナメル質を含んだ開拡はタービンを使用し、う蝕検知液を使用して軟化象牙質の除去を低速エンジンおよびスプーンエキスカベーターで行う。軟化象牙質の完全除去は重要で確実に行う。健康な象牙質が存在し、露髄がないことを確認する。

③窩洞の清掃と乾燥

次亜塩素酸ナトリウム（3～10％）溶液、3％過酸化水素水、滅菌生理食塩水等で洗浄、清掃し乾燥させる。

③間接覆髄薬の塗布

窩洞底の象牙質を間接覆髄薬にて一層被覆する。

④裏層

グラスアイオノマーセメントにて裏層を行い、間接覆髄薬の補強と外来刺激の遮断を行う。

⑤経過観察と永久修復

症状がなければすぐに永久修復を行うが、仮封後数日間経過観察を行ってから修復する場合もある。

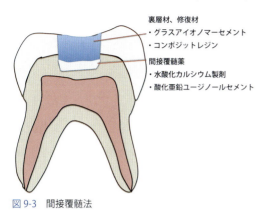

図9-3 間接覆髄法

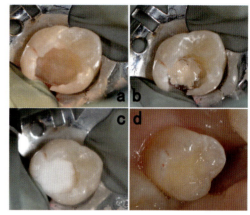

図9-4 う蝕象牙質を完全に除去した後の間接覆髄法を示す。う蝕検知液を使用して軟化象牙質を除去し、窩洞の清掃を行い、露髄のないことを確認（a）。水酸化カルシウム製剤（ペーストタイプ）で覆髄を行う（b）。グラスアイオノマーセメントにて裏層を行う（c）。自発痛などの症状がないことを確認してからコンポジットレジンで永久修復を行う（d）。

● **間接覆髄法に用いる薬剤**

覆髄薬として使用される薬剤は象牙質直下に修復象牙質の形成を誘導、促進させるものを使用する。

a. 水酸化カルシウム製剤： アルカリ性を示す薬剤で、修復象牙質の形成を強く促進する。

b. 酸化亜鉛ユージノールセメント： ユージノールの作用により殺菌、鎮痛効果が期待できる。修復象牙質の形成能は水酸化カルシウム製剤に比較して弱いが、ユージノール亜鉛を形成して硬化することから、覆髄薬と仮封材の両方をかねることができる。

6）経過

外来刺激が遮断され、歯髄組織は安静に保たれ鎮痛、消炎後に歯髄組織は正常な状態に戻る。さらに、窩洞直下には修復象牙質が形成される。

ワンポイント》

象牙質/歯髄複合体の保護を目的に行われる方法に裏層と覆髄がある。裏層は露出した象牙質表面を材料にて一層物理的に封鎖して温度刺激や材料の化学的な刺激を遮断することを主な目的とする。一方、覆髄は用いる材料が有する薬剤効果を期待するものである。すなわち修復象牙質の形成、鎮痛効果や殺菌効果を利用して象牙質/歯髄複合体を保護することを目的としている。

4. 暫間的間接覆髄法 (IPC法)

1) 定義

　深在性のう蝕で、軟化象牙質を完全に除去すると露髄するおそれがある場合、露髄を避けるためにあえて軟化象牙質を一層残し、その後、覆髄薬の作用によって**軟化象牙質の再石灰化**と直下の歯髄に**修復象牙質**が形成されるのを待ってから、再度軟化象牙質を除去して最終修復処置を行う方法である。

2) 意義

　IPC法は露髄の可能性がある深在性のう蝕に対応する方法で、覆髄薬の作用によって軟化象牙質の再石灰化と新たな修復象牙質を形成させることにより、露髄に伴う歯髄組織への傷害を避ける。象牙質／歯髄複合体の再生力を利用した歯髄保護法である。

3) 適応症

①露髄の危険性がある深在性のう蝕
②臨床的に健康な歯髄
③可逆性歯髄炎
④確実に経過観察ができる症例

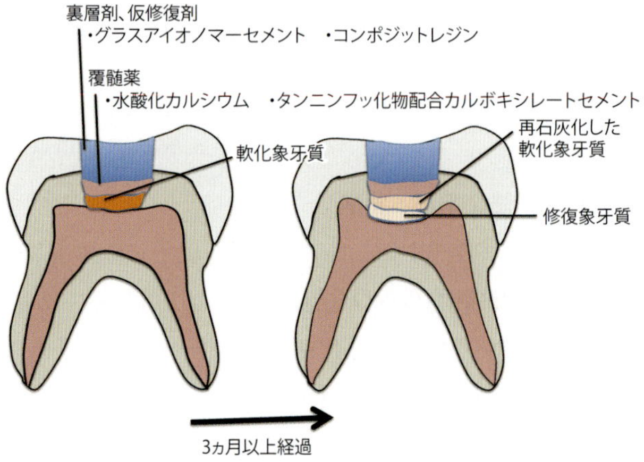

4) 禁忌症

①不可逆性歯髄炎
②経過観察の不可能な症例

5) 術式（図9-5）

ラバーダム防湿と術野の消毒

①軟化象牙質の除去

　　軟化象牙質を低速エンジンおよびスプーンエキスカベーターで除去し、露髄のないことを確認する。

②う窩の開拡と露髄を避けた軟化象牙質の除去

　　エナメル質を含んだ開拡はタービンを使用し、軟化象牙質の除去は低速エンジンおよびスプーンエキスカベーターで、露髄を避けるように行う。露髄の可能性がある場合は軟化象牙質を残す。

③窩洞の清掃と乾燥

　　次亜塩素酸ナトリウム（3〜10％）溶液、3％過酸化水素水、滅菌生理食塩水等で洗浄、清掃し乾燥させる。

④覆髄薬の塗布

　　窩洞底の象牙質を覆髄薬にて一層被覆する。

⑤裏層と仮修復

　　グラスアイオノマーセメントにて裏層を行い、次いで接着性コンポジットレジンで暫間修復する。

裏層剤、仮修復剤
・グラスアイオノマーセメント　・コンポジットレジン
覆髄薬
・水酸化カルシウム　・タンニンフッ化物配合カルボキシレートセメント
軟化象牙質
再石灰化した軟化象牙質
修復象牙質
3ヵ月以上経過

図9-5　暫間的間接覆髄法
3ヵ月以上経過してからリエントリーする。

グラスアイオノマーセメント単体で裏層と仮修復をかねて充塡することもある。

⑥経過観察と永久修復

３ヵ月以上の経過観察を行う。臨床症状がなければ、エックス線写真で軟化象牙質の再石灰化と修復象牙質を確認して永久修復を行う。その際、仮修復材、裏層材、覆髄薬および残存した軟化象牙質を除去して、永久修復を行う。

●暫間的間接覆髄法に用いる薬剤

覆髄薬は軟化象牙質を覆うことから、修復象牙質の形成を誘導する以外に軟化象牙質の再石灰化と細菌に対する抗菌作用も有する薬剤が用いられる。

a. 水酸化カルシウム製剤：アルカリ性のため抗菌作用を有する。また、軟化象牙質の再石灰化と修復象牙質の形成を誘導する。

b. タンニン・フッ化物合剤配合カルボキシレートセメント：タンニンとフッ化物の作用により抗菌作用および軟化象牙質の再石灰化が誘導される。修復象牙質の形成は誘導されるが水酸化カルシウム製剤のような形成亢進作用は確認されていない。

6）経過

残存している軟化象牙質の一部は再石灰化が生じ、エックス線の不透過性が亢進する。窩底直下には修復象牙質が形成され歯髄組織は正常な状態で保たれる。歯髄組織に対する侵襲が少ないためにその成功率は露髄した場合の直接覆髄法よりも高いとされている。

ワンポイント 》》

IPC法の特長と間接覆髄法との違いは、軟化象牙質を残したまま覆髄して、３ヵ月以上待って再度処置（リエントリー）を行うところにある。

5. 直接覆髄法

1）定義

う蝕や外傷によって非感染性の歯髄が一部露出した場合、その大きさが直径2mm未満であればその露髄面を直接薬剤で被覆して歯髄組織の安静と治癒を図ることを直接覆髄法という。

2）意義

露髄した部位を薬剤で直接被覆することによって、新たな象牙芽細胞を分化誘導し、象牙質を形成させて露髄面を被蓋させ（デンティンブリッジの形成）、象牙質／歯髄複合体を再生させ歯髄組織を保護するものである。

3）適応症

①外傷や窩洞形成によって偶発的に露髄した症例

②う蝕の軟化象牙質を完全除去したときの露髄で、歯髄に感染が起きていないもの

4) 禁忌症

①不可逆性歯髄炎
②露髄部の直径が2mm以上のもの
③歯髄に感染の可能性があるもの
（露髄後、長期間放置された場合。軟化象牙質除去中に露髄したもの場合）

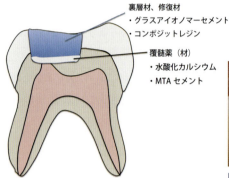

図9-6　直接覆髄法

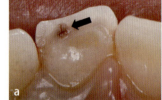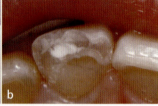

図9-7　上顎切歯の破折による露髄（a 矢印部分）。水酸化カルシウム製剤による直接覆髄を行う（b）。

5) 術式（図9-6、7）

①局所麻酔を行う。
②ラバーダム防湿と術野を消毒する。
③次亜塩素酸ナトリウム（3〜10%）、3%過酸化水素、滅菌生理食塩水を用いて窩洞と露髄部を洗浄・消毒する。
④生理食塩水で露髄部を洗浄し、止血を確認する。
⑤直接覆髄薬を露髄部に塗布する。
⑥グラスアイオノマーセメントで裏層、仮修復する。
⑦約1ヵ月経過を観察し、症状がなければコンポジットレジン等で永久修復する。

●直接覆髄法に用いる薬剤・材料

　a. 水酸化カルシウム製剤：水酸化カルシウム単味を滅菌生理的食塩水や滅菌蒸留水で、筆積み法で露髄面に無圧的に塗布する。また、2種のペーストを練和して、裏層器にて塗布し、硬化させる製品もある。

　b. 三種混合抗菌薬：3%メトロニダゾール、1%セファクロル、1%シプロフロキサシンを添加したαTCPセメントを露髄部に貼付する。

　c. MTA（mineral trioxide aggregate）（図9-8）ケイ酸三カルシウム（$3CaO \cdot SiO_2$）、ケイ酸二カルシウム（$2CaO \cdot SiO_2$）を主成分とするセメントで、粉末を滅菌蒸留水で練和すると、ケイ酸カルシウム水和物（$3CaO \cdot SiO_2 \cdot 3H_2O$）マトリックスを形成し、そこに水酸化カルシウムの結晶が分布する。やがて水酸化カルシウムが溶出するとカルシウムイオンや水酸化物イオンの放出が長期にわたり続く。水酸化カルシウム製剤に比較して長期間のイオンの放出と封鎖性が優れていることからデンティ

ンブリッジ形成能に優れている。また、アルカリ性を示すことから抗菌作用も示す。

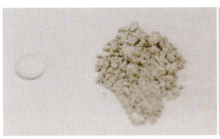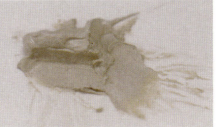

図9-8　MTAセメントの粉末と滅菌蒸留水（左）。練和したMTAセメント（右）を露髄面に無圧的に貼付する。

6）経過

覆髄薬（水酸化カルシウム製剤、MTA）を貼付した直下には、アルカリ性の環境のために細胞の壊死層と炎症性細胞浸潤がみられる層が出現する。そこに炭酸カルシウムが沈着した線維成分が形成され、やがて象牙芽細胞が未分化間葉細胞から分化して

> **ワンポイント ≫**
> 直接覆髄法の適応は露髄面の直径が2mm未満であることと、歯髄に感染が起きていないことが大切である。

象牙質（デンティンブリッジ）（図9-9）が形成される。

（横瀬　敏志）

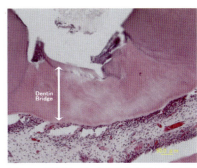

図9-9　実験的にラット臼歯を露髄させ、MTAセメントで直接覆髄した。矢印（⇔）が示すデンティンブリッジが形成され、露髄面が閉鎖されている。

第10章 歯髄除去療法
Removal Treatment of Pulp

一般目標
病的状態に陥った歯髄組織の治療ができるようになるために、歯髄除去療法の臨床的意義を理解し、その術式を習得する。

到達目標
①歯髄除去療法の臨床的意義を説明できる。
②歯髄除去療法の種類を説明できる。
③局所麻酔法と歯髄除活法の定義、適応症と禁忌症、使用薬剤、および術式を説明できる。
④生活断髄法の定義、適応症と禁忌症、使用薬剤、術式、治癒機転、および予後成績を説明できる。
⑤抜髄法の定義、適応症と禁忌症、使用薬剤、術式、治癒機転、および予後成績を説明できる。

1. 歯髄除去療法について

　う蝕や歯の外傷によって、歯髄への機械的刺激や細菌感染により歯髄の炎症が惹起される。この炎症が局所から全体に広がりはじめると、痛みの症状が徐々に明らかになり、強い持続痛や自発痛を伴うようになり、**不可逆性歯髄炎**となる。不可逆性歯髄炎による疼痛の除去と根尖歯周疾患への移行の防止のため、歯髄の一部もしくは全部を除去する歯髄除去療法が必要となる。

　また、歯根内部吸収（第17章）のように歯髄組織内に歯根を吸収する機構が発現していることが認められた時点で、歯根内部吸収の進展を阻止するために歯髄を除去する必要がある。

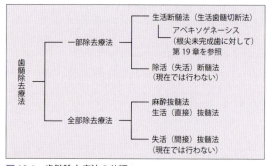

図10-1　歯髄除去療法の分類

> **重要 »**
> 歯髄除去療法は、う蝕や外傷などによって冠部歯髄あるいは根部歯髄まで炎症が波及した場合に、歯髄の一部または全部を除去する治療法である。局所麻酔法を応用するか否かの二通りの手技がある。加えて、根未完成歯に対して、歯髄を一部除去しつつ、根尖の完成を促すアペキソゲネーシスという治療法がある。

2. 局所麻酔と歯髄除活（失活）法

　歯髄除去療法は生活歯髄に直接侵襲を与えるため、処置による疼痛のコントロールが必要である。疼痛のコントロールには、**局所麻酔**による方法と歯髄組織を壊死に陥らせる除活剤を用いる方法がある。現在は安全性の観点から除活を用いる方法はきわめて少なくなっている。

1) 局所麻酔法

局所麻酔薬によって、神経細胞の活動電位の発生をつかさどるナトリウムチャネルの開口を阻止することで、活動電位の伝播を遮断し局所麻酔作用が発揮される。歯科用局所麻酔薬の多くはアニリド型局所麻酔薬である**リドカイン塩酸塩**を主成分とし、麻酔薬の吸収の遅延、奏功時間の延長、出血量の減少を図るために**血管収縮薬**が添加されているものが多い。

局所麻酔薬にアレルギーをもつ患者には使用できず、多くの局所麻酔薬には血管収縮薬が含まれるため、高血圧症、心疾患、甲状腺機能亢進症、糖尿病などの患者に使用する際には、医科への対診が必要である。局所麻酔の方法には表面麻酔法、浸潤麻酔法、伝達麻酔法などがある。

(1) 表面麻酔法

浸潤麻酔や伝達麻酔の刺入点の疼痛を除痛するために、ゼリー状または噴霧状の局所麻酔薬を刺入点に塗布する。ゼリー状の表面麻酔薬はテトラカイン塩酸塩、アミノ安息香酸エチルなどが主成分であり、噴霧式はリドカイン塩酸塩が主成分となっている。

(2) 浸潤麻酔法

局所麻酔薬を治療対象歯の根尖相当部の骨膜、歯槽骨へ浸潤させ、根尖孔に侵入する歯髄神経の活動電位の伝播を遮断する方法をいう。浸潤麻酔には**粘膜下注射法**、**傍骨膜注射法**、**骨膜下注射法**、**骨内注射法**および**歯髄内注射法**がある。

(3) 伝達麻酔法

下顎大臼歯部の歯槽骨の皮質骨は厚くまた骨密度が高く、局所麻酔薬の浸潤が困難になる。そのため治療対象歯に分布する神経終末から離れた中枢側の神経幹に局所麻酔薬を作用させ、その部より末梢の神経支配領域を麻痺させる方法である。浸潤麻酔に比べて麻酔深度が深く、広範囲の麻痺を得ることができる。また、炎症部の局所麻酔薬への影響を回避できる。

2) 歯髄除活（失活）法

殺菌・防腐剤であるパラホルムアルデヒドを用い、歯髄組織を壊死に陥らせ除活する方法である。局所麻酔と異なり、その効果は不可逆的で、歯髄が再び生活力を取り戻すことはない。

> **重要 ≫**
>
> 歯髄処置を行うには、一過性に疼痛を麻痺させる局所麻酔法を利用するか、除活剤で歯髄を失活させる歯髄除活（失活）法が用いられる。ただし、三酸化ヒ素（通称亜ヒ酸）は漏洩によって歯周組織に重篤な傷害をもたらすため、現在は使用されていない。

▶ **根尖孔** 　根尖孔は歯根表面における根管の開口部である解剖学的根尖孔と、解剖学的根尖孔から約 0.5 ～ 1.0 mm 内側の象牙セメント境に位置する生理学的根尖孔と区別する。すなわち、生理学的根尖孔は歯髄と歯根膜の移行部を意味し、根尖の最狭窄部位である。根管治療や根管充填の終点は生理学的根尖孔である。

3. 生活断髄法

1) 定義

う蝕や外傷によって冠部歯髄に細菌感染が生じたが、炎症が冠部歯髄に限局している場合に、冠部歯髄を根管口で切断、除去した後、切断面に硬組織性治癒を促進させて根部歯髄の生活力を保持する（図10-2）。歯髄の機能を維持させる治療法である。

> **重要 »**
> 生活断髄法は、臨床診断にて炎症が冠部歯髄に限局していると判断された場合、局所麻酔下で冠部歯髄を除去後、根管口部の切断面に貼薬した薬剤によって修復象牙質（被蓋硬組織）の形成を促し、根部歯髄を生活した状態で保存する治療法である。

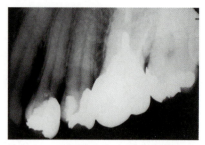

図10-2 上顎左側第一小臼歯の生活断髄後15年経過例のエックス線写真（45歳、女性）。歯頸部に明瞭な硬組織形成を認め、生活反応があり、臨床的不快症状はない。

2) 意義

根部歯髄の生活力が保持されたまま保存されるので、生理的な歯根形成、根尖孔の狭窄、根管壁への第二象牙質の添加などの機能は継続する。さらに、歯髄切断面は歯髄による新たな修復（第三）象牙質の産生によって歯髄は再び硬組織（象牙質）に覆われ歯髄の機能の維持を図ることができる。

3) 適応症

露髄部の直径が直接覆髄の適応より大きい2mm以上で、感染および炎症が冠部歯髄のみに限局されている歯髄炎。

永久歯の慢性潰瘍性歯髄炎および、慢性増殖性歯髄炎は適応ではない。

4) 禁忌症

①全部性歯髄炎
②打診痛（全部性歯髄炎の疑い）を伴う歯髄炎
③重度の歯周炎を伴う歯髄炎
④エックス線検査で根尖歯周組織に異常の認められる歯髄炎
⑤確実なラバーダム防湿が困難な歯髄炎

5) 生活断髄薬

直接覆髄に用いる覆髄薬を応用できる。水酸化カルシウムを主成分としたペースト状の薬剤を生活断髄薬として用いる。

6) 術式

①口腔内の消毒を行う。
②必要に応じて注射針刺入点部に表面麻酔を施し、局所麻酔を行う。

③ラバーダム防湿後、術野の消毒を行う。
④う蝕象牙質の徹底的除去（う窩処置）を行う。
⑤エアータービンまたはマイクロモータを用いて、歯髄を傷つけないように注意しながら天蓋除去をする。
⑥冠部歯髄をスプーンエキスカベーターで除去する。
⑦3～10％のNaClO溶液による**ケミカルサージェリー**を十分に行う。
⑧根管口の直径よりもやや大きめのロングネックラウンドバーを用いて、根管口部で歯髄の切断を行う。
⑨生理食塩水で洗浄・止血を行う。
⑩止血を確認後、歯髄を圧迫しないよう生活断髄薬（水酸化カルシウムペースト）を切断面全体に覆うように貼薬する。次いで、小綿球を水酸化カルシウムペーストの表面に軽く押しつけ、生活断髄薬を創面に密着させる（図10-3）。
⑪グラスアイオノマーセメント等を用いて、貼薬した水酸化カルシウムが移動しないよう、かつ空隙ができないように緊密に充填する。

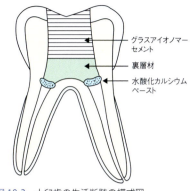

図10-3　大臼歯の生活断髄の模式図

重要 》》
・確実な止血が成否の大きな要因となる。
・水酸化カルシウムに圧力をかけず緊密に裏層をするために、グラスアイオノマーセメント（従来型もしくはレジン添加型）等をＣＲシリンジ®を用いて窩洞に注入する。

7) 経過

術後に発現する臨床症状を注意深く観察する。自発痛は術後1日、冷温水痛は術後1ヵ月、打診痛は術後3ヵ月までに消退する場合が多い。永久修復は術後3ヵ月を目安に行う。経過観察中に急性症状が現われたときは、抜髄処置に移行する。また、術後1年目に次の①～⑤の事項のいずれか一つでも該当する場合は、失敗と判定する。
①生活反応がない。
②自発痛がある。
③冷温水痛がある。
④打診痛がある。
⑤エックス線検査で根尖部に透過像、あるいは歯根膜腔の拡大が認められる。

8) 治癒機転

治癒機転は直接覆髄と原則的に同じであり、**被蓋硬組織（デンティンブリッジ）**（図10-4）によって根部歯髄は保護される。しかし、修復象牙質で全体が覆われるには、水酸化カルシウム貼薬の場合でも3ヵ月位は必要である。

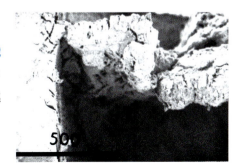

図10-4　生活断髄後の修復象牙質（被蓋硬組織）のSEM像　イヌ、術後2週目（スケールの単位はμm）

9）予後成績

術後1年間は、生活反応、自発痛、冷温水痛、打診痛、エックス線所見について異常の有無を定期的に診査する。臨床的成功率は70～80％とするものが多いが、直接覆髄法と比較してやや低くなる。根尖完成後の永久歯の成功率は低くなるため、十分な適応の選択が必要である。

4. 抜髄法

1）定義

抜髄法は、う蝕、外傷等によって生じた細菌感染が根部歯髄まで波及し、不可逆的な全部性歯髄炎に陥った場合に行う、歯髄を全部除去する治療法である。

多くの切削をしなければならない支台歯形成や重度の歯周炎による歯根分離などで歯髄の感染や炎症の波及の予防を目的として、便宜的に歯髄が全部除去されることもある。抜髄法は、局所麻酔ののち歯髄を除去する**直接（麻酔）抜髄法**と、あらかじめ歯髄を失活させたのち除去する**間接（除活）抜髄法**とに大別される。

> **重要** ≫
>
> 抜髄法は、不可逆性歯髄炎に対し、歯髄の全部除去、根管拡大・形成、根管充填という一連の操作によって、患歯の疼痛を消失させ、炎症が根尖歯周組織へ移行することを防ぐ治療法である。治療時の除痛の方法によって、局所麻酔を用いる直接（麻酔）抜髄法と除活（失活）剤を用いる間接（除活）抜髄法に分けられる。

2）意義

感染した、あるいは感染のおそれのある歯髄をすべて除去するので、歯周組織への炎症の移行を防ぐことができる。したがって、患歯を歯周組織に対して無害なものとして、再び咀嚼機能を回復させることが可能となる。予後成績が優れており、最も一般的な歯髄除去療法である。

3）適応症

（1）不可逆性歯髄炎

①急性単純（漿液）性歯髄炎の一部
②急性化膿性歯髄炎
③慢性潰瘍性歯髄炎
④慢性増殖性歯髄炎
など

（2）補綴的要求（便宜抜髄）

ブリッジの支台歯等で切削量が多くなり、歯髄炎が生じるおそれがある場合に、あらかじめ抜髄することがある。

▶ **被蓋硬組織（デンティンブリッジ）**　切断された歯髄創傷面に貼薬した水酸化カルシウムの作用によって一層の壊死層が形成され、その直下に未分化な細胞が象牙質を作る細胞に分化した象牙芽細胞が整列し始める。これらの新たな象牙芽細胞によって産生された硬組織は被蓋硬組織（デンティンブリッジ）と呼ばれる。
▶ **抜髄法**　抜髄法の目的は、不可逆性歯髄炎による痛みの除去ばかりでなく、根尖歯周組織への炎症の波及の予防である。抜髄法は抜髄、根管拡大・形成、根管充填をもって完了する。

(3) 歯周疾患治療による要求

複根歯で限局した根のみ重篤な歯周炎に陥り、ヘミセクションや歯根切除を行う際にはあらかじめ歯髄の除去を行う（第20章3参照）。

(4) 内部吸収

歯根内部吸収は歯髄組織内に象牙質を吸収する細胞（破歯細胞と呼ばれる）の発現によるもので、内部吸収が確認されたら、経過観察をせずに直ちに歯髄を除去する必要がある。

4）禁忌症

①歯髄保存療法の適応となる可逆性歯髄炎
②根未完成歯（アペキソゲネーシスを行う：第19章参照）
③重篤な全身疾患のある場合

抜髄処置自体が全身に影響すところは少ないが、免疫機構の著しい低下がみられるときや局所麻酔薬に含まれる血管収縮薬に対する禁忌症を有している患者には注意が必要である。

5）術式

次のような術式にしたがって直接抜髄を行う（根管拡大・形成の詳細は第12章を参照）。

(1) 麻酔抜髄法（直接抜髄法）

術前にエックス線検査（図10-5）を行い、根管の数・方向・彎曲度、髄腔形態を確認する。根管内に使用するリーマー、ファイル類はあらかじめラバーストップを装着しておく。治療中は無菌的操作を心がける。

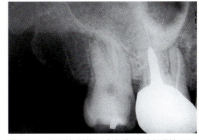

図10-5　上顎右側第二大臼歯の近心隣接面の深いう蝕（術前エックス線写真、58歳、女性）

a. 1回目

①口腔内の消毒を行う。
②必要に応じて駐車刺入部位に表面麻酔を施し、浸潤麻酔あるいは伝達麻酔を行う。
③う蝕処置すなわち遊離エナメル質、う蝕象牙質の除去を行う。う蝕象牙質の残存は、術中の根管内への感染や仮封の漏洩の原因となるために、確実に除去すること。
④必要に応じて隔壁法を行う。う蝕や外傷あるいはう蝕処置によって隣接面や歯頸部の歯質が欠損してしまっている場合は、ラバーダム防湿の効果が得られなかったり、仮封が不完全になってしまうので、セメントやコンポジットレジンで歯冠の形態修正をしておく必要がある（隔壁形成法：第8章1参照）。

▶ **根未完成歯の抜髄**　根未完成歯の抜髄は、抜髄創面の面積が広く、治癒が困難なこと、アピカルシートの付与が困難であるため、マスターポイントの位置決めができず加圧根管充填で根尖孔外に溢出し、根尖部の加圧が行われず、緊密な根管充填が不可能である。
▶ **隔壁法**　歯内療法における隔壁法は術中や仮封時の根管の無菌化を維持するうえで、予後に与える因子として重要な操作である。う蝕や歯質の破折によって欠損した歯質を修復することによって、ラバーダム防湿の効果を確実にするため、あるいは仮封時の漏洩を防ぐ目的で行う。

⑤ラバーダム防湿の装着と術野の消毒を行う。原則的にラバーダム防湿の装着は髄腔穿孔前に行うが、ラバーダム防湿を装着すると歯軸の方向を誤ることがあり、歯質を必要以上に削除したり、穿孔してしまうおそれがあるため、髄腔穿孔後にラバーダム防湿を行うこともある。
⑥髄室開拡のため、髄腔穿孔と天蓋除去を行う。
⑦髄室開拡

(a) 前歯の髄室開拡（図10-6）

舌側面の基底結節のやや切端側から歯髄腔へ穿孔した後、髄角部をロングネックラウンドバーでかきあげるように切端側へ削除し、髄室開拡を終える。上顎、下顎前歯の髄室開拡の外形線は歯冠の形態を相似した三角形である。

(b) 小臼歯の髄室開拡（図10-7a、b）

咬合面中央部から歯冠長軸方向に切削を進め、歯髄腔へ穿孔する。下顎小臼歯では歯冠長軸と歯根の方向がわずかにずれているので、髄室に穿孔するまで注意が必要である。髄角部をロングネックラウンドバーでかきあげるように削除し、髄室開拡を終える。髄室開拡の外形線は上顎では頰側根管口および口蓋側根管口を長軸とする楕円形となり、下顎では円形に近い楕円形となる。

(c) 大臼歯の髄室開拡（図10-8a、b）

大臼歯部の開拡は近心からアプローチするため、咬合面のやや近心寄りから、上顎では口蓋根管、下顎では遠心根管方向を目標として歯髄腔へ穿孔する。穿孔部からロングネックラウンドバーでかき上げるように削除し、順次天蓋の除去を進める。有鉤探針で髄角部の取り残しがないことを確認した後、髄室開拡を終える。髄室開拡の外形線は上顎では口蓋根管口、近心頰側根管口、遠心頰側根管口を頂点とする三角形、下顎では遠心根管口、近心頰側根管口、近心舌側根管口を頂点とする三角形となる。

各歯の髄室開拡の外形線と根管口の位置を模式図に示す（図10-9）。

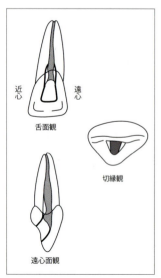

図10-6　前歯の髄室開拡
太線部を滑らかに移行させる（文献5を引用改変）。

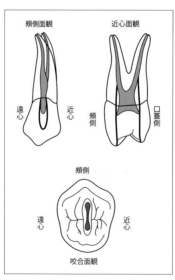

図10-7a　上顎第一小臼歯の髄室開拡
太線部を滑らかに移行させる（文献5を引用改変）。

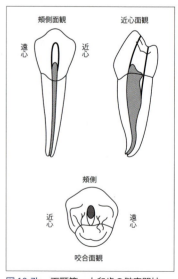

図10-7b　下顎第一小臼歯の髄室開拡
太線部を滑らかに移行させる（文献5を引用改変）。

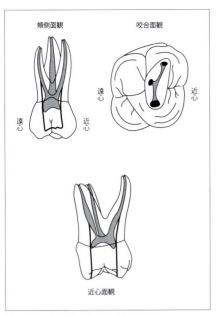

図 10-8a　上顎第一大臼歯の髄室開拡
太線部を滑らかに移行させる(文献5を引用改変)。

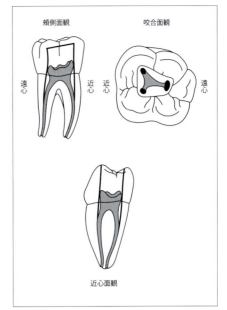

図 10-8b　下顎第一大臼歯の髄室開拡
太線部を滑らかに移行させる(文献5を引用改変)。

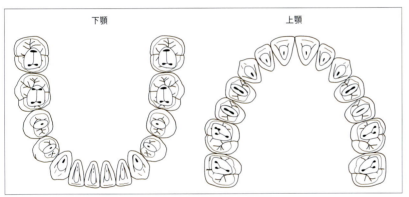

図 10-9　各歯の髄室開拡の外形線と根管口の位置
5̲ は2根管、6̲ は4根管、2̲1̲ は2根管、6̲ は4根管を示す。

⑧ロングシャンクのスプーンエキスカベーターなどで冠部歯髄を除去する。

⑨3～10%のNaClO溶液を使い、洗浄および抜髄を行う。

(a) 太い根管の場合

　ブローチまたは#15程度のリーマーあるいはファイルを根管内に挿入し、根管の方向、長さ等を確認しながら、**抜髄針**(バーブドブローチ、わが国では**クレンザー**と呼ばれることが多い)(図10-10)の挿入路を確保する。次いで抜髄針(バーブドブローチ)を先端に抵抗を感じるまで根管に挿入し、やや引き戻してから、ゆっくりと右回転をしながら軽圧で根部歯髄を引き抜く。

(b) 細い根管の場合

　抜髄針(バーブドブローチ)が使えないので、#08、#10、#15のリーマーあるいはファイルを用いて根部歯髄を可及的に除去する。

　最近ではNi-Tiを用いて、抜髄と根管形成(第12章参照)を同時に行うこともある。

⑩**根管口明示**を行う。

(a) 細いリーマーあるいはファイルを根管に挿入し、根管の方向、彎曲度を確認する。

(b) **ピーソーリーマー**（図 10-11）あるいは**ゲーツグリッデンドリル**（図 10-12）をマイクロモータ（コントラアングル）に取り付け、根管口部を**漏斗状に形成（フレアー形成）**し、以後に行う拡大操作を容易にする。このとき、手指の固定を確実に行い、器具が不用意に根尖方向へ進まないように注意する。

(c) 根管口明示後に、髄室開拡の外形を整える。

髄室開拡の外形が後の根管拡大操作（ファイリング操作）に制限を与えないような形態にする。

⑪ 3～10% の NaClO 溶液を使い、洗浄を行う。

⑫ 必要に応じて止血操作を行う。

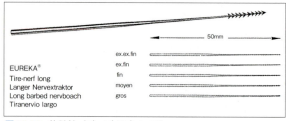

図 10-10　抜髄針（バーブドブローチ）

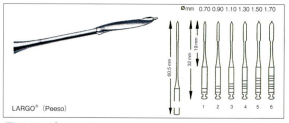

図 10-11　ピーソーリーマー

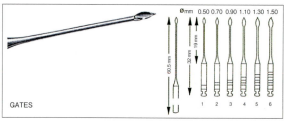

図 10-12　ゲーツグリッデンドリル

出血に対しては、綿栓またはペーパーポイントを根管に挿入し、最低でも 1 分間は圧迫する。出血の強い場合、綿栓またはペーパーポイントにアドレナリン（1 mg/mL、ボスミン®）を貼付し、根管に挿入の後圧迫する。一般に、出血が持続するときは次のことを考慮する。

(a) 歯髄の除去が不完全である。

(b) **根尖孔**を越して器具を挿入した。

これらは次の⑬根管長の測定を行い、対処する。

(c) さらに出血が持続する場合は、根管穿孔を疑い、出血部位の確認や必要に応じてリーマーやファイルを挿入したエックス線検査を行う。

⑬**根管長測定**（第 12 章 2 参照）。

簡便に根管の長さ（生理学的根尖孔まで）を計測するため、わが国では**電気的根管長測定法**が一般化している。

⑭**根管の拡大・形成**を行う（第 12 章 2 参照）。

根管長の測定によって作業長を決定した後、**リーマー**、**K ファイル**、**H ファイル**の所定の位置にラバーストップを固定する。抜髄後の根管拡大・形成は、根管壁に感染象牙質はないので、根管壁に歯髄組織の残存がないようにすることと根管充填を確実にできる形態を根管に付与することが主目的となる。彎曲の少ない根管では、根尖狭窄部位に形成する**アピカルシート**までをストレートに拡大する（スタンダード法）。彎曲の強い根管では、アピカルシート形成を #25 ないし #30

のリーマー、K ファイルで行い、それ以降の拡大はリーマー、ファイルの番号を上げるごとに少しずつ作業長を短くしていく（**ステップバック法**）。彎曲している根管では、番号の大きな硬いリーマー、ファイルで強引に拡大を行うと根尖孔の位置が偏位したり、彎曲度の緩和によって作業長が変化するので、開始時、途中、終了前と少なくとも 3 回は根管長測定を行い、常に根尖孔の位置を把握しておくことが失敗を防ぐことになる。こうした機械的な根管拡大・形成時には、根管洗浄液を常に満たしながら根管内の操作を行い、化学的な清掃も併用し、切削片で根尖孔が閉塞しないよう注意する。

⑮根管の乾燥を行う。

　　根管洗浄後、綿栓またはペーパーポイントで根管内の清拭・乾燥を行う。

⑯**根管貼薬**を行う（第 13 章 1 ～ 3 参照）。

　　次回の治療までの間、根管内の無菌を維持するために根管貼薬を行う。**水酸化カルシウムペースト**を用いることが一般的になり、カルシペックス®はシリンジタイプで根管内にペーストを容易に挿入することができる。

⑰封鎖性の高いセメントで**仮封**を行う（第 13 章 4 参照）。

　　水硬性セメント、酸化亜鉛ユージノールセメント、グラスアイオノマーセメントなどで仮封を行う。仮封は成功させるための大きな要因である。次回の治療まで根管貼薬剤が口腔内に、また、唾液等が根管内に漏れないよう封鎖性の高い水硬性セメントや酸化亜鉛ユージノールセメント等で十分な厚みをもって仮封する。

⑱ラバーダム防湿を除去し、処置を終了する。

b. 2 回目

治療間隔は抜髄による根尖歯周組織の炎症が消退し、かつ仮封材が破損しない 1 ～ 2 週以内が適当である。自発痛、打診痛、根尖部圧痛の症状がなく、歯髄の取り残し（残髄）がなければ、**根管充填**を行う。2 回目までに臨床症状の改善が認められない場合や残髄を認めるときは、再度、根管の拡大・形成、洗浄および根管貼薬を行い、3 回目の治療が必要となる。

①ラバーダム防湿の後、術野の消毒を行う。

②仮封材の除去を行う。

③根管貼薬剤の湿り具合や出血、滲出液の有無等を観察しながら、根管貼薬剤を除去する。

④根管長とアピカルシートの確認を行う。

⑤根管内をよく洗浄する。

　　根管貼薬剤として水酸化カルシウム製剤を使用した場合は、根管内に残りやすいので、根管内に残存がないよう確認しながら、洗浄を繰り返す。

⑥根管内の乾燥を行う。

▶ **漏斗状拡大（フレアー形成）**　複数の根管を有する歯は、髄床底の中から外側に向かって多く切削する。すなわち、頬側根管は頬側に、舌側（口蓋側）根管は舌側（口蓋側）に、近心根管は近心に遠心根管は遠心に切削する。これによって、根管は直線的になり、器具の根管への到達が容易になる。また、内側は穿孔の危険性が高くなるので、注意が必要である。この穿孔しやすい内側はデンジャーゾーンと呼ばれることがある。

▶ **アピカルシート**　根管形成の最終段階で生理的根尖孔（根尖最狭窄部位）からマスターポイントが逸出しないために K 型ファイルによって形成する。このファイルの番号（最終拡大ファイル：master apical file）と同一のサイズのマスターポイントを使用する。アピカルシートから約 3 mm の部分をアピカルカラーといい、形成された根管とマスターポイントが緊密に接する。

⑦**最終拡大号数のファイル**（master apical file：MAF）と同じサイズのガッタパーチャポイント（**マスターポイント**）を**試適**（アピカルシートまで到達、牽引抵抗）し、必要に応じてエックス線検査を行い、マスターポイントの到達度を確認する。

⑧**根管用シーラー**を併用して、ガッタパーチャポイントを根管内に充填する（第14章参照）。

⑨根管口部でガッタパーチャポイントを焼き切った後、髄室をセメント等で緊密に充填する。

根管充填後は、歯冠側から根管内への漏洩を防ぐ意味で、仮封材ではなく、破損が少なく、**緊密に充填できるセメント**（グラスアイオノマーセメント、レジンセメント等）の充填が望ましい。

⑩ラバーダム防湿を除去した後、根管充填の状態を確認するためにエックス線検査を行う（図10-13）。

抜髄が適応の疾患（歯髄炎）では、根管壁への細菌感染がほとんどないために、一般的には細菌培養試験を行わない。

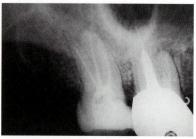

図10-13　図10-5の症例の根管充填後エックス線写真

(2) 直接抜髄即時根管充填法

前述した直接抜髄法の術式を抜髄から根管充填まで連続して1回の治療で行う方法である。電気的根管長測定器の改良によって、1回の治療でも以前に比べて根管拡大・形成のための作業長の決定が非常に確実、容易になっている。仮封を行うことがないため、仮封中に根管内に感染する機会がないことが長所であるが、抜髄と根管充填による根尖歯周組織への刺激による痛みのコントロールをしにくい短所がある。

6）経過

(1) 直接抜髄法

局所麻酔後の麻痺が回復すると、歯の挺出感、自発痛や咬合痛が出現することもあるが、一般に2〜3日で消退することが多い。しかし、初回時に根尖狭窄部を過剰に拡大・形成した場合、上記の症状が長引く傾向にある。同様な臨床症状は、根管充填後にも生じることがあるが、一般に1週間以内に消退することが多い。根管充填後は、自発痛、打診痛、根尖部圧痛とエックス線検査による根尖透過像の有無に関して経時的に最低1年間は経過を観察する（可能ならば、1ヵ月、3ヵ月、6ヵ月、1年後）。臨床経過としては、次の三つの様式がある。

①術前に根尖部の状態が正常で、術後のエックス線検査によっても根尖部の状態がそのまま変化なく正常に経過するもの。臨床的にも、術後の自発痛、打診痛、根尖部圧痛がないか、あっても一過性で1ヵ月以内に消失するもの。

②術前は根尖部の状態が正常であった症例で、術後に臨床症状の発現とともに、エックス線検査によっても根尖部に透過像が発現するもの。しかし、経時的に臨床症状が軽快し、1年以内にエック

▶ **最終拡大号数**　アピカルシートを付与したファイルの番号。
▶ **緊密に充填できるセメント**　根管充填後に、歯冠側からの漏洩によって感染根管となることがある。根管充填後の支台築造までの間に細菌感染が起きないよう、封鎖性、緊密性が良好で破損しないセメントを用いることが望ましい。

ス線検査で透過像の縮小、消失が認められるもの。
③術後に発現する臨床症状が3ヵ月以上持続する症例。または、臨床症状が顕著でなくても、術後のエックス線検査で認められた透過像が1年経過しても縮小傾向にないもの。

①、②は経過良好とみなす。③は経過不良と判定し、再度根管治療を行う。一方、歯冠修復処置は、臨床症状が認められない場合、根管充填後1週目から開始できる。しかし、根管充填に起因する機械的・化学的刺激によって、術後新たに反応性炎症が起きる可能性があるので、時間的余裕があれば、術後1ヵ月間は経過を観察するほうが安全である。

根管充填後長期間歯冠修復処置せずに仮封の状態で放置していくと、根管充填材と根管壁の間に歯冠方向から微小な漏洩が起きはじめ、根尖方向に進み、根尖性歯周炎となる感染経路が生じる。これを**コロナルリーケージ**(coronal leakage) という。

> **重要 》》**
> **コロナルリーケージ（coronal leakage）**
> 根管充填後に緊密な根管充填をしたにも関わらず、不良な歯冠修復や長期間の仮封で、歯冠側から根尖方向に根管充填材と根管壁との間に漏洩が進み、根尖性歯周炎の原因となる感染経路が生じてしまう。

(2) 直接抜髄即時根管充填法

臨床症状は直接抜髄と同様な傾向を示すが、抜髄と同時に根管充填が行われるので、臨床症状は一般に発現しやすい。術後の自発痛は約半数に発現するとされているが、ほとんどの症例で1週以内に消退する。術後の打診痛に関しては、根管充填が良好な場合、3週以内に消退する傾向にある。また、エックス線検査にて根尖部の状態が1年間良好な場合は、8割以上の症例において、それ以降も変化なくその状態を維持することが期待できる。

(3) 経過不良症例への対応

根管充填後に経過不良と判定する場合の臨床的状況と、その後の対応・対処に関して図10-14にまとめた。

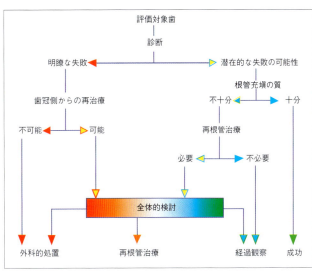

図10-14 再根管治療が必要な臨床症状と治療指針（文献5を引用改変）

7）治癒機転

(1) 直接抜髄法

抜髄時、根尖孔付近に挫滅創が生じ出血がみられるが、数分後には線維素の析出によって、凝固・止血する。その後の治癒経過は、感染が生じるか否かによって大きく異なる。したがって、臨床において殺菌力のある根管貼薬剤を一過性に貼薬することは意義がある。

感染のない場合、創傷に好中球やマクロファージの浸潤が起こる。これは創傷治癒のための正常な組織反応で、細菌や異物の侵入から組織を防御するために生じる。創面は滲出液で2～3日湿潤しているが、やがて線維素からなる層が生じたのち、線維性に瘢痕化する。

抜髄後の創面に細菌感染あるいは強い薬剤による組織破壊が起こると、歯根膜に好中球の激しい浸潤が起こり、根尖部歯根膜の崩壊と根尖部セメント質・歯槽骨の吸収が生じ、急性化膿性根尖性歯周炎となる。この場合、抜髄処置は失敗したことになる。

理想的な根管充塡後の根尖部の治癒は、新生セメント芽細胞による骨組織に類似した第二セメント質の形成・添加に基づく根尖孔部の完全閉鎖である。これを骨性瘢痕治癒という。しかし、根管充塡が過剰に行われた場合、硬組織の添加はほとんどなく、歯根膜が再生され線維性治癒となる。

(2) 直接抜髄即時根管充塡法

根管充塡時、根尖部歯根膜は挫滅創の状況で、根管充塡後に歯根膜は滲出液によって浮腫（水腫）状態となっている。浮腫状態の改善を待たずに即時根管充塡が行われるので、この滲出液が根尖部根管内へ侵入しないよう、アピカルシートまで緊密に根管充塡をする必要がある（死腔を残さない）。また浮腫状態を早く改善するため、瘢痕化促進作用のある水酸化カルシウム系根管充塡用シーラーが使用されることもある。その他の基本的な治癒過程は、直接抜髄法の場合と同様である。

8) 予後成績

(1) 基本的背景

抜髄法において、次の三つの基本過程（相）が予後成績に影響する。第一は診断時で、適応症の選別を行い、治療計画を正しく立てることである。第二は根管充塡の準備期で、十分な根管の機械的・化学的清掃が必要となる。第三は根管充塡操作で、根尖狭窄部（セメント - 象牙境）まで緊密に充塡を行う。これらの三つの過程が一つでも不十分であれば、最終的に良好な成績を収めることはできない。

(2) 成功率

上記の三つの基本事項を念頭において治療を行った場合、抜髄後の成功率は一般に 90 ～ 95% である。直接抜髄即時根管充塡法の成功率は 70% 台とする報告がある。直接抜髄即時根管充塡法の予後成績を不良にする要因として、次のことが挙げられる。

①止血と根管内の乾燥が不十分になる場合が多い。

②機械的・化学的な刺激が、間をおかず一時期に集中して根尖歯周組織に加わる。

③不足根管充塡となりやすい。

さらに、最近では根管治療おける環境の向上として、歯科用実体顕微鏡（マイクロスコープ）の使用の普及が高まり、従来、手探りが多かった根管治療から、根管の発見の容易、根管口から根尖孔までを見通せるようになり、より確実な根管治療が可能となってきた。また、ニッケルチタン（Ni-Ti）ファイルの使用によって、熟練を要していた根管形成が容易になり、根尖孔の偏移が減少している。このように、根管治療における器具、材料の発展や生物学の発展によって、抜髄法の成功率をさらに向上することが期待できる。

（松島　潔）

第11章 根尖性歯周疾患の治療
Treatment of Periapical Diseases

一般目標
根尖性歯周疾患の治療ができるようになるために、治療の意義と術式を理解する。

到達目標
①感染根管治療の定義、意義を説明できる。
②感染根管治療の適応症、禁忌症を説明できる。
③根管貼薬剤を説明できる。
④感染根管治療の術式を説明できる。
⑤歯内療法における仮封方法を説明できる。
⑥感染根管治療の予後成績を説明できる。
⑦感染根管治療の補助治療を説明できる。

1. 治療の概要

根尖性歯周疾患の原因は、細菌学的原因、物理学的原因、化学的原因などがあり、この中でも最も頻度が高いのは細菌によるものである（第5章2参照）。根尖性歯周疾患の治癒には、根管内の原因（細菌）を除去することが必要である。

すなわち、根尖性歯周疾患は主原因である細菌を根管内、根管壁、根管象牙質などから除去または死滅させることによって治癒に向かう。

根管内からの細菌の除去、殺菌および根管内容物などを除去する方法としては、リーマー、ファイルなどによる根管拡大・形成による機械的方法、薬物による清掃・洗浄、根管消毒薬の貼付などがある。

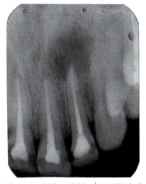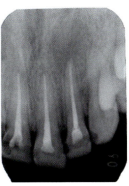

図 11-1a（左） 術前 │2│ に根尖病変が認められる（第3版より流用）
図 11-1b（右） 術後 │2│ の根尖病変は治癒している（第3版より流用）

これらの中で、最も効果的な方法は、機械的な方法であり、その補助的な手段として薬物を用いている。根管内の細菌の除去・殺菌および清掃・洗浄の後、緊密な根管充塡を行うことによって、根管内を無菌的状態に維持することができほとんどの根尖性歯周疾患は治癒する（図 11-1a、b）。

2. 感染根管治療

1) 定義

歯髄の失活や除去によって根管内の生活組織を失うと根管内は細菌に対しての抵抗力を失い、根管内に侵入した細菌は根管内から根管壁、根管象牙質へと増殖する。この状態を感染根管という。この感染根管を放置すると、根管内の細菌や細菌の産生物などの刺激が、根尖孔を通じて根尖周囲の組織を刺激し、

根尖性歯周疾患を引き起こす。

それを予防または治療するために、根管内を機械的清掃、化学的清掃、根管消毒薬などによる根管内の無菌化と根管充塡による無菌の維持を図る治療法を感染根管治療という。

> **重要 ≫**
>
> **感染根管**
>
> 歯髄がう蝕や外傷によって生活反応を失い、根管内に侵入した細菌に対しての抵抗力を失った結果、根管内から根管象牙質へと細菌が増殖を続ける。このように、根管内、根管象牙質まで細菌感染している根管を感染根管という。

2）意義

感染根管内には細菌、歯髄の分解産物、根管内滲出液、細菌の代謝産物、食物残渣、感染象牙質などが存在する。これらが根尖孔を通して、根尖性歯周疾患を引き起こす。したがって、これらの物質を根尖孔外に溢出させることなく、根管内から除去する必要がある。

また、これらの物質が原因で根尖性歯周疾患を起こしているときにも、根管内からこれらの物質を除去すれば、根尖性歯周疾患を治癒させることができる。

このように、根尖性歯周疾患の治療および予防することに感染根管治療の意義がある。

3）適応症

①歯髄がう蝕や外傷などによって壊死・壊疽に陥った症例

②抜髄後に根管充塡をしたが、根尖性歯周疾患を起こした症例

③根尖性歯周疾患を治療後、再び根尖性歯周疾患を起こした症例

4）禁忌症

（1）禁忌症ではないが、感染根管治療によって治癒の望めない症例（第7章1参照）

①大きな根尖病変を有する症例（外科的歯内療法と併用するにあたり、感染根管治療は必要である）

②歯根囊胞の症例（外科的歯内療法と併用するにあたり、感染根管治療は必要である）

③歯冠の崩壊が著しくラバーダム防湿の装着や完全な仮封が不可能など、無菌的処置ができない症例

④歯根の水平破折または垂直破折のある症例

⑤根管内に器具などの破折片があり、根尖まで根管拡大・形成ができない症例

⑥歯根に著しい彎曲があり、根尖まで根管拡大・形成ができない症例

⑦根管壁に穿孔がある症例

⑧歯根に内部吸収があり、歯根膜へ穿孔している症例

⑨歯根に外部吸収がある症例

⑩以前に歯根尖切除法が施されたが、再び急性症状を起こした症例

⑪根未完成歯で歯髄壊死の症例

⑫根尖から多量の滲出液があり、滲出液を抑えることができない症例

⑬根尖病変と歯周ポケットが交通している症例

⑭根分岐部に病変がある症例

(2) 全身的理由により治療上注意すべき症例

心疾患、糖尿病、白血病などの全身疾患を有する患者の治療に際しては、医科の主治医に対診することが必要である（第7章1参照）。

> **重要 >>**
>
> **全身疾患と感染根管治療**
> 心内膜炎に罹患している患者の感染根管治療は十分な注意を要する。

5) 根管貼薬剤（根管消毒薬）

感染根管治療の目的は、根管内の無菌化である。すなわち細菌の除去である。根管内および感染している根管象牙質を殺菌性のある根管洗浄薬とともに器械的に除去することが最も効果的であるが、根管内を完全に無菌にすることは困難である。治療と治療の間、すなわち、仮封をしている間に、根管内の細菌に作用し殺菌や増殖の阻止を図るために根管内に貼薬する。感染根管治療に根管貼薬剤を使用することは、感染根管治療を成功させるために重要なことである。ただし、根管貼薬剤の薬効を十分に発揮させるためには、事前に根管拡大による機械的拡大と形成および根管洗浄を十分に行っておく必要がある。根管拡大・形成および根管洗浄を行わずして、根管内の無菌化を根管貼薬剤のみに頼ることはあってはならない。

根管貼薬剤の種類

現在、臨床の場で多く使用されているのは**水酸化カルシウム製剤**、**ヨード製剤**である。ホルマリン製剤、フェノール製剤は市販されているが、根尖性歯周組織に為害性が強いため使用が減少している。また、過去には抗菌薬も市販されていたが、現在は市販されていない（第13章参照）。

6) 感染根管治療の術式（図11-2〜7）

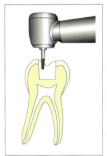

図11-2 う窩の開拡

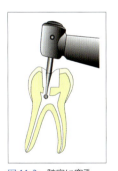

図11-3 髄室に穿孔

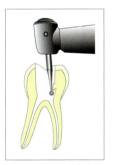

図11-4 天蓋を完全に除去

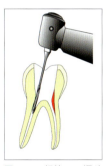

図11-5 根管口の漏斗状拡大

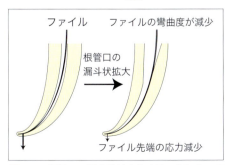

図11-6 根管口の漏斗状拡大をすることによって、ファイルの彎曲度が減少し、ファイル先端の外側に対する応力が減少する。

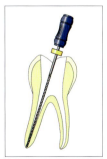

図11-7 根管の拡大・形成

次のような術式にしたがって感染根管治療を行う（根管拡大・形成の詳細は第12章を参照）。

①歯冠部の感染象牙質の除去

感染根管治療をはじめるにあたって、歯冠部の感染象牙質を完全に除去する。必要に応じて、感染象牙質の存在の有無はう蝕検知液を用いて取り残しがないようにする。

②歯冠欠損部の隔壁形成、ラバーダム装着（第8章参照）

③髄室開拡

感染根管治療を行う場合は、感染象牙質を除去している間に髄室に到達してしまうことが多いので、髄室への穿孔は容易である。髄室に到達していないときは、髄室の最も大きな部分を目指し穿孔させる。髄床底を切削しないよう慎重に天蓋を髄角が残らないように髄室の開拡を行う。髄角の残存は有鉤探針を用いると確認しやすい。

④根管口の明示

根管にアプローチする前に、窩洞を髄室開拡の外形線（10章図10-7〜9）に整え、すべての根管口が認められるように開拡する。髄室は壊死（壊疽）した歯髄残渣や汚物で満たされているため、スプーンエキスカベータなどで機械的に除去したり、3〜10% NaClOなどの有機質溶解剤で洗浄すると髄床底や根管口がみられるようになる。肉眼で根管口明示が困難なときには、歯科用実体顕微鏡（マイクロスコープ）を使用すると容易に根管口を探索することができる。

⑤パイロットファイルの挿入

#10、#15などの細いK型ファイルを用いて、ゆっくりと根管内にファイルを進める。感染している根管を通過しているので、いきなり根尖孔までは到達させない注意が必要である。

⑥根管口付近の漏斗状拡大（フレアー形成）

根尖孔付近より根管口付近のほうが多く感染しているといわれている。根管口付近の感染象牙質を除去する目的と根管の彎曲度を減少させる目的で、ゲーツグリッデンドリルやピーソーリーマーを用いて、⑤で挿入したパイロットファイルより短くさらに無理なく挿入できる長さまでの根管を漏斗状（フレアー形態）に拡大する。

⑦根管長の測定

⑤パイロットファイルの挿入と⑥の漏斗状拡大を繰り返しながら、根管洗浄を行うと、根管上部から汚染物質は減少し、パイロットファイルが根尖に到達しても汚物物質は根尖孔から出てしまう機会は減少する。この時点で、根管長を測定する。現在は、電気的根管長測定器を用いることが多い（第12章2参照）。

⑧根管拡大・形成（第12章2参照）

根管長が決定されたら、根尖孔を超すことがないように、リーマー、ファイルを細いものから順に番号を上げながら感染した根管象牙質を除去する。感染した根管象牙質を除去するにあたっては、根管の彎曲によってファイルにプレカーブを付与したり、根管断面が楕円形であると回転操作だけでは、切削除去できない根管壁が生じるため、根壁全面を切削する全周ファイリングなどの応用が必要になる。

▶ **根管貼薬剤**　感染根管治療を成功させるためには、根管拡大・形成および根管清掃・洗浄が重要であり、根管貼薬剤のみに依存してはならない。

▶ **実体顕微鏡（マイクロスコープ）**　マイクロスコープを使用すると根管口を容易に見つけることができる。

118

感染した根管象牙質が取り終えた目安は、リーマー、ファイルなどの手用器具に付着する削片が、白色（健康象牙質削片）になることで判断する。また、IAF (initial apical file) から2〜3段階太いファイルまで拡大を行うという考え方もある。拡大した最終ファイルを MAF (master apical file) という。

感染した根管象牙質が除去されたら、最終手順である根管充填が確実にできる形態に合わせ、根管の形態を整える。根尖孔から、根管口に向かって、一定のテーパー度をもって、拡がる形態が望ましい。

⑨根管洗浄（第12章3参照）

根管拡大・形成中に生じた削片を根管内から除去するために根管洗浄を頻繁に行う。感染した象牙質の削片であるため、洗浄液は殺菌作用のある有機質溶解剤（次亜塩素酸ナトリウム）と削片を効果的に除去できる無機質溶解剤（EDTA）などが、現在では多用されている。

⑩根管内の乾燥

根管内の乾燥は、綿栓やペーパーポイントを用いて行う。エアーシリンジは、強圧の空気が根尖孔から歯周組織に漏れて皮下気腫を起こすことがあるため、絶対に用いない。

⑪根管貼薬（第13章参照）

次回来院までの間、根管内の細菌の殺菌や増殖を抑制するために根管内に根管貼薬剤（根管消毒薬）を貼薬する。現在は、水酸化カルシウムの水性ペースト剤が主流になっているので、シリンジから、根管内に根尖孔が溢出しないようゆっくりと根管内を満たす。

⑫仮封（第13章参照）

根管拡大・形成した根管の状態を維持させるために、次回来院までの間、開拡した髄室を閉鎖しておく必要がある。

> **重要 》**
> 感染根管治療では無菌操作が重要である。

7) 経過

感染根管治療によって根管内が無菌となると、臨床症状がなくなり、根尖周囲の炎症および根尖病変は自然に治癒に向かう。根管内が無菌になったか否かの判定は非常に困難であるが、1つの目安として根管内細菌培養検査で判定することができる。

慢性症状を呈している症例の感染根管治療中または根管充填後に、自発痛、腫脹、打診痛、根尖部歯肉圧痛などの急性症状を呈することがある。これをフレアアップ（急性発作）という。この原因としては、根管内の細菌が治療によって根尖孔外に押し出されることなどがある(第24章4参照)。フレアアップの発現頻度について、6つの論文のメタ解析を行った Igor らは、982例のうち82例(8.4%)にフレアアップの発現が認められたと報告している。

関連する因子	発生の頻度（%）
1 ラバーダムの不使用	87
2 不満足な仮封	80
3 不適切な根管貼薬剤	71
4 咬合性外傷	29
5 不十分な根管充填	28
6 不適切な抗菌薬の使用	22
7 過剰な根管拡大	21
8 未発見の根管	21
9 感染象牙質の残存	18
10 診断の誤り	18

表11-1 継続的な痛みを有する100歯の関連する因子の発生率（Abbott らの文献を引用）

しかし、的確な根管拡大・形成、根管清掃・洗浄、根管消毒、根管充填を施せば、良好な予後成績を得ることができる。Abbott らは、根管治療後に痛みが継続している100歯の治療、診断に関連する因子の発生率を報告している（表11-1)。

▶ **IAFとMAF** IAFとはファイルの先端の直径が生理学的根尖孔の径にほぼ等しいサイズのファイルをいう。MAFとは、最終拡大ファイルのサイズの号数をいい、マスターガッタパーチャポイントの選択の目安になる。

その結果、ラバーダムの不使用、不満足な仮封など基本的な無菌処置の不備および不適切な根管貼薬剤の使用による組織刺激が過半数の症例に関わる因子としてあげられている。基本的な無菌処置、根尖組織への刺激の回避で、経過良好となることを示唆している。

8）治癒機転

根尖性歯周炎では、根尖歯周組織に炎症が生じ、骨吸収、組織破壊が起きている。感染根管治療、すなわち炎症の原因の除去が行われ、緊密な根管充填が施されると炎症性細胞が消退し、線維芽細胞が増生し、毛細血管の富んだ肉芽組織が形成される。その後、肉芽組織の瘢痕化が進み、しだいに吸収を受けた歯槽骨に骨の添加が起きる。

根尖孔のセメント質では新生セメント質の添加が起こり、徐々に根尖孔がセメント質で被覆されて閉鎖していく（**骨性瘢痕治癒**）。しかし、根尖孔外にガッタパーチャポイントなどが突出しているときには、そのガッタパーチャポイントの周囲は線維性結合組織で被覆（瘢痕）されるのみである。

9）予後成績

感染根管治療後に緊密な根管充填を施して、一定期間後にその予後成績を調べると、成績良好例は 80 〜 95% といわれている。

しかし、患歯の状態によっても予後は異なる。根管充填後の予後成績に影響する因子には、次のような事項がある。

①根管充填の状況

　i. 根管充填材の**根尖到達度**

　　　生理学的根尖孔（最狭窄部）まで根管充填が行われているのが理想で、最も予後成績良好例が多い。すなわち、解剖学的根尖孔の手前 0.5 〜 1.5 mm まで根管充填する。

　ii. 根管充填材の**緊密度**

　　　根管内が緊密に充填されているときには、予後成績良好例が多い。

②根尖病変の状態

　i. 根尖病変（根尖透過像）が大きなものは治癒が悪い。

　ii. 根尖病変（根尖透過像）の広がりが限局的なもの（境界明瞭）なものは、瀰漫性のものより治癒が悪い。

③歯周疾患罹患歯

　歯周疾患に罹患している歯は、健常歯よりも予後不良例が多い。

④鉤歯

　鉤歯になっている歯は、そうでない歯よりも予後不良が多い。

⑤年齢

　年齢によって予後成績が左右されることはないようである。

▶ **フレアアップ**　根管内容物を根尖孔外に押し出すと、フレアアップの原因になる。
▶ **メタ解析**　メタアナリシス（meta analysis）の略称であり、複数の研究論文を統合解析して、信頼性の高い結果を得る方法。
▶ **骨性瘢痕治癒**　根管充填後の理想的な治癒形態である。

⑦根管内細菌培養検査

　根管内細菌培養検査が陰性になってから、根管充塡したほうが、予後良好例が多いとする報告がある。

　このように予後成績に影響を与える因子は、多数ある。特に、これらの因子が3因子以上重なると予後不良例が増すようである。

3. 感染根管治療の補助療法

1) 種類

　補助療法としては、イオン導入法、根管通過法、吸引洗浄法、オゾン療法、高周波療法などがある。ここではイオン導入法、根管通過法について述べる。

2) イオン導入法

　一般に基本的な感染根管治療をすれば、臨床症状は消退し、病変は治癒に向かう。しかし、根管内は複雑で側枝、分岐根管などがあり、根管拡大・形成、根管清掃・洗浄、根管消毒を行っても症状が消失しないことがある。このようなとき、根管に薬剤を満たしてイオン導入法をすると、金属イオンが象牙細管に送り込まれ、象牙細管に存在する細菌を死滅させるとともに、象牙細管を閉塞させることができる。

(1) 適応症

　①通法の感染根管治療を行っても、症状が消退しない症例

　②根の彎曲が著しく、根尖まで根管拡大・形成ができない症例

　③根管内に狭窄がみられ、根尖まで根管拡大・形成ができない症例

　④根管内に器具破折があり、根尖まで根管拡大・形成ができない症例

(2) 禁忌症

　①根管内に生活歯髄が一部残存し急性症状を呈している場合、イオン導入をすると金属イオンが歯髄内に入り、疼痛を増悪させることがある。

　②根未完成歯

　③心臓ペースメーカーを使用している患者

(3) 使用薬剤と器具

　①ヨードヨード亜鉛液

　②アンモニア銀液

　③イオン導入器

(4) 術式

　①患歯にラバーダム防湿を施す。

　②手術野を消毒する。

　③仮封材を除去する。

　④根管内を清掃・洗浄する。

　⑤根管内を綿栓、ペーパーポイントなどで乾燥する。

　⑥根管内に薬液を満たす。

II 歯内療法の臨床 ―基礎編―

第11章 根尖性歯周疾患の治療

⑦使用する薬液がヨードヨード亜鉛であれば、根管内に陽極の関電導子を入れ、手には生理食塩水を浸潤した不関電導子（陰極）をもたせる。このとき、指輪をはめたままで通電すると、指輪の周りに火傷を起こすことがあるので、指輪は外すように指示する。

⑧徐々に電流をあげる。患者に痛みがあったときには合図するように指示をする。

⑨患者が痛みを訴えたところから、少し電流を下げて通電を続ける。

⑩所定の時間が過ぎたら通電を終了する。

⑪イオン導入後に使用した薬液を根管内に貼薬後、仮封をして終了する。

ヨードヨード亜鉛を使用するときの通電量は 50 mA/ 分（電流値が 2 mA であれば、2 mA を 25 分間の通電を行う）、アンモニア銀液を使用するときには 25 mA/ 分である。なお、アンモニア銀液を使用すると歯の変色を起こすので、前歯には使用しないほうがよい。

(5) 経過

イオン導入後、再来院時に臨床症状が消退していれば、通法の根管充填をする。臨床症状が認められれば、再度、イオン導入法を試みる。

3）根管通過法

(1) 定義および意義

感染根管治療時に、根管拡大・形成、根管清掃・洗浄、根管消毒を行っても瘻孔が消失しないときに、洗浄液を根管から、根尖孔を通過させ、瘻管内を洗浄する方法を根管通過法という。

根管内から根尖孔を通じて、洗浄液を瘻管経由で排出させると、根尖病変内および瘻管内に存在する為害物質、滲出液などを瘻孔から洗い流すことができる。そうすると、自然に瘻孔は消失する。

(2) 使用薬剤

・アクリノール

・生理食塩水

(3) 術式（図 11-8）

①手術野を消毒する。

②仮封材を除去する。

③根管内を清掃・洗浄する。

④根管内に洗浄針をいれて、洗浄液を根管口外に少しずつ押し出すようにする。

⑤瘻孔から洗浄液が出てくることを確認する。この操作を繰り返す。

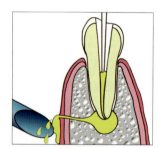

図 11-8　根管通過法

⑥根管内を乾燥する。

⑦根管貼薬剤を貼付する。

⑧仮封をする。

(4) 経過

次回来院時、瘻孔が閉鎖していたら根管充填をする。

（松島　潔、中村　洋）

第12章 根管形成
Root Canal Preparation

一般目標
各種の根管形成法について理解する。

到達目標
①髄室開拡を説明できる。
②根管長測定法を説明できる。
③根管形成を説明できる。
④根管の化学的清掃と洗浄法を説明できる。

1. 根管形成の目的

　歯内療法を成功に導くためには、正確な診断と解剖学的形態に応じた適切な根管形成と緊密な根管充填が必要である。根管形成の目的は**根管清掃**（debridement、disinfection）と**根管形態付与**（shaping for obturation）の2つである。

　根管清掃：根管清掃は感染歯髄組織、感染象牙質を除去し根管内感染源をファイル等で機械的に除去することである。歯内療法の成功率は壊死歯髄を対象とした感染根管症例よりも生活歯髄を対象とした抜髄治療症例が高い。両症例間における成功率の相違は、根管内細菌および細菌産生物の除去効果の相違と考えられる。根管形成は感染源を機械的清掃によって除去する重要な操作である。

　根管形態付与：根管形態付与は緊密な根管充填が行える適切な根管を形成することである。
歯内療法の終末処置は緊密な根管充填であるが、根管充填を行うためには適切な形態を付与した根管形成が必要である。適切な根管形成は生理学的根尖孔の位置を維持した状態で、さらに根管口から連続したテーパー形成を付与することが必要である。適切な根管形態が付与されることにより、NaClOによる化学的根管洗浄が効果的に行われさらに、根管充填時のスプレッダーおよびプラガー操作が容易になり緊密根管充填による根管封鎖が可能になる。

ワンポイント 》》

根管形成の目的は根管清掃と根管形態付与。

2. 根管の拡大と形成

　根管の拡大と形成を行うためには1）髄室開拡、2）根管口確認と根管口拡大、3）根管長測定、および4）根管形成の各ステップが連続した術式として存在し、根管形成終了後の根管充填で抜髄治療および感染根管治療が終了する。

重要 》》

・感染根管治療では無菌操作が重要である。
・診査、診断後の根管処置は1）髄室開拡、2）根管口確認と根管口拡大、3）根管長測定、4）根管形成、5）根管消毒、6）根管充填が連続した流れになっている。

1）髄室開拡

　根管形成を確実で効率的に行うためには適切な髄室開拡（髄腔開拡、アクセス窩洞形成）を必要とする。

（1）髄室開拡の必要条件

解剖学的歯髄腔の形態把握：歯髄腔の形態は基本的に歯冠外形に相似しているが、う蝕、咬耗、磨耗、修復材料などによる第三象牙質形成によって歯髄腔は狭窄している。特に高齢者の歯髄腔は健全歯でも顕著に狭窄傾向にあるため、基本的な解剖学的歯髄腔形態の把握だけでなく術前エックス線写真を参考にして歯髄腔までの距離や髄角の位置、および髄腔狭窄を理解してから髄室開拡を行う。

感染象牙質の完全除去：根管形成は根管内からの感染源除去が基本であり、髄腔内に感染象牙質が残存した状態で歯内療法を継続しても根管内の無菌状態を獲得することは不可能である。髄室開拡時には完全に感染象牙質を除去することが、細菌を根管内に持ち込まない重要な術式である。

根管治療器具の根管内への到達確保：根管形成時に根管治療器具が根尖まで十分に到達できるように必要十分な髄室開拡を行う。不十分な歯質削除は不確実な根管形成につながり歯内療法の失敗の原因になる。感染歯質の完全除去および必要不可欠な髄室開拡を行うことにより、脆弱になった残存歯冠歯質は治療中に破折する危険性があるため、咬頭削除を行い患歯の負担を軽減する必要がある。

（2）髄室開拡の基本形態

上顎前歯：歯髄腔形態は歯の外形に相似し、基本的に単根管である。歯髄腔の最も広い部位は歯頸部付近で根管口部に一致することから、髄腔穿孔は舌面小窩から根管口上部を目指して開始する。上顎中切歯と側切歯の髄室開拡時には切縁側に髄角を残しやすいため有鉤探針を使用して天蓋を除去する（図 12-1）。

下顎前歯：歯髄腔形態は歯の外形に相似し基本的に単根管であるが、2 根管性のこともある。下顎前歯の歯髄腔形態は近遠心的に狭窄しているが唇舌的には広い。2 根管を見落とさないように唇舌的に十分な髄室開拡を行う。

上顎小臼歯：歯髄腔形態は髄角が発達し、上顎第一小臼歯は基本的に 2 根管形態である。歯髄腔形態は頬舌的には広いが近遠心的に狭窄しており、歯軸方向を誤ると近遠心側壁に穿孔しやすい。髄室開拡は咬合面形態に類似させ頬舌的に幅広で、近遠心幅径の狭い窩洞を形成する（図 12-2）。

下顎小臼歯：歯髄腔形態は歯冠部では頬舌的に長い楕円形態であるが、根管は細い円錐形の単根管である。中心結節の発生頻度が高く、破折した際には歯内療法の必要性がある。

上顎大臼歯：歯髄腔形態は歯冠外形に相似し、髄室と根管は明瞭に分離し髄床底が存在し各根管口部を groove（溝）が結んでいる。口蓋根管上部の髄室がもっとも広いため髄腔穿孔は咬合面中央部口蓋よりの口蓋根管口を目指して開始する。口蓋根管口確認後は groove に沿って近心頬側根管口、遠心頬側根管口を探索し天蓋を除去することによって頬側を底辺とした三角形形態の髄室開拡が完成する。上顎第一大臼歯近心根管は約 50％の確率で 2 根管性であるため、近心根管口の近心壁に存在する象牙質隆起をルーペや歯科用実体顕微鏡（マイクロスコープ）下で確認し、除去することによって根管形成器具の挿入を容易にすることが重要である（図 12-3）。

下顎大臼歯 ：歯髄腔形態は歯冠外形に相似し、髄室と根管は明瞭に分離し髄床底が存在し、各根管口部を groove（溝）が結んでいる。髄室は頬舌方向より近遠心方向に広く、遠心根管口が最も広い。髄室開拡は近心側に外開き形態にすることによって近心根管口の近心壁隆起を除去し、根管形成器具の挿入を容易にすることが重要である（図 12-4）。

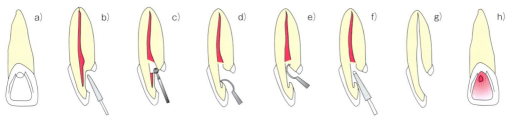

図 12-1　上顎中切歯の髄室開拡
a）髄室開拡窩洞外形、b）う窩の開拡・う蝕除去、c）ラウンドバーで髄室穿孔、d）有鉤探針で髄角の確認、e）有鉤探針で髄角の確認、f）バットコーンバーで髄角の除去、g）髄室開拡完了、h）完了した髄室開拡窩洞外形

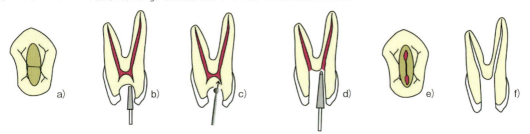

図 12-2　上顎小臼歯の髄室開拡
a）髄室開拡窩洞外形、b）う窩の開拡・う蝕除去、c）ラウンドバーで髄室穿孔、d）バットコーンバーで髄角の除去、e）髄室開拡完了、f）完了した髄室開拡窩洞外形

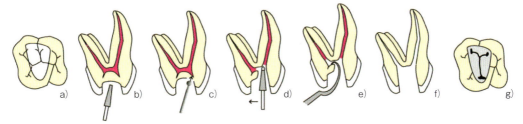

図 12-3　上顎大臼歯の髄室開拡
a）髄室開拡窩洞外形、b）う窩の開拡・う蝕除去、c）ラウンドバーで髄室穿孔、d）バットコーンバーで髄角の除去、e）有鉤探針で髄角の確認、f）髄室開拡完了、g）完了した髄室開拡窩洞外形

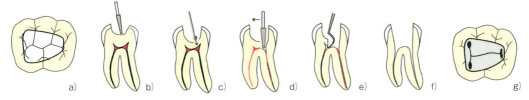

図 12-4　下顎大臼歯の髄室開拡
a）髄室開拡窩洞外形、b）う窩の開拡・う蝕除去、c）ラウンドバーで髄室穿孔、d）バットコーンバーで髄角の除去、e）有鉤探針で髄角の確認、f）髄室開拡完了、g）完了した髄室開拡窩洞外形

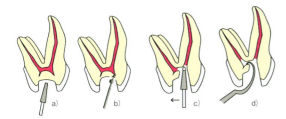

図 12-5　髄室開拡の使用器具
a）テーパードシャンファーバー、b）ラウンドバー、c）バットコーンバー、d）有鉤探針

> **ワンポイント »**
>
> ・標準髄室開拡の目的は、根管形成に必要な根管治療器具がスムーズに到達可能にすること。
> ・髄室開拡を行うには基本的な解剖学的歯髄腔形態の把握だけでなく術前エックス線写真を参考にして歯髄腔までの距離や髄角の位置、および髄室狭窄等を理解してから行う。

2) 根管口確認と拡大

根管口の確認と拡大を確実に行うには、髄室開拡後の次亜塩素酸ナトリウム溶液や超音波装置による十分な洗浄が必要である。抜髄症例ではクレンザー（抜髄針）、Hファイル、およびラウンドバー等で歯冠歯髄を除去後、さらに洗浄と止血を行った後に根管口の確認を行う。

根管口拡大は根管形成に必要な根管形成器具をスムーズに根管に挿入するために、根管口部から約1/3の根管を漏斗状に形成する。根管口の漏斗状拡大には**ゲーツグリッデンドリル**、**ラルゴドリル**、**ピーソーリーマー**などの根管口拡大器

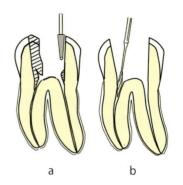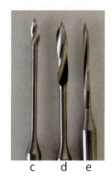

図12-6 根管口の拡大と形成（ストレートラインアクセス）
a) 近心壁に髄角残存、近心壁に象牙質隆起残存
b) 根管口の拡大、c) ゲーツグリッデンドリル
d) ラルゴドリル、e) ピーソーリーマー

具を低速エンジンで使用する（図12-6）。根管口拡大用Ni-Tiロータリーファイルも有効であり、比較的容易に象牙質隆起を除去することが可能である。根管口の拡大は、いずれも根管口部の象牙質隆起を除去（ストレートラインアクセス）することを目的とするが、不適切な使用によってはステップを形成し本来の根管にアクセスできなくなるため、細心の注意を要する。

3) 根管長の測定

(1) 生理学的根尖孔

生理学的根尖孔は、根尖歯周組織と歯髄組織との境界部であり解剖学的には根尖部の象牙セメント境に位置し根管の最狭窄部に相当する。生理学的根尖孔の位置は歯根尖表面の解剖学根尖孔から0.5～1.0mm根管よりに位置する。

(2) 生理学的根尖孔の歯内療法における意義

抜髄処置を生理学的根尖孔で行うことによって歯髄組織創面が最も小さく、創傷治癒も迅速になる。また、その後の根管拡大においても根管最狭窄部に**アピカルシート**（根管最狭窄部を頂点とするV字形成）を形成することにより根管充填時の根尖孔外への根管充填材の押し出しを防ぎ、根管内への充填圧を高めることにより根管の三次元的封鎖が可能になる。すなわち、生理学的根尖孔を根管形成の終末点として設定することにより、根尖歯周組織への無用な刺激を防ぎ歯内療法後の患者の受ける不快感を最小限度に抑えることが可能になる。

感染根管症例は生理学的根尖孔の象牙質、セメント質が感染している可能性や、すでに生理学的根尖孔が破壊されている可能性が考えられる。特に感染根管治療時には生理学的根尖孔においても感染歯質の除去は必須である。

(3) 根管長の測定方法

根管長の測定には、1）エックス線写真、2）電気的根管長測定器、3）手指の感覚が利用される。

エックス線写真を利用する方法では、解剖学的根尖孔と根管内に挿入したファイルが一致している際にはファイルの長さから0.5～1mm短くすることによって生理学的根尖孔を把握することが可能である。

しかしながら、解剖学的根尖孔と生理学的根尖孔の位置的関係が 0.5 〜 1mm の差であるというのはあくまでも平均的距離であることを理解しておくべきである。そのため、アピカルシートを形成するための作業長決定は解剖学的根尖孔から約 1mm 短い位置に設定している。

①エックス線写真を利用する方法

既知の長さのファイルを根管内に挿入してエックス線撮影を行い、エックス線フィルム上のファイルの伸縮比により患歯の実長を知る方法である。歯の実長は図 12-7 のように比例式で求められる。近年はデジタルエックス線写真が普及したので、コンピューターモニター画像から実長を知ることも可能である。従来から、エックス線による根管長測定には 1）測定針、2）測定用伸縮図表、3）エックス線グリッド等が使用されていたが、デジタルエックス線の普及とともに現在はほとんど使用されていない。

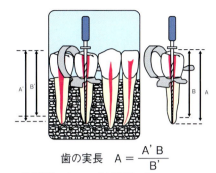

歯の実長　$A = \dfrac{A' B}{B'}$

歯の実長 ＝A　　ファイルの実長 ＝B
エックス線の歯長 ＝A'　エックス線のファイル長 ＝B'

図 12-7　エックス線写真による根管長測定

②電気的根管長測定器による方法

生理学的根尖孔を正確に測定することが可能なのは、電気的根管長測定器だけである。電気的根管長測定器は根尖から口腔粘膜間の抵抗値は歯種や個体差に関係なく 6.5KΩ と一定（図 12-8）であることを砂田[1] が報告後に発展し、1969 年にルートキャナルメーターとして製品化され再現性を有する優れた測定方法として確立された。

開発初期の電気的根管長測定器は根管内の乾燥状態や根管内容物の種類によって電気抵抗値が左右されやすく、測定精度の問題や残髄時の疼痛を招くことがあった。しかし 1990 年に 2 つの異なる周波数でのインピーダンスの差を求めた APIT と、2 つの異なる周波数におけるインピーダンスの商を求めた ROOT-ZX が相次いで製品化された。これら APIT、ROOT-ZX および JUSTY を含めた第三世代の電気的根管長測定器は根管内に生活歯髄、根管洗浄剤、血液および滲出液が存在しても生理学的根尖孔を正確に測定することが可能になった（図 12-9）。

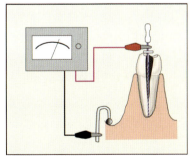

図 12-8　電気的根管長測定の原理
根尖孔から口腔粘膜間の抵抗は歯種、個体差に関係なく 6.5KΩ を示す。

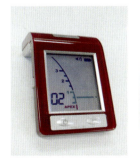
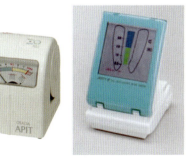
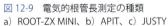

図 12-9　電気的根管長測定の種類
a）ROOT-ZX MINI、b）APIT、c）JUSTY

③手指の感覚による方法

ファイルを根管壁に沿って根尖孔に挿入していき、ファイル先端が根尖狭窄部に到達した際の手指の感覚で根尖孔の位置を把握する方法であるが、手指の感覚で根尖狭窄部を探るのは直線根管では比較的可能であるが、彎曲根管では分かりにくい。さらに本法は科学的根拠がなく術者の経験に左右される。

4）根管形成法

（1）各種根管形成法の変遷
①スタンダード根管形成法（規格形成法）

1958年IngleとLevineによって提唱[2]されたstandardized endodontic technique（スタンダード根管形成法）は、根管形成に使用するファイルと根管充填に使用するガッタパーチャコーンを規格化することを唱え国際標準規格（ISO）に従った器材の流通とともに、今日でも根管形成の基本として受け入れられている（図12-10）。

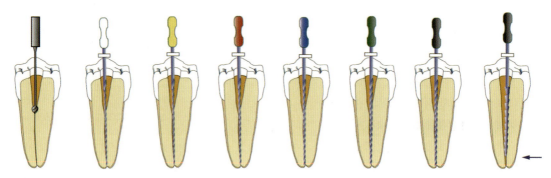

図12-10　スタンダード根管形成の術式

スタンダード根管形成の術式（図12-11）

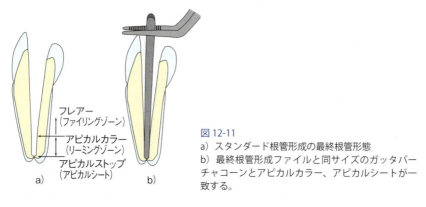

図12-11
a）スタンダード根管形成の最終根管形態
b）最終根管形成ファイルと同サイズのガッタパーチャコーンとアピカルカラー、アピカルシートが一致する。

髄室開拡、根管口確認および根管口拡大後に#15Kファイルを根管内に挿入して根管長測定後にスタンダード根管形成が開始する。

1) **根管長測定**：基本的に電気的根管長測定器とエックス線により生理学的根尖孔（象牙セメント境＝根尖最狭窄部）を作業長に決定。

2) **根管サイズの決定**：Kファイルで作業長を遵守して#15から順次拡大し、最初に抵抗のあるサイズを対象根管の形成前根管サイズに決定する。

3) **根管拡大の目安**：最初に根管壁の抵抗が生じたファイルから3サイズ大きいKファイルまで拡大することにより、石灰化の不完全な象牙前質まで除去可能になる。感染根管症例では感染除去が主目的であるため、3サイズ以上の拡大だけでなくKファイルに新鮮象牙質切削片が確認されるまで拡大サイズを大きくする必要がある。

4）根管形成：

アピカルシートの形成：拡大操作時には後述の根管洗浄液を併用する。Kファイルによる拡大操作によって根尖最狭窄部を頂点としたV字型のアピカルシート（＝アピカルストップ）が形成される。

アピカルカラー、フレアーゾーンの形成：根尖孔側根管の約3mmに規格化根管サイズ（アピカルカラー）を維持した状態で根管中央部から根管口部のフレアー（漏斗状）形成をHファイル（最終拡大号数と同サイズ）、ゲーツグリッデンドリル、およびラルゴドリル等の回転切削器具で行う。この操作によって、アピカルカラーは根管充塡材を根尖部に維持することが可能になる。

　スタンダード根管形成法が完了した根管は、根尖最狭窄部にアピカルシートと3mmのアピカルカラーが、また根管中央部から根管口部にかけてフレアーが形成され、最終拡大ファイルと同サイズのガッタパーチャコーンによって側方加圧根管充塡を行うのに適している。

　スタンダード根管形成法は直線根管では理論上の根管形成が可能であるが、彎曲根管では約10％に器具破折や、レッジおよび穿孔などの偶発事故が発生している。その後、根管形成に伴う偶発事故を減少させるために種々の根管形成理論が登場してきたが、いずれの根管形成法もすべてISO規格ステンレススチール製ファイルが使用されてきた。ステンレススチール製ファイルは＃25までの比較的細いファイルの号数では弾力性に富み、彎曲根管に挿入しても本来の根管にしたがって根尖まで到達することが可能である。しかしながら、＃30以上のファイルは弾力性が減少し、本来の根管から外彎部に外れて根管の直線化が生じやすくなる。彎曲根管に対して、本来の根管から外れて機械的に過剰拡大するとレッジや穿孔が起こる。また、過度の回転操作によってファイルの破折を招きやすくなる。

> **重要** ≫≫
>
> 根管形成時は根管洗浄剤（次亜塩素酸ナトリウム溶液および EDTA 製剤）を常に根管内に満たして行う。乾燥下の根管形成は切削片の目詰まり、根管内への押し込みを招き根管形成の偶発事故を起こしやすい。

②再帰ファイリング法：recapitulation technique (Schilder[3])：根管形成による偶発事故を防止するために根尖部根管の切削片による目詰まり防止目的で recapitulation technique が考えられた。recapitulation technique は、拡大号数が大きくなるに従い＃10および＃15の細いファイルで作業長を確認しながら拡大操作を進める方法である。

③プレカーブ法：precurve technique (Weine[4])：＃35以上のリーマーやファイルは急速に弾力性が減少するため彎曲部より先にファイルが進めるのが困難になる。そこで、作業長の短縮を防止することを目的にあらかじめ根管の彎曲にあわせて曲げて使用する方法として precurve technique 法が誕生した。

ワンポイント ≫≫

標準規格＝ ISO 規格（図 12-12）は、現在は ADA/ANSI（American National Standards Institute）No28、58、78 規格として K ファイル、H ファイル、およびガッタパーチャコーンが規定されている。
K ファイル、H ファイルは、ファイル刃部の長さを最低 16mm、刃部直径を尖端部 D0 と尖端から 16mm の直径 D16 を規定しテーパーを 0.02（2%）にした。さらに、#10 ～ #140 ファイルにはカラーコードを表示（表 12-1）し、ファイルの長さは、21、25、31mm を標準とした。

表 12-1　根管形成器具およびガッタパーチャの標準規格
　　　　標準規格（ADA/ANSI No28、58、78）

ファイル番号	D0	D16	カラー表示
6	0.06	0.38	規定なし
8	0.08	0.4	規定なし
10	0.1	0.42	紫
15	0.15	0.47	白
20	0.2	0.52	黄
25	0.25	0.57	赤
30	0.3	0.62	青
35	0.35	0.67	緑
40	0.4	0.72	黒
45	0.45	0.77	白
50	0.5	0.82	黄
55	0.55	0.87	赤
60	0.6	0.92	青
70	0.7	1.02	緑
80	0.8	1.12	黒
90	0.9	1.22	白
100	1	1.32	黄
110	1.1	1.42	赤
120	1.2	1.52	青
130	1.3	1.62	緑
140	1.4	1.72	黒

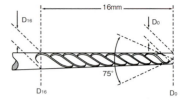

図 12-12　ファイルの国際規格
ファイル刃部の長さを 16mm、刃部直径を尖端部D0と尖端から16mmの直径D16を規定しテーパーを 0.02（2％）に規格。#10 〜 #140 ファイルにはカラーコードを表示（表 12-1）し、ファイルの長さは、21、25、31mm を規格した。

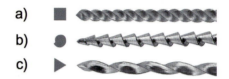

図 12-13　手用ファイルの断面形態と刃部形態
a) K ファイル、b) H ファイル、c) リーマー

ワンポイント 》

スタンダード根管形成の使用器具（図 12-13）

K ファイル：断面形態が四角形で 2％ テーパーのステンレススチールワイヤーにねじり（1mm あたり 1 1/2 から 2 1/4 個）を与えて作製したファイル。時計方向へ 180 から 270 度回転のリーミング操作と根管を牽引するファイリング操作（pull stroke）によって根管形成を行う。

H ファイル：ステンレススチールワイヤーの切削加工によって製作されたファイルで刃部形態は円形に近い円錐を重ねた断面形態である。H ファイルは根管を牽引するファイリング操作のみで使用し、回転させるリーミング操作は根管壁に食い込み破折するためできない。

リーマー：断面が正三角形で K ファイル同様に 2％ テーパーのステンレススチールワイヤーにねじり（1mm あたり 1/2 から 1 個）を与えて作製したファイル。時計方向へ 90 から 180 度回転させるリーミング操作を行うが、最近はほとんど使用されない。

④**ステップバック法**：step back technique（Mullaney[5, 6]）：step back technique は彎曲根管の変移を補うために、根管口部のフレアー形成後に根尖部根管の拡大号数上昇にしたがって作業長を 0.5 〜 1mm 短縮させる根管形成方法である（図 12-14）。リーマーやファイルの回転操作が根管形成において不都合な根管形態を引き起こしやすいため、ファイルによる牽引操作がよりクローズアップされることになった。

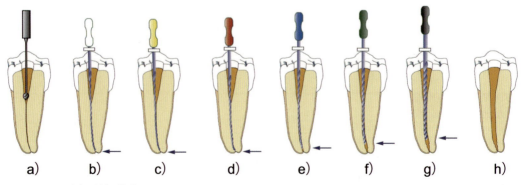

図 12-14　ステップバック法の術式

⑤**バランストフォース法**：balanced force technique（Roane[7]）：ファイルの回転操作をできるだけ小さな動きにとどめる方法で、ファイルを時計まわりに90度回転させて作業長まで挿入後、反時計回りに120度回転させ歯質を切削する。そして、再度時計回りに回転させて切削片を除去する。この3つの操作を基本操作としてファイルに過剰な力を加えずに本来の根管に近い形態で根管形成を行うことを最大の特徴としている。

⑥**ダブルフレアー法**：double-flared technique（Fava[9]）：コロナルフレアーの概念に基づくものでスタンダード法とは異なり、太い#80のファイルによって根管口から根中央部の形成を開始し、作業長が根尖孔に到達するにしたがってファイルを細くし#30ファイルで根尖孔に到達後、再度根尖側1/3に対してステップバック法を利用しながらアピカルフレアーを形成する方法である。

⑦**クラウンダウン法**：根管中央部から根管口部まで回転切削器具でフレアー形成後、根尖部1/3の形成を行う方法で、さまざまな変法がある。かつては手用切削器具が使用されたが、現在ではニッケルチタン（Ni-Ti）ロータリーファイルに対する標準的術式となっている（図12-15）。

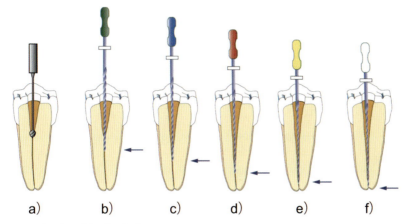

図12-15　クラウンダウン法の術式

> **ワンポイント**》
> ・ステップバック法は根管口部のコロナルフレアー形成後に根尖部根管の拡大号数上昇にしたがって作業長を0.5〜1mm短縮させる根管形成方法。
> ・クラウンダウン法は、根管中央部から根管口部までのフレアー形成とその後に行う根尖部1/3の的確な根管形成。

(2) ニッケルチタン（Ni-Ti）ロータリーファイル
①変化した根管形成概念

　　超弾性と形状記憶性を特徴とするNi-Tiファイルは、根管形成方法をスタンダード根管形成法（根尖側から歯冠側方向に行う形成法）やステップバック法から**クラウンダウン法**に変化させた。スタンダード法では根管形成開始前に正確な根管長測定を必要としたが、クラウンダウン法では根管長測定を先送りし、コロナルフレアー（根管口付近のフレアー形成）終了後に正確な根管長測定を行った後に根尖側1/3付近の最終根管形成を行う。Ni-TiファイルはNi-Ti合金のもつ**超弾性**を発揮することにより、本来の根管形態を破壊することなく根管形成を行うことが可能になったが、超弾性ゆえに切削効率はステンレススチール製より劣っていた。しかしながら、テーパーを増加させエンジン駆動とすることにより切削効率の向上を図ることに成功した。Ni-Tiファイルにはグレートテーパー（ISO規格02

以上のテーパー）が付与されているため、根管口側1/3のフレアー形成が早期に行われることから必然的にクラウンダウン法によって根管形成が行われることになった（図12-16）。

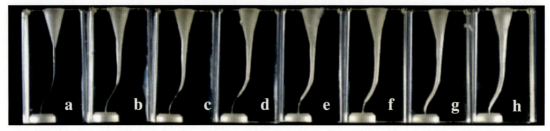

図 12-16　クラウンダウン法によって形成された根管
a）術前根管、b）K3 10/25、c）K3 08/25、d）K3 06/40、e）K3 04/35、f）K3 06/30、g）K3 04/25、h）K3 06/25

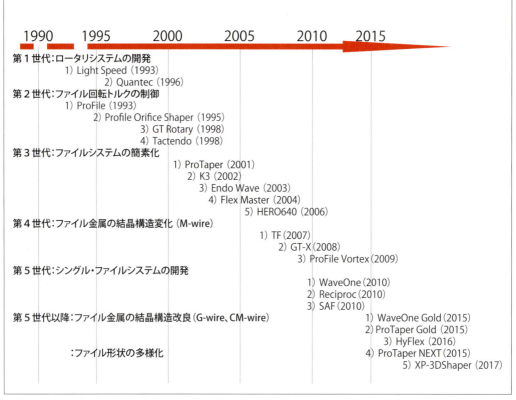

図 12-17　Ni-Ti ファイルの変遷

② Ni-Ti ロータリーファイルの変遷（図12-17）

　　1988年にH.Waliaらは手用Kファイルに Ni-Ti 合金を応用し、超弾性特性と形状記憶特性が適切な根管形成に有用であることを報告後、Ni-Ti ファイルは根管形成を大きく変化させた。1993年に Ni-Ti ロータリーファイル（Light Speed）が製品化され、手用 Ni-Ti ファイルの切削効率を改善後、欧米を中心に独自の概念で改良が加えられ多種多様な Ni-Ti ロータリーファイルが開発された。
　　Ni-Ti ロータリーファイルシステムは2007年に開発された M-Wire によって、さらに進化し柔軟性の増強と破折抵抗性を向上させた（第4世代）。M-Wire では Ni-Ti 合金の加熱冷却処理工程を変化させることによって、合金内部を R 相に変換した。これにより従来まで切削工程のみで作製していた Ni-Ti ファイルを非切削工程のねじり行程によって作製することが可能になった。M-Wire による Ni-Ti

ファイルはファイル表面の疲労変化が現れる利点を得た。

2010年に欧米で発表されたWaveOneとReciprocは、M-Wireと反復運動（時計回りに30度、反時計回りに150度）機能エンジンの開発によって1本のファイルで根管形成の終了を可能にした（第5世代）。これらはバランス・フォース・テクニックを回転数、回転トルク自動制御エンジンとM-Wireの応用により実現したシステムである。さらに、従来の回転切削器具による根管形成の発想を転換させたSAF（セルフ・アジャスト・ファイル）も同時期にイスラエルで開発された。SAFは根管洗浄と根管形成（0.4mm幅の垂直運動）を同時に行うことを特徴としたファイルでWaveOne、Reciprocと同様に1本のファイルで根管形成を終了可能にした。

2015年以降のNi-Tiファイルは、ファイル形状の多様化とファイル金属の結晶構造に改良が加えられた。前者にはファイル刃部横断面の回転軸が変位したProTaper NEXTとファイル全体が波型形状を示すXP-3D shaperが該当する。後者には、加熱冷却処理を2回行うことでR相を安定化（G-wire）させたProTaper GoldとWaveOne Goldが該当する。また、加熱冷却処理時のオーステナイト変態終了温度を37℃以上に設定したCM-wireのHyFlexも後者に該当する。いずれのNi-Tiファイルも優れた根管追従性と破折抵抗性が向上した。

重要 》

- M-Wireは、マルテンサイト相、R相、およびオーステナイト相の3つの金属結晶構造を含有している。マルテンサイト相は柔軟性が高く超弾性は低い。オーステナイト相は柔軟性が低く超弾性は高い。R相は柔軟性、超弾性ともにマルテンサイト相とオーステナイト相の中間にある。M-WireはNi-Ti合金の熱処理工程を変化させることによって、合金結晶構造のR相比率を高くした。
- Ni-Tiファイルは超弾性と形状記憶性を特徴とする。

③ Ni-Ti ロータリーファイルの特徴

Ni-Tiロータリーファイルシステムでは一般に、トルクコントロールエンジンに装着してクラウンダウン法により形成する。各ファイルのシステムはオリフィスオープナー（根管口拡大用Ni-Tiロータリーフィル）による根管形成から開始される。これにより、比較的容易に根管口拡大が可能である。

④ Ni-Ti ロータリーファイルの使用法

Ni-Tiファイルには根管のパスファインダーとして機能する細くテーパーの小さいファイルと切削効率が高く根管形成の中心となる太くテーパーの大きいファイルに大別される。前者のパスファインダーファイルで無理な切削を行わないことが破折防止に重要である。さらに、Ni-Tiファイルは金属疲労がファイル形態に現れにくいため、突然に抵抗なく破折する可能性がある。これはNi-Tiファイルの破折までの回転トルク、回転速度がステンレススチールより劣るために起こる現象である。

細くテーパーの小さいファイル使用には細心の注意を払い、先端部が閉塞根管や彎曲が強い根管壁に食い込んだ状態で無理に回転操作を続けないことが重要である。

根管形成時にNi-Tiロータリーファイルの破折を防止するには、最初に手用ステンレススチールファイル♯10〜15による根管探索と誘導路（グライドパス）を形成することが重要である。グライドパスは根管口から解剖学的根尖孔までの円滑なファイル誘導路を示し、Ni-Tiロータリーファイルによる根管形成はグライドパスが不可欠である。2016年以降、Ni-Ti製のグライドパス形成専用ファイルが使用され、Ni-Tiロータリーファイルによる根管形成は根管追従性の向上、ファイルの根管への咬み込み

が防止され、安全性がさらに向上した。

重要 》

Ni-Ti ロータリー・ファイルの長所と短所
長所：超弾性、形状記憶性、ファイルテーパーの多様化により、迅速に本来の根管形態に追随した根管形成が可能になった。
短所：切削時の回転トルク、回転速度がステンレススチール製より劣り、ファイル破折までの金属疲労がファイル形態に現れにくい。

Ni-Ti ロータリー・ファイル使用の基本原則
（1）使用回数の記録。（2）ファイル表面の亀裂確認。（3）EDTA 製剤の併用。
（4）手用ファイルの根管探索と誘導路（グライドパス）形成後に使用する。（5）テーパーの小さいファイルは根管探索機能。
（6）テーパーの大きいファイルで根管形成。

3．根管の化学的清掃

　根管の化学的清掃は根管拡大による機械的清掃が及ばなかった根管や切削片に混在した感染源を除去するための重要な術式である。解剖学的に複雑な形態を有する根管から感染源を完全に除去することはきわめて困難であり、根管形成時にファイルが到達しなかった根管には有機質や機械的拡大後の象牙質削片などの感染源が残留している。根管内に取り残された壊死歯髄組織や感染象牙質は細菌増殖の栄養供給源になり、機械的拡大後の象牙質削片は根管充填時の封鎖性を低下させる。根管内の感染源を除去するには根管の化学的洗浄が最も重要な操作であり、歯内療法を成功させるための重要なステップである。

1）根管の化学的清掃剤

（1）有機質溶解剤

①次亜塩素酸ナトリウム溶液

　次亜塩素酸ナトリウム（NaClO）溶液は、強力な抗菌作用と抗ウイルス作用で細菌、真菌およびウイルスにも有効であることから、最も効果的な根管洗浄剤として使用されている。臨床での使用濃度は 3％〜 10％溶液が一般的である。高濃度の NaClO 溶液は皮膚および口腔粘膜刺激性が強く、さらに根尖孔外への NaClO 溶液押し出しは痛みとともに浮腫や膿瘍を形成するため根管内洗浄には十分な注意を必要とする。NaClO はアメリカで 5.25％、日本で 10.0％溶液が製品化されているが、高濃度の NaClO の使用は軟組織傷害を招くためラバーダム防湿下での使用は必須である。さらに根尖孔外への NaClO 溶液の押し出しは痛みとともに浮腫や膿瘍を形成するため根管内洗浄時には周囲軟組織に触れないように十分な注意が必要である。

　Siqueira[20] は、1％、2.5％、5.25％NaClO の抗菌作用を比較したところ濃度依存的な抗菌効果の変化は認められなかったことを報告した。さらに、Byström[21]、Cvek ら [22] も 0.5％と 5.25％NaClO 溶液間に抗菌効果の変化は認められなかったことを報告している。また、0.5％溶液は、5.25％溶液の有機質溶解効果の約 35％は維持され、さらに 45℃に加温した 0.5％溶液は 5.25％溶液に匹敵する有機質溶解作用を有することも明らかにされている [28]。

　以上の報告から NaClO 溶液は 0.5％濃度で最小限の抗菌効果と組織溶解性は維持されていると結論づけられる。しかしながら、NaClO 溶液は化学的安定性に欠如することが最大の欠点であり、温度、pH、光、有機質との接触、CO_2 との接触などによって影響を受けるため、遮光した褐色ビンに保管することが望ましい。Johnson ら [23] は 5.25％ NaClO の組織溶解時間は 10 週間安定している

134

が、希釈した溶液の安定性は1週間であることを報告している。

2009年アメリカでは2.5%および5.25%濃度での臨床使用が多数を占めていた[29]。

②次亜塩素酸ナトリウム溶液と過酸化水素の交互洗浄

次亜塩素酸ナトリウム溶液と過酸化水素との**交互洗浄**は、かつては基本術式であったが、現在では欧米の教科書には記載がない。Grossman[24]がH_2O_2とNaClOの交互洗浄を推奨し、その後もStewart[25]が交互洗浄により発生する酸素の発泡により感染源や切削片が物理的に洗浄することを報告後、国内の根管洗浄はH_2O_2とNaClOの交互洗浄が基本術式として教育されてきた。ところがHarrison[26]は3% H_2O_2と5.25% NaClOの交互洗浄を行うことによって、NaClOの抗菌効果が阻害されることを報告し、その後、欧米の教科書からH_2O_2とNaClOによる交互洗浄の記載が消えた。NaClO溶液は、強力な抗菌作用と抗ウイルス作用で細菌、真菌およびウイルスにも有効なことから、最も効果的な根管洗浄剤として欧米では単独で使用されている。国内29歯科大学のうち25校で現在も（2009年）H_2O_2とNaClOの交互洗浄を施している[27]が、H_2O_2による交互洗浄がNaClOの抗菌作用を減弱させることが浸透しつつある。

> **重要 »**
>
> **次亜塩素酸ナトリウム溶液使用上の注意**
> 1) 次亜塩素酸ナトリウム溶液の使用濃度0.5%～10%で**抗菌効果**と**有機質溶解性**を有する。
> 2) 根管洗浄は根管形成前、形成時および形成後に行う。
> 3) 希釈した溶液の安定性は1週間。
> 4) 褐色ビンに保管して使用する。
> 5) 使用時はラバーダム防湿が必要。組織刺激性が強く皮膚および口腔粘膜を損傷する。
> 6) 根尖孔外へ押し出さない。根尖孔外への溢出は痛み、浮腫および膿瘍形成を惹起する。

（2）無機質溶解剤

EDTA

EDTA（ethylenediamine tetraacetic acid）は、根管壁象牙質のCaイオンと結合してカルシウムキレートを形成することによって象牙質を脱灰する。

スミヤー層除去にはNaClOによる最終根管洗浄後に1分間の17% EDTA洗浄が有効であることが示されている。17% EDTAには無機質の溶解だけでなく残存した有機質成分の除去効果も報告されている。EDTA製剤（図12-23）にはゲル状タイプのRCprep、グライドと溶液タイプのモルホニン、スメアクリーンとがある。両タイプともにスミヤー層除去に効果があるが、ゲル状タイプは主に根管形成のファイル操作時の補助剤として併用し、溶液タイプは根管形成終了後のスミヤー層除去に用いることが推奨されている。

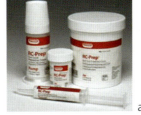
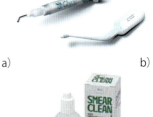
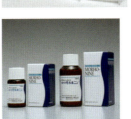

図12-23　EDTA製剤
a) RCprep、b) グライド、c) モルホニン、d) スメアクリーン

2) 根管洗浄用器具

(1) 化学的清掃剤の根管洗浄用器具 (図12-24)

根管洗浄は根尖歯周組織に洗浄液を溢出させないで根尖部根管内まで十分に洗浄可能な器具を必要としている。洗浄用器具には**洗浄針**と**シリンジ**が一体化したタイプと分離したタイプに大別される。前者は洗浄液が強圧でも漏れない特徴を有し、プラスチックシリンジやプラスチックピペットが相当する。後者はステンレススチールの洗浄針とプラスチック注射等を組み合わせて使用する。洗浄針は先端が開口したopen end型と先端が閉じたclose end型に大別されるが、open end型は根尖方向への圧力がかかりやすく洗浄液を根尖孔外に押し出す危険性がある。close endは洗浄針先端の側壁に小孔を付与することで、根管側壁に対して洗浄液を横方向に出すことによって、根尖歯周組織に傷害を与えない工夫がなされ安全性が高い。また、根管内洗浄と同時に吸引装置で薬液を吸引する器具や超音波装置による根管洗浄も普及している。

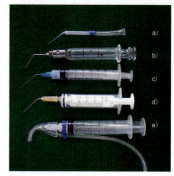

図12-24　根管洗浄の使用器具
a) プラスチックピペット
b) ガラスシリンジ
c) ステンレススチールの洗浄針とプラスチック注射筒
d) ステンレススチールの洗浄針とプラスチック注射筒
e) 根管内洗浄と同時に吸引装置で薬液を吸引する器具

(2) 超音波を利用した根管清掃 (図12-25)

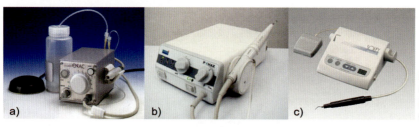

図12-25　超音波発生装置
a) エナック
b) スプラッソン
c) ソルフィー

Richman[30]は、歯科治療領域に超音波を導入した。笠井[31]は、現在の根管治療に根管洗浄効果を目的として超音波の洗浄効果を報告した。その後、Martin[32]も同様に超音波の根管治療における根管洗浄効果の有用性を報告した。しかしながら、当時の超音波を応用した根管洗浄装置では安定した超音波振動を得られず、根管洗浄チップの着脱も困難であり臨床に普及するには至らなかった。その後、臨床応用に可能な根管治療用超音波装置が開発され、駒橋[33]は根管治療用超音波装置の根管洗浄は、根管洗浄液の超音波振動によるacoustic streamingやcavitation作用によって行われることを報告し、根管治療用超音波装置の根管洗浄効果の有効性が確立された。

(石井　信之)

▶ 各種EDTA製剤と成分
RCprep：EDTA-4Na 15%、過酸化尿素10%、水溶性カーボワックス75%
グライド：ポリエチレングリコール、エチレンジアミン4酢酸、過酸化尿素
モルホニン：有効成分 エデト酸ナトリウム水和物 143mg/mL セトリミド 0.84mg/mL
スメアクリーン：3% EDTA、精製水

▶ **根管壁スミヤー層の除去**　各種根管形成用ファイルを使用した根管内には根管壁に残存する象牙芽細胞、象牙前質、および象牙質切削片がスミヤー層として残存している。また、感染根管治療時には根管形成後にも歯髄壊死物質や感染象牙質などがスミヤー層として残存している可能性が高い。これらのスミヤー層は感染源の残存につながり、歯内療法の成功に影響するために根管形成時および根管形成終了後の根管洗浄はきわめて重要である。

第13章 根管貼薬・仮封
Intracanal Medication and Temporary Sealing

一般目標
根管貼薬と仮封の意義および重要性を理解する。

到達目標
①根管貼薬と仮封の目的を説明できる。
②根管貼薬剤と仮封材の所要性質を列挙できる。
③根管貼薬剤と仮封材を分類し、それらの特徴を説明できる。
④根管貼薬および仮封の方法を説明できる。

1．根管貼薬の目的

　歯髄炎では、急性化膿性歯髄炎まで進行すると、象牙細管を介して髄室内の歯髄まで感染が波及する。感染根管では、抜髄根管に比べて根管内への感染が明らかなため、感染源となる有機質を根管から完全に取り除くことがより重要となる。主根管では機械的な拡大形成と有機質溶解剤による化学的清掃を行うことで細菌数は減少するが、象牙細管、側枝、イスマスおよびフィンなどではその効果が及びにくい。したがって、根管内に残存する細菌を効率的に殺滅するには、根管に消毒作用を有する薬剤を貼付する必要がある[1]。根管貼薬は根管内無菌化のために必須であると考えられてきたが、強い細胞毒性、催奇性、催腫瘍性、免疫反応の惹起が報告されるようになり、現在では組織親和性の高い薬剤が選択される。
　根管貼薬の目的は根管内細菌の殺菌と消毒とされていたが、近年、根管治療期間中の細菌増殖抑制および新たな細菌の侵入防止へと変化している。

2．根管貼薬剤の所要性質

1：根管内細菌を死滅できる殺菌作用を有すること
2：根尖歯周組織への為害作用がないこと
3：歯根象牙質に浸透性があること
4：薬効が持続的であること
5：歯質を変質・変色させないこと
6：操作性に優れていること
7：保存が容易であること

3．根管貼薬剤の種類

　根管貼薬剤（根管消毒剤）主成分から分類すると、フェノール製剤、ホルムアルデヒド製剤、ヨード製

剤、水酸化カルシウム製剤、抗菌薬、銀製剤などに分けられる。現在、根管貼薬用の抗菌薬は販売中止となり、銀製剤は歯質を変色させるため使用頻度は減少している。

1）フェノール製剤

（1）フェノールカンフル（CC）

腐食作用はカンフルの配合により減弱されている。フェノールに比べて鎮静、消毒作用は多少減弱する[2]。揮発性を有するため象牙細管深部への浸透性が期待できる。

（2）グアヤコール

ブナの木から抽出したクレオソートの主成分である。クレオソート中からクレゾールやフェノール類などの不純物を取り除き、刺激性を減弱させている。

（3）パラモノクロロフェノールカンフル（CMCP）

優れた消毒作用を有するが組織刺激性は小さい。パラモノクロロフェノールはフェノールに比べて組織刺激性が少なくタンパク凝固作用はない。

（4）パラクロロフェノール・グアヤコール

パラクロロフェノールの強い殺菌・消毒作用とグアヤコールの優れた鎮痛・鎮静・消毒作用を併せもつ根管貼薬剤である。

2）ホルムアルデヒド製剤

（1）ホルムクレゾール（FC）

ホルマリンとクレゾールを主成分とする合剤で、強い消毒作用を有する。ホルマリンはガス化するため、象牙細管内への浸透力が強く、刺激性を有する。クレゾールはタンパク凝固作用を有し、ホルマリンの深達性を抑制し刺激を弱める作用がある。近年では、ホルムアルデヒドの細胞毒性・遺伝毒性と発がん性の危険が指摘され、使用頻度が減少している。また、欧米では本薬品の使用は禁忌とされている。

（2）ホルマリングアヤコール

FC中のクレゾールをグアヤコールに代えて製剤化したものである。FCに比べて長期安定性に優れている。ホルマリンの組織刺激性を緩和する目的で、鎮静・鎮痛作用をもつグアヤコールを配合している[2]。FCと同様に、使用頻度は減少している。

3）ヨード製剤

（1）ヨードチンキ

強力な殺菌作用を有するヨウ素を消毒用エタノールに溶解している。拡散性、浸透性および揮散性に優れ、抗菌作用に選択性がなく広範囲な抗菌スペクトルを有する。

（2）ヨードグリセリン

ヨウ素の殺菌消毒作用、硫酸亜鉛の防腐収斂作用、グリセリンの刺激緩和作用を併せもつ合剤である。

（3）ヨードホルム

黄色の結晶体でエックス線造影性を有する。防腐、制臭、分泌抑制を効能とするが、ヨードホルムに殺菌作用はなく、血清や分泌液と接触しヨウ素を遊離して殺菌作用を有する[2]。

4）水酸化カルシウム製剤

現在、根管貼薬剤のグローバルスタンダードは水酸化カルシウムである。わが国の 29 歯科大学すべてにおいて、水酸化カルシウムを根管貼薬剤として用いる教育を行っている[3]。水酸化カルシウムは 1920 年に歯内療法領域に応用されて以来[4]、安全な根管貼薬剤として広く用いられている[5]。

かつては水酸化カルシウムの試薬を水または水溶液で混和して使用していたが、厚生労働省の認可の問題もあり、現在、根管貼薬剤として用いることができる水酸化カルシウム製剤を以下に示す。

・カルシペックス II（日本歯科薬品、図 13-1a）
・カルシペックスプレーン II（日本歯科薬品、図 13-1b）
・ウルトラカル XSJ（ウルトラデント社、米国、図 13-1c）
・マルチカル（パルプデント社、米国、図 13-1d）

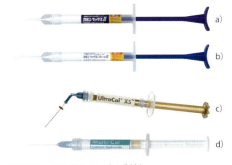

図 13-1　水酸化カルシウム製剤
a) カルシペックス II　b) カルシペックスプレーン II
c) ウルトラカル XSJ　d) マルチカル

4．根管貼薬剤としての水酸化カルシウムの特徴

1）殺菌作用

水酸化カルシウムの殺菌作用は、強アルカリ性（pH 約 12）によるとされている。大部分の細菌は pH9 以上では生存不能であるが、アルカリ環境下でも生育可能な *Enterococcus faecalis* などの *Enterococcus* 属には効果がないことが知られている[6]。

2）有機質溶解作用

水酸化カルシウムの強アルカリ性により、根管壁に残存する歯髄組織などの有機質を溶解する。次亜塩素酸ナトリウム溶液と比べると時間を要するが、根管貼薬剤として使用するには問題ない。また、水酸化カルシウムの根管貼薬により次亜塩素酸ナトリウム溶液の有機質溶解能が促進することが報告されている[7]。

3）LPS 作用

グラム陰性菌の細胞壁を構成する LPS（Lipopolysaccharide、リポ多糖）は、細菌が死滅後に遊離し毒素として作用する。水酸化カルシウムを貼薬することで LPS を変質させ、無毒化する[8]。

4）硬組織形成誘導能

水酸化カルシウムは硬組織形成誘導能を有し、以前より歯根未完成歯の貼薬に根尖部を硬組織で封鎖する目的で使用されている。

5) 歯根吸収抑制作用

再植、移植の際の歯根吸収抑制を目的として用いられてきた。水酸化カルシウムの強アルカリが局所のpHを上昇させ、酸性に傾いた炎症病変を中和して破骨細胞を不活性化し、アルカリフォスファターゼの活性化を引き起こすと考えられている[9]。

6) 止血作用

水酸化カルシウムを貼薬すると出血部の軟組織と接触し、表層に壊死層が形成され、止血する。水酸化カルシウムによって細動脈が収縮するとの報告もある[10]。

7) 滲出液停止作用

同様に滲出液が貼薬した水酸化カルシウムに接触した部位には、壊死層が形成され、滲出液の産生が停止する。

5. 根管貼薬の実際

1) 液状薬剤の貼薬の術式

フェノール製剤やホルムアルデヒド製剤などの液状貼薬剤は、気化して根管内細菌を消毒する効果があるため、ペーパーポイントや綿栓に少量貼付し、根管に挿入する。髄室内には清潔な綿球を置き、内圧変化に対応できる空間を設ける。

2) 水酸化カルシウム製剤の貼薬の術式

プレミックスタイプの既製品のシリンジにそれぞれ専用のニードルを装着し、根尖部から根管口手前までペーストを過不足なく貼薬する。水酸化カルシウムは、その効果を期待する根尖歯周組織や根管壁に直接接触するようにする。ただし、水酸化カルシウムは強アルカリのため根尖孔から押し出すと周囲組織を傷害する。特に押し出された水酸化カルシウムが下顎管や血管に迷入した場合は重篤な傷害となる[11]。シリンジで貼薬する場合、ニードルの先端を根尖から2mm以上離して根管壁とニードルの間にスペースを確保して根尖から溢出させないようにする。

仮封時には、水酸化カルシウムが開拡窩洞の窩壁に残存しないようにする。仮封後、窩壁に残存した水酸化カルシウムは水溶性であるため、唾液に触れると流れる。その結果、仮封材と窩壁の間に間隙が生じ、細菌が漏洩し再感染のリスクが高まるので注意する。

3) 水酸化カルシウムの貼薬期間

水酸化カルシウムの消毒効果は緩やかであり、貼薬期間は1週間以上必要である[12]。

4) 水酸化カルシウムの除去

水酸化カルシウムの貼薬は多くの利点を有するが、除去が難しいという問題がある。しかし、根管充塡を行う際

に水酸化カルシウムが残存していると、根管充填の封鎖性の低下や接着の阻害などの報告がある[13]。したがって、接着性レジン系シーラーを使用する場合には、特に接着阻害因子となる水酸化カルシウムの除去が重要となる。また、根管壁に残存する水酸化カルシウムは、酸化亜鉛ユージノール系シーラーの効果不全も引き起こす。

水酸化カルシウムの除去には根管洗浄に超音波振動を併用するのが効果的とされる[14]が、それでも根尖部に残存しやすい。水酸化カルシウムをクエン酸により化学的に溶解除去する方法も有効である[15]。ウルトラデントクエン酸20%（ウルトラデント社、米国、図13-2）が市販されている。

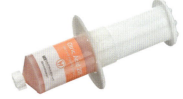

図13-2　ウルトラデントクエン酸20%　水酸化カルシウムを溶解する。

6．仮封

根管貼薬・根管充填後の根管は、封鎖性がよく除去可能な材料で、次回来院時まで髄室の開拡部を塞ぐ必要がある。この処置を仮封、使用する材料を仮封材という。仮封には、口腔内環境下で細菌の侵入を防ぎ、無菌的な根管内の状態維持が求められる[16, 17]。そのため仮封材には、操作性、除去性、機械的な強度などが必要である[17]。

歯内療法中の仮封の良否は、治療成績を大きく左右する。そのため、仮封材の下に綿球を置く場合は、滅菌済みのものを使用し、仮封材の厚みが十分確保できるように考慮する。仮封材の厚みは最低3～4mm必要とされている[18]。

1) 仮封の目的

①次回来院時まで髄室、根管への細菌の侵入を防ぎ、感染を防止する。
②密封により貼付薬剤の効果を発揮、持続させる。
③咬合圧などから根管を保護し、根尖部の安静を保つ。
④貼付薬剤の口腔への漏洩による口腔軟組織の腐蝕や味覚異常などの不快事項を防止する。

2) 仮封材の所要性質

①漏洩に対し抵抗性をもつこと
②収縮しないこと
③溶解性が低いこと
④硬化時間が適当であること
⑤咬合圧に耐える機械的強度を有すること
⑥撤去が簡単であること
⑦許容範囲で治療途中であるとわかる色調を有すること
⑧不快な味覚がないこと

3) 仮封材の種類と特徴

(1) 水硬性仮封材

根管治療時の仮封材の使用頻度は、水硬性仮封材が最も高い[19-21]。水硬性仮封材は、練和を必要とせず、稠度を心配する必要がない。

水硬性仮封材は、**酸化亜鉛、硫酸カルシウム**を主成分とし、硬化機序は石膏と同様である。すなわち、半水石膏が口腔内の水分と反応し、二水石膏に変化して硬化する。硬化時にわずかに膨張するため封鎖性は良好とされている[22]。

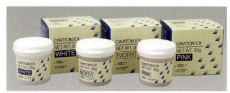

図13-3 キャビトンEX

水硬性仮封材の最大の欠点は、硬化が遅いことである。硬化の目安は30分で0.5 mm程度、6時間で1.5〜2.0 mm、その後は硬化深度にほとんど変化はない[23]。硬化が完了するまでは、強度が低く、摩耗などで仮封が損なわれるおそれがある。したがって、患者には処置後30分から1時間は食事を控えるように指導する必要がある。

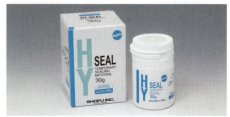

図13-4 ハイシール
HY剤が含有され、歯質強化やプラーク抑制効果も期待される。

国産の水硬性仮封材を紹介する。キャビトンEX（ジーシー、図13-3）は硬化が早く、硬化膨張を抑え、最終的な硬さを調整し、除去性も向上した。ハイシール（松風、図13-4）は、HY材が含有され、歯質強化やプラーク抑制効果も併せて期待される製品である。

使用上の注意点は、容器からセメントを取り出すときには滅菌した器具を用いること、使用後は容器のキャップをしっかりとしめ、空気中の水分による硬化を防止することの二点である。

水硬性仮封材は、超音波スケーラー、エンジン等で機械的に除去する。除去後、窩洞内に汚染された仮封材が残存していないかよく確認する。

(2) 酸化亜鉛ユージノールセメント（図13-5）

仮封材として長く応用されてきたが、近年、水硬性仮封材に移行しつつある。その理由の一つに、ユージノールによるレジンの効果阻害があげられる。近年、接着技術の進歩に伴い、レジン充填の適応範囲の拡大、ファイバーポスト併用レジン支台築造の普及、レジンセメントの適応機会の増加のなどにより、ユージノールの使用には改めて注意が必要である。また、ユージノール由来の独特の臭気が臭いに敏感な患者に敬遠される。

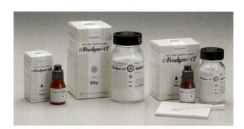

図13-5 ネオダインα（ネオ製薬工業）
硬化時間の安定と練和時・除去時の操作性を向上させた酸化亜鉛ユージノールセメント

酸化亜鉛ユージノールセメントは熱により軟化するため、加熱した器具が除去に用いられる。加熱除去時にはラバーダムシートの直下に皮膚や粘膜があるので、器具による熱傷に十分に注意する。特に患歯に集中すると、対顎の口唇に熱傷を生じやすい。

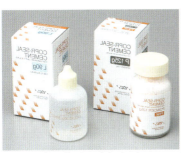
図 13-6 カッパーシールセメント
強化型リン酸亜鉛セメント。強度はあるが接着性はない。

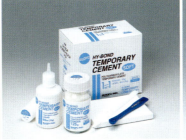
図 13-7 ハイ-ボンドテンポラリーセメントソフト

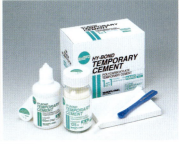
図 13-8 ハイ-ボンドテンポラリーセメントハード

(3) 銅セメント（カッパーシールセメント、ジーシー、図 13-6）

リン酸亜鉛セメントの酸化亜鉛末に銅の粉末を加え、硬化時の機械的強度を増している。

(4) グラスアイオノマーセメント

グラスアイオノマーセメントは、信頼性の高い仮封材であり、仮封が長期に及ぶ場合に推奨される。

(5) ポリカルボキシレートセメント

ハイ-ボンドテンポラリーセメントソフト（松風、図 13-7）が１週間程度の仮封、ハイ-ボンドテンポラリーセメントハード（松風、図 13-8）が３週間程度の仮封に使用されている。

(6) テンポラリーストッピング

口腔内の温度変化や咬合圧で容易に変形するため、辺縁封鎖性は乏しい。根管治療時の仮封材には単独で使用せず、ほかの仮封材と併用する（二重仮封、図 13-9）。

(7) サンダラックバーニッシュ

ヒノキ科の植物由来の天然樹脂サンダラックをアルコールで溶解したもの。アルコールの蒸散により被膜化するため、綿球に浸して非密封性の仮封材としている[24]。

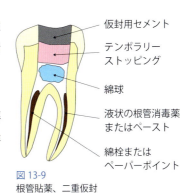
図 13-9 根管貼薬、二重仮封

4）仮封法

(1) 二重仮封

厳密な仮封が要求される場合に、開拡窩洞の下層にテンポラリーストッピングを敷き、口腔に露出する上層に封鎖性の良好な仮封材を置く。仮封材除去時の水硬性仮封材の削粉やセメント小片が根管内に落下するのを防ぐ（図 13-9）。

(2) サンダラック仮封

サンダラック綿球を用いた仮封法である。急性化膿性根尖性歯周炎によって根管から排膿が継続するような場合（図 13-10）、内圧上昇による疼痛増悪を回避するために根管を開放し、歯槽骨内に貯留する膿性滲出液を速やかに根管から排出させ（矢印）、症状の緩解を図る（図 13-11）。排膿が停止した場合には直ちに封鎖性のよい仮封法に移行する。

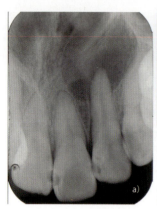 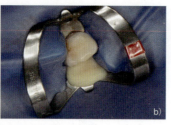 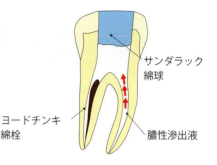

図 13-10
根管の開放が必要な症例
29 歳の男性 上顎左側側切歯
a：初診時のエックス線写真
b：根管からの排膿

図 13-11　サンダラック仮封

(3) ワイザー仮封

　穿通仮封法ともいう。根管にブローチを挿入したまま仮封材で仮封した後、ブローチを引き抜くことで根管からの排膿路を確保できるようにした仮封法である。

（北村　和夫）

第14章 根管充塡

Root Canal Filling

一般目標
根管充塡の意義と重要性を理解する。

到達目標
①根管充塡の目的、時期および方法を説明できる。
②根管充塡材（剤）の所要性質を列挙できる。
③根管充塡材（剤）を分類し、それらの特徴を説明できる。
④各種根管充塡法の特徴と方法を説明できる。
⑤根管充塡の術後評価と予後を説明できる。

1. 根管充塡の目的

　根管充塡の目的は、大きく分けて二つある。一つは、根管の清掃拡大によって無菌化した根管に、細菌が侵入して再感染しないよう、封鎖することである。根管を緊密に充塡し根尖歯周組織との連絡を遮断することによって、根尖歯周組織は安静が保たれる。

　しかし、実際には根管の完全な無菌化（細菌をゼロにすること）は難しい。ブドウ球菌、レンサ球菌の直径が $0.8 \sim 1.0 \mu m$ であるのに対し、象牙細管の直径は $0.8 \sim 2.2 \mu m$ もあり、細菌は根管から $300 \mu m$ ほど象牙細管内へ侵入する[1]。

　すなわち、根管治療を施しても、取り除くことのできない細菌が根管内に残存する。除去しきれなかった細菌を象牙細管内を含む根管内に封じ込め、不活性化させて再活動を防止するのがもう一つの目的である[2,3]。

　根管充塡は、根管の最終処置で、根管が緊密に封鎖されたか否かは予後を左右する。したがって、根管治療を成功させるためには、充塡材を根尖狭窄部まで過不足なく緊密に封鎖する必要がある。

　しかし、根管充塡後でも根管口が口腔内に曝露された場合、細菌は3〜60日で根尖孔付近に到達する[4,5]。したがって、根管充塡後は早期の歯冠修復による歯冠側からの漏洩防止が重要となる。

> **重要 »**
> 根管充塡は、根尖歯周組織の安静を保つため、治療後の空虚な根管を生体に無害な材料で封鎖し、細菌などの刺激物が侵入するのを防ぐために行われる。これにより、根尖に病変のない歯では健康が維持され、病変のある歯では治癒が起こる。

2. 根管充塡の時期

　根管充塡の時期は、抜髄や感染根管治療に引き続き、治療経過や症状の推移などをもとに、根管充塡が可能か否かを判断する。抜髄歯と感染根管治療歯とでは、若干、根管充塡の時期の判断基準に違いはある。その要件を表に示す（表 14-1）。

抜髄根管では細菌の栄養源となる歯髄残遺物や象牙前質などの有機物が、また感染根管では腐敗した歯髄や根管壁の感染歯質が、根管の拡大形成によって確実に除去されているとともに、緊密な根管充填が可能な形態に根管が形成されていることが必要である。

抜髄を行った歯に痛みがあるときは、残髄炎や抜髄後の根尖歯周組織に炎症が持続していることが考えられ根管充填は行えない。また感染根管歯で痛みや根管から排膿、出血があるときは、根尖の病変に急性炎症が惹起していることが考えられ、根管充填を行うと、さらに症状が悪化するおそれがある。

根管から少量の滲出液があってもほかに症状がないときは、根管充填が可能とされるが、滲出液が多いときは炎症の悪化が疑われ、また根管の乾燥が得られないと緊密な根管封鎖は行えない。さらに根尖相当部歯肉に発赤、腫脹、圧痛があるときや、瘻孔がある歯で閉鎖していないときは、根尖歯周組織に炎症が持続している。

なお貼薬したペーパーポイントに着色や腐敗臭があるときは、仮封材の漏洩による根管内の汚染や、根尖歯周組織の炎症の持続が疑われる。

通常の根管細菌培養検査では、感染の主体となっている嫌気性菌の検出は難しく、必ずしも根管内細菌叢の実態を表すものではないが、結果が陽性であることは根管が細菌の生息可能な状態にあり、根管の拡大形成が不足していることが考えられる。このようなときは、根管の拡大形成や根管消毒を、再度行う必要がある。

表 14-1　根管充填の時期

1.	拡大形成が完了し、感染源ないしは感染源となりうる物質が除去されている
2.	根管充填が可能な根管形態に形成されている
3.	自発痛や咬合痛、打診痛などの痛みがない
4.	根管から排膿や出血がない
5.	根管から滲出液がないか、あっても少量である
6.	根尖相当部歯肉に、発赤や腫脹、圧痛がない
7.	瘻孔があった歯では、閉鎖している
8.	貼薬ペーパーポイントに着色や腐敗臭がない
9.	根管の細菌培養検査結果が陰性である

> **重要 》》**
>
> 根管充填後に、根尖歯周組織に炎症が惹起ないしは増悪し、痛みや腫脹などの急性症状が起こることがないか否かを判断し、根管充填の時期が決定される。

3. 根管充填材（剤）

1）根管充填材の所要性質

根管充填材は、根尖部で根尖歯周組織と接するため、根管充填材としての材質的な要求のほかに、生体に為害性がないなど生物学的な要求をも満足する必要がある。

根管充填材に望まれる所要性質を表に示すが、すべての要求を満たす理想的な根管充填材はいまだに存在しない（表14-2）。

根管充填材は、根尖歯周組織に炎症を惹起し傷害することがないように、生体に無害で組織親和性があることが望まれる。また根管内で長期にわたって存在するため、物理的に安定で体積が収縮せず、化学的にも安定で変質を起こさず、緻密な材質で滲出液などを浸透せず、吸収されることなく根管壁に密着・接着し、継続的に根管を緊密に封鎖できる材質であることが必要である。さらに狭小な根管内でも良好に充填操作が行え、エックス線に不透過性で充填状態が確認でき、再治療を行う必要があるときは容易に除去できなければならない。

表 14-2　根管充填材の所要性質

1.	生体に無害で組織親和性がある
2.	物理的・化学的に安定である
3.	緻密な材質である
4.	非吸収性である
5.	根管壁に密着し接着性がある
6.	操作性が良好である
7.	エックス線不透過性である
8.	必要に応じて根管から除去できる
9.	無菌的であるか、容易に滅菌が行える
10.	歯質を変質・変色しない
11.	持続的な消毒・防腐作用がある
12.	骨性瘢痕治癒促進作用がある

また無菌的で容易に滅菌が行え、歯質に対し変質や変色を起こさせない材質であることが望まれるほか、根管内に残存するおそれのある細菌に対して持続的な消毒・防腐作用を有し、硬組織の添加により根尖孔の閉鎖を促す骨性瘢痕治癒促進などの薬理作用を有することも期待される。

> **重要》**
>
> 根管充填材は、根尖で生体と接するため為害性がなく安定な材料であることが、また狭小な根管で使用可能な操作性を有する材質であることも必要とされる。半固形充填材（ガッタパーチャ系根管充填材など）、固形充填材（プラスチックポイント）、根管用シーラー（根管用セメント）、糊剤に大別される。薬理作用を有する根管充填材（糊剤）は、根管充填材と記述されることがある。

2）根管充填材の種類

材質や使用目的により、半固形充填材、固形充填材、根管用シーラー、糊剤に大別される。

(1) 半固形充填材

半固形充填材は、加圧により変形するため、根管壁に圧接することができる。ガッタパーチャを成分に含む根管充填材は、消毒や骨性瘢痕治癒促進などの薬理作用は有しないが、化学的、物理的に安定で組織親和性があり、操作性も良好で、根管充填材として必要な多くの所要性質を満足するため多用されている。

a. ガッタパーチャ系根管充填材の成分と特徴

ガッタパーチャは、熱帯に自生する赤鉄科の樹木から採取、精製した天然のゴム類似物質である（図14-2）。多種の不純物を含むが化学的には1-4トランスポリイソプレンを主体とし、天然ゴムの1-4シスポリイソプレンとは $-CH_2-$ 基の配置が異なっている（図14-3）。

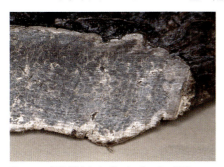

図14-2 粗精製されたガッタパーチャ樹脂の断面

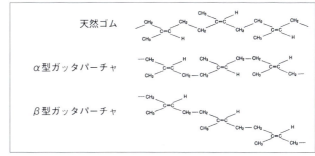

図14-3 天然ゴム（1-4シスイソプレン）とα・β型ガッタパーチャ（1-4トランスポリイソプレンの分子構造）

ガッタパーチャの1-4トランスポリイソプレンは、天然ゴムのような弾性はなく固く脆い。ガッタパーチャには、α型とβ型の2つの結晶型があり融点などの温度特性が異なるが、市販のガッタパーチャ材はα・βの混合型であるとされる。

ガッタパーチャは、天然ゴムと同様に酸素によりイソプレン分子間に架橋結合が起こるため、劣化を起こすと脆さが増し体積が収縮する。

根管充填用のガッタパーチャ材の組成は、メーカーにより異なり詳細は不明であるが、ガッタパーチャのほかに酸化亜鉛などからなる（表14-3）。最多成分はフィラーとしての酸化亜鉛で、これをガッタパーチャが基材として包含し、造影剤として硫酸バリウムなどの重金属塩が、軟化温度や硬さなどの物性の調整お

表14-3 根管充填用ガッタパーチャ材の組成

α・β型ガッタパーチャ	19〜22%
酸化亜鉛	59〜79%
重金属塩	1〜17%
ワックス・レジン・他	1〜4%

および抗酸化剤としてワックス、レジンが添加されている。

　一般に根管充填用のガッタパーチャ材は、25℃でしなやかさを生じ、60数℃で軟化し、100℃前後で融解するが、ポリイソプレンの意図的な分子量低下やパラフィンワックスの添加により、40数℃で軟化し高い流動性を有する製品もある。

b. ガッタパーチャポイント

　ガッタパーチャポイントは、細いポイント状に成形された根管充填用のガッタパーチャ材である。

a）ガッタパーチャポイントの長所と短所

　ポイント（コーン）状に加工することにより、狭小な根管に挿入することができ、また加圧や加熱により変形するため圧接操作が可能で根管を緊密に封鎖できる（表14-4）。

表14-4　ガッタパーチャポイントの長所

| 1. 生体に無害で組織親和性がある |
| 2. 物理的・化学的に安定である |
| 3. 緻密な材質である |
| 4. 非吸収性である |
| 5. 操作性が良好である |
| 6. 圧接が可能である |
| 7. エックス線不透過性である |
| 8. 必要に応じて根管から除去できる |
| 9. 歯質を変質・変色しない |

　その反面、可塑性を有する軟質な材質のため、細いサイズのガッタパーチャポイントは脆弱感があり根管に挿入しにくく、また極端に太い根管や偏平な根管、樋状根管などでは根管にポイントが適合しにくい。接着性がないため、根管壁とガッタパーチャポイント間、ポイントとポイント間の微小な空隙を埋めるため、**根管用シーラー**を併用し充填する必要がある。また保管状況によっては劣化を起こし、固さや脆さが増して圧接ができなくなるほか、加熱により変形するため滅菌しにくいなどの欠点もある（表14-5）。

表14-5　ガッタパーチャポイントの短所

| 1. 細いものは脆弱感があり操作性が悪い |
| 2. 根管の形態によっては適合しにくい |
| 3. 接着性がない |
| 4. 劣化を起こす |
| 5. 殺菌性などの薬理作用がない |
| 6. 加熱による滅菌が行えない |

b）マスターポイントとアクセサリーポイント

　ガッタパーチャポイントは、根管の太さに合わせ選択する**マスターポイント**（図14-4）と、根管の空隙を埋めるため補助的に使用するアクセサリーポイント（図14-5）がある。マスターポイントは、ANSI規格No.78に基づくテーパーが0.02の15番～140番までのサイズ（表14-6）があるが、その他、ニッケルチタンロータリーファイルと同サイズのテーパーの大きい0.04、0.06の製品も市販されている。アクセサリーポイントは、同規格によるXFからXLまでの9種類のサイズ（表14-7）があるが、メーカーによる独自のサイズのものもある。

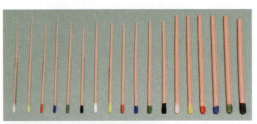

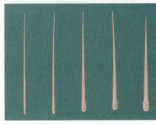

図14-4（上）マスターポイント　左より15～140番の各サイズのポイント
図14-5（下）アクセサリーポイント　左からFF, MF, F, FM, Mの各サイズのポイント

▶**ガッタパーチャポイント**　ガッタパーチャ樹脂は、1847年にHillによりストッピングに、1867年にBowmanにより根管充填材に応用され、1887年にS.S.White社がガッタパーチャポイントの製造を開始した。以来、根管充填材の主流として使用され続けている。工業的に合成されたイソプレンは、有害な微量残留物質を含むおそれがあるため、ガッタパーチャポイントには応用されていないが。一時、化学的に合成されたポリカプロラクトン製のものが市販されていたが、現在販売は終了している。
▶**架橋結合（Cross-linking）**　化学反応において、複数の分子を別の分子で1つにつなぎとめる結合。

表14-6　ANSI規格No.78によるマスターポイントのサイズと径（mm）

番号	先端の仮想径 (D_0)	先端から3mmの径 (D_3)	先端から16mmの径 (D_{16})	カラーコード
15	0.15	0.21	0.47	白
20	0.20	0.26	0.52	黄
25	0.25	0.31	0.57	赤
30	0.30	0.36	0.62	青
35	0.35	0.41	0.67	緑
40	0.40	0.46	0.72	黒
45	0.45	0.51	0.77	白
50	0.50	0.56	0.82	黄
55	0.55	0.61	0.87	赤
60	0.60	0.66	0.92	青
70	0.70	0.76	1.02	緑
80	0.80	0.86	1.12	黒
90	0.90	0.96	1.22	白
100	1.00	1.06	1.32	黄
110	1.10	1.16	1.42	赤
120	1.20	1.26	1.52	青
130	1.30	1.36	1.62	緑
140	1.40	1.46	1.72	黒

長さは30±2mm

表14-7　ANSI規格No.78によるアクセサリーポイントのサイズと径（mm）

サイズ	先端から3mmの径 (D_3)	先端から16mmの径 (D_{16})	テーパー
XF（extra-fine）	0.20	0.45	0.019
FF（fine-fine）	0.24	0.56	0.025
MF（medium fine）	0.27	0.68	0.032
F（fine）	0.31	0.80	0.038
FM（fine-medium）	0.35	0.88	0.041
M（medium）	0.40	1.10	0.054
ML（medium-large）	0.43	1.25	0.063
L（large）	0.49	1.55	0.082
XL（extra-large）	0.52	1.60	0.083

長さは30±2mm

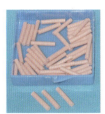
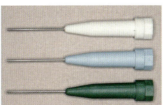
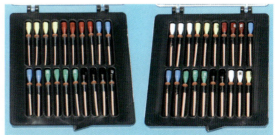

図14-6（左）　オプチュラⅡ・Ⅲ用のガッタパーチャ材
ペレット状で加熱したシリンジ内に導入し軟化する。
図14-7（右）　ウルトラフィル3D用のガッタパーチャ材
ガッタパーチャ材は40数℃で軟化する特殊なタイプで、カニューレ内に封入されている。硬化時間の異なる3種がある。

図14-8　サーマフィル
軸部のガッタパーチャ材を加熱、軟化し根管に挿入する（左：20～40番、右：45～100番）。

c．他のガッタパーチャ系根管充塡材

　近年の新たな根管充塡用機器、器材の開発とともに、特殊な形状の製品が市販されている（図14-6~8）。

（2）固形充塡材

　圧接性に乏しい強固な材質で作られた根管充塡材は、固形充塡材として分類される。

a. プラスチックポイント

ポリプロピレン樹脂製のポイント（フレックスポイントネオ®）が、市販されている（図 14-9）。ポリプロピレンに硫酸バリウムを造影剤として添加したもので、ANSI 規格 No.78 に基づき作られた各種のサイズがある。物理的・化学的に安定した材質で組織親和性があり、オートクレーブによる滅菌も可能であるが、圧接ができないため加圧充填法には適さない。

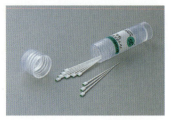

図 14-9　ポリプロピレン樹脂製のポイント（写真は 35 番のサイズ）

(3) 根管用シーラー（根管用セメント）

根管用シーラーは、ガッタパーチャポイントなどの接着性がない充填材による充填時に、根管壁や充填材間の微細な空隙を塞いで根管に固定し、封鎖性を向上させるために使用される。根管充填時にシーラーを使用した場合と使用しなかった場合で漏洩性を調べた実験で、シーラーを使用しない根管充填は漏洩がみられたとの報告がある[6]。したがって、シーラーは根管充填に必須であり、多くの種類がある。

a．酸化亜鉛ユージノール系

酸化亜鉛ユージノール系のシーラーは、酸化亜鉛ユージノールセメントの一種で、亜鉛とユージノールとのキレート結合により硬化する。代表的な酸化亜鉛ユージノール系のシーラーであるグロスマンシーラー（Grossman's Sealer）の処方を、表に示す（表 14-8）。

表 14-8　グロスマンシーラーの組成

粉末	酸化亜鉛	42%
	ロジン	27%
	次炭酸ビスマス	15%
	硫酸バリウム	15%
	ホウ酸ナトリウム	1%
液剤	ユージノール	100%

根管用の酸化亜鉛ユージノールセメントは、根管内で圧接により菲薄な層となるよう通常の酸化亜鉛ユージノールセメントよりも粉末の粒子が細かく、また十分な操作時間確保のため硬化は遅めに調整されている。次炭酸ビスマスや硫酸バリウムは造影剤として、ロジンは滑らかさの付与など物性改善のために添加されている。

わが国において多用されているキャナルス®は、グロスマンシーラーの処方を基本としているが、液剤にはオリーブ油などが添加されている。ほかに、カナダバルサムやアーモンド油を添加したものなど各種の製品がある。また 2 つのペースト材を混ぜ合わせ使用するシリンジタイプとしては、ニシカキャナルシーラーユージノール系クイック E-Q®、ニシカキャナルシーラーユージノール系ノーマル E-N® がある。さらにユージノール量を低減してオレイン酸を添加し、組織刺激性を低下させたキャナルフィルシーラー NDU があるが、本材は硬化後に膨張するという特徴を有する。

b．水酸化カルシウム系

根尖部における骨性瘢痕治癒促進を目的として水酸化カルシウムが配合されている。一般に酸化亜鉛の配合量を減じ、水酸化カルシウムが添加されている。粉末と液剤を練和するものとしてデンタリス NX® やデンタリス KEZ® が、2 つのペースト材を混ぜ合わせ使用するものとしてシーラペックス®（Sealapex）がある。

c．レジン系

欧米では、以前からレジンを主成分とするシーラーが市販され、臨床応用されている。エポキシレジン系の AH26®、AH プラス® と AH プラスジェット® などである。以前のレジン系シーラーは、基本組成に

レジンを使用し、硬化体の物性向上を目的に開発が進められたため、接着性シーラーと呼べなかった。

しかし今世紀に入り、歯冠修復用の接着システムを応用することにより、根管象牙質に高い接着性能を有したシーラーの開発が進んだ。4-META系レジンのスーパーボンド®根充シーラーと4-META系レジンの接着性に軟質化による除去性を加えたメタシールsoftなどがある。いずれも接着性モノマーを含有し、接着性シーラーと呼ぶにふさわしい根管用シーラーである。レジン系の接着性シーラーは他のシーラーと比較して封鎖性と機械的強度が高い[7]。

根管形成された根管内に接着性シーラーを充填すると、根管象牙質とシーラーの接着界面には明瞭な樹脂含浸層が形成され、象牙細管内には長いレジンタグの侵入を認める（図14-10）。また、レジンが浸透するポイントを使用することにより、歯質・レジン・ポイントが一体化したモノブロック構造[8]を形成され（モノブロック化）、歯根破折の予防につながると期待されている。

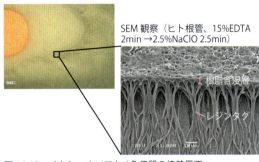

図14-10 メタシールソフト/象牙質の接着界面
レジンタグと樹脂含浸相で根管象牙質と強固に接着し、緊密に封鎖することで、良好な歯質接着性を得る。

MTAフィラペックス（アンジェラス社、ブラジル）は、サリチル酸レジンにMTA（Mineral trioxide aggregate）を添加したレジン系シーラーである。本シーラーは、キャタリストに40％MTAが含まれており、硬化する過程で水酸化カルシウムが生成されることにより高いpH値を示し、硬組織誘導能と生体適合性を有する。

d．その他

ユージノールの替わりに、ほかの油性成分を使用し刺激の軽減を図った非ユージノール系のキャナルスN®やMGOシーラーがある。また、組織刺激性が少ないグラスアイオノマーセメント系のKetac-Endo®や、シリコン系のロエコシール®、組織親和性の良好なハイドロキシアパタイト系のサンキンアパタイトシーラー®などがある。

> **重要 »**
> 根管用シーラーは、半固形充填材や固形充填材では塞ぐことのできない根管内の微細な空隙を充たし、根管の封鎖性を向上させるために使用される。操作性の良好な酸化亜鉛ユージノール系のシーラーが多用されているが、根尖孔から溢出すると硬化時に残存した未反応の遊離ユージノールが根尖歯周組織を刺激する。このため生体に刺激性のないシーラーの開発が求められている。

（4）糊剤

糊剤は、成分として含まれる薬物の薬理作用を期待した根管充填材であるが、吸収性で緊密な根管封鎖を行うことが困難なため、行う機会は少ない。

a．水酸化カルシウム製剤

水酸化カルシウム製剤は、根尖部の骨性瘢痕治癒を期待し使用される。カルビタール®やビタペックス®があるが、組織に吸収されるため乳歯の根管充填に使用される。

b．その他

エヌ・ツーユニバーサル®（N2）は、酸化亜鉛とユージノールを基本に、多種な成分が添加されている。強力な殺菌作用を有するが、成分に鉛や有機水銀などを含むとされ、使用については疑問の多い根管充填材である。

> **重要**
>
> 糊剤は、消毒・殺菌や骨性瘢痕治癒など、成分中の薬物の薬理作用を期待した根管充填材である。糊剤は吸収性で緊密な根管封鎖を行うのが難しく、また現在では根管内の感染源を除去し、生体に無害なガッタパーチャ材で根管を物理的に封鎖すれば良好な予後が得られるとの考えから、糊剤のみによる根管充填は行われなくなっている。

4. 根管充填法

1) 使用器具

　根管充填に使用する器具としては、根管充填用ピンセットやスプレッダー、根管用プラガー、ルーラー、エンドゲージ、レンツロのほかに、ハサミや練板（紙練板）、セメントスパチュラなどがある。

　根管充填用ピンセットは、ガッタパーチャポイントやペーパーポイントが把持しやすいように先端部に溝を有し、ポイントを把持したまま固定できるものもある（図 14-11）。

　スプレッダーは、側方加圧充填時に針状の先端部を根管に挿入してガッタパーチャポイントの圧接に用いる器具で多くの製品がある（図 14-12）。手用のほかに指先で操作するフィンガー用のものがある（図 14-13）。

　根管用プラガーは、スプレッダーと同様に手用とフィンガー用があり、平坦な先端部で充填材を根尖方向に圧接するのに使用する（図 14-14）。主に垂直加圧充填時に用いる。

　スプレッダーや根管用プラガーは、根管の太さに合わせて使用するため径やテーパーが異なる多種のサイズがある。

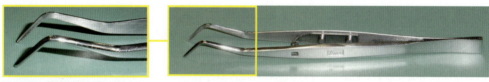

図 14-11　根管充填用ピンセット

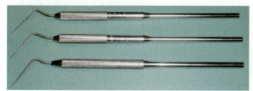

図 14-12　スプレッダー
Star Dental D11（上）、Star Dental D11（中）、ニッケルチタン製の Roeko D11T（下）

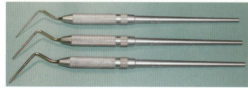

図 14-14　根管用プラガー
太さの異なる 3 種のサイズ

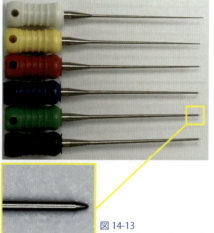

図 14-13
フィンガースプレッダー
（マニー）

　ルーラーは、ガッタパーチャポイントなどの長さの測定に（図 14-15）、エンドゲージはガッタパーチャポイントの太さの測定や、根管への適合度の調整に使用する（図 14-16）。

　レンツロは、先端が螺旋状の細いしなやかな器具で、コントラアングルハンドピースに装着して回転させ、

シーラーや糊剤の根管内への填入に用いる（図14-17）。

ほかに、ガッタパーチャポイントの太さ調整にハサミが、練板（紙練板）とセメントスパチュラがシーラーの練和に使用される。

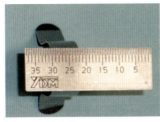

図14-15　ルーラー
写真は指に装着し使用するフィンガールーラー

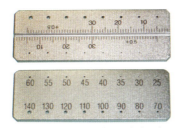

図14-16　エンドゲージ表面（上）、裏面（下）
ポイントを挿入し径を調べるための小孔が付与されている。

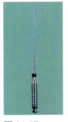

図14-17　レンツロ

> **重要 »**
> 緊密な根管封鎖を得るためには、スプレッダーや根管用プラガーにより、ガッタパーチャポイントを圧接する加圧充填法を行う必要がある。また近年では、根管充填の効率性や確実性を求め、新たな装置、器材を使用した充填法が開発されている。

2）ポイント類による根管充填法

（1）単一ポイント法（シングルポイント法）

単一ポイント法は、レンツロによりシーラーを充たした根管に、マスターポイントを1本挿入して、根管を充填する方法である（図14-18）。根管は解剖学的に複雑で、本法では緊密な根管の封鎖は困難であるため、現在では推奨される充填法ではない。近年、ニッケルチタンロータリーファイルの形状に合わせて製作されたテーパーの大きいポイントをマスターポイントに用いて、シングルポイント法で充填するマッチドコーン法も断面が円形に近い根管では高い充塞率が期待できる[9]。しかし、楕円根管や偏平根管ではシーラーへの依存性が高く不向きである。ガッタパーチャポイントのほかに、プラスチックポイントが使用される。

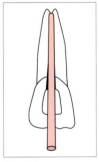

図14-18
単一ポイント法

（2）側方加圧充填法

スプレッダーによりマスターポイントを圧接し、生じた空隙にアクセサリーポイントを挿入、以後、スプレッダーによる圧接とアクセサリーポイントの挿入を繰り返し、緊密な根管の封鎖を図る充填法を、側方加圧充填法という。圧接によりガッタパーチャポイントは変形し、根管は緊密に封鎖される（図14-19）。

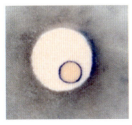 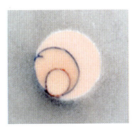 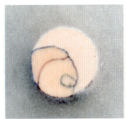 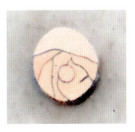

図14-19　側方加圧充填法によるガッタパーチャポイントの圧接（根管模型使用）
スプレッダーによる圧接により、各切断面のガッタパーチャポイントは変形し、根管壁に密着している。

a．術式

①マスターポイントの選択と試適

　根管に作業長分、きつめに挿入される（**タグバック**のある）マスターポイントを選択する。サイズが合わないときは、ハサミでマスターポイントの先端を切断し太さを調整することもある。

②根管用シーラーの塗布

　練和したシーラーを、根管壁に塗布する。側方加圧充填法では多量のシーラーは必要としないため、レンツロの替わりに最終拡大に使用した1番手前のサイズのファイルの先端部にシーラーを付着し、根管内で反時計方向に回転し上下すると適量のシーラーが塗布できる。

③マスターポイントの挿入

　マスターポイントの先端に少量のシーラーを付着し、内部の空気を根管口から押し出すようにして静かに根管に挿入する。

④スプレッダーによる圧接

　根管にスプレッダーを挿入し、マスターポイントを圧接する（図14-20a）。スプレッダーの根管からの撤去は、マスターポイントを指で押さえスプレッダーを小刻みに反復回転すると、スプレッダーは自然に浮き出てポイントを根管に残したまま取り出すことができる。

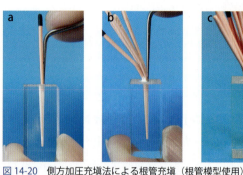

図14-20　側方加圧充填法による根管充填（根管模型使用）
(a) マスターポイントの圧接、(b) 圧接の繰り返し、(c) 圧接終了時

⑤アクセサリーポイントの挿入

　圧接により生じた空隙に、アクセサリーポイントを挿入する。

⑥スプレッダーによる圧接とアクセサリーポイントの挿入

　スプレッダーによる圧接とアクセサリーポイントの挿入を、根管にアクセサリーポイントが挿入できなくなるまで繰り返す（図14-20b、c）。

　スプレッダーに付着したシーラーは、挿入の阻害となるためガーゼなどで清拭する。また根管から撤去したスプレッダーにシーラーが付着していないときは、根管内のシーラーが不足しているため、アクセサリーポイント先端にシーラーを付着して根管に挿入し補充する。

⑦ガッタパーチャポイントの切断

　火炎で熱した根管用プラガーなどで、ガッタパーチャポイントを根管口部で一気に焼き切ったのち、冷えたプラガーで根尖方向に圧接し充填操作を終了する。

b．側方加圧充填法における注意点

　側方加圧充填法により緊密な根管充填を行うためには、スプレッダーの根管深部への受け入れを可能とする十分な**根管テーパー**と、挿入性、圧接性、操作性に優れたスプレッダーの選択が重要である（図14-21）。良好に圧接の行えるスプレッダーとしては、先端から3mmの径（D3）が0.30mm、先

▶**タグバック**　根管の先端から1mm手前、すなわち作業長マイナス1mmの長さで、根管にきつく把握されるマスターポイントを選択、ないしはマスターポイントの先端をハサミで切断し太さを調整する方法である。試適時に根管からポイントを引き抜くと抵抗感が感じられるため、タグバックという。スプレッダーを根管に挿入し圧接すると、タグバックを行ったマスターポイントは根管先端まで圧入され緊密な封鎖が得られるとともに、ポイントの根尖孔からの押し出しが抑制できる。

端から16mmの径（D16）が0.86mmの太さのStar Dental DIITスプレッダーが奨励される。

アクセサリーポイントは、スプレッダーにより拡げられた空隙に挿入されるため、スプレッダーよりも細いサイズのものが選択される。しかし、細すぎるアクセサリーポイントは、圧接回数が増加し操作も不安定になるため、なるべくスプレッダーの径に近くかつ細いポイントを選択すると効率的に良好な充填が行える。

側方加圧充填法と垂直歯根破折との関係が指摘されている。太くテーパーの大きいスプレッダーの使用や過度の加圧は、垂直性歯根破折を誘発するため避けるべきである。さらに根管の先端部は根尖孔や副根管などが存在し歯質が脆弱なため、スプレッダーの根尖までの挿入は避け、スプレッダーが歯質脆弱部にじかに接触しないよう、根管への挿入は根管先端1mm手前までにとどめる。

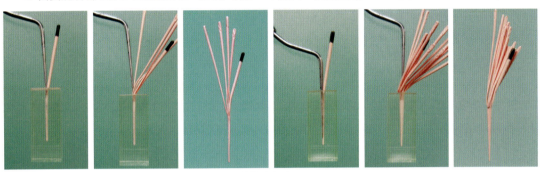

図14-21 根管テーパーとスプレッダー選択の重要性（根管模型使用）
テーパー（0.02）の小さい根管では、スプレッダーは根管に深く挿入できず十分な圧接は行えない（左）。テーパー（0.07）が適切に付与された根管では、スプレッダーは根管深部まで挿入でき十分な圧接が行える（右）。

> **重要 >>**
>
> 側方加圧充填法は、比較的、容易に緊密な根管封鎖が行えるため、世界中で行われている標準的な根管充填法である。基本となる根管充填法として、十分に理解しておく必要がある。
>
> **側方加圧充填法を緊密に行うには**
> スプレッダーが根管の先端付近まで到達することを可能とする根管テーパーの付与と、挿入しやすく圧接が行いやすいスプレッダーを選択することが必要である。他に、根管先端部でガッタパーチャポイントを受け止め圧接を可能とするアピカルシートの設置や、スプレッダーのサイズに合ったアクセサリーポイントの選択も封鎖性を左右する大きな要因である。
>
> **垂直性の歯根破折を起こさないためには**
> 太くテーパーの大きいスプレッダーは、楔状効果により根管内から歯質を離開し歯根破折を起こしやすい。また根尖部は解剖学的に歯質が脆弱で、スプレッダーが直接、接触すると破折を起こすおそれがあるため、スプレッダーの挿入は根管先端の1mm手前までにとどめる。なお適切なサイズのスプレッダーを選択し、圧接に必要とされる3kgfの荷重では、破折は起こらない。

（3）垂直加圧充填法

根管用プラガーによりガッタパーチャ材を根尖方向に圧接する充填法はすべて垂直加圧充填法といえるが、一般的にはSchilderの考案した充填法を垂直加圧充填法という。加熱した器具、装置でガッタパーチャポイントの軟化とプラガーでの加圧を繰り返すことにより、根管先端側1/3部のポイントを軟化させ緊密に圧接する充填法である（図14-22）。

術式としては、根管の先端1～2mm手前で根管にきつく把握されるガッタパーチャポイントを選択する。根管壁に少量のシーラーを塗布したら、ガッタパーチャポイントを根管に挿入し、熱した器具でポイントを焼き切ったのち、根管の太さに合わせ選択したプラガーで上部の軟化したポイントを圧接する。

熱した器具を根管に挿入しポイントを軟化したのちプラガーによる圧接を行い、この操作をプラガーが根管の先端側1/3に到達するまで繰り返す。これにより根管先端側のガッタパーチャポイントは熱により

軟化し、根管壁に緊密に圧接される。圧接により空洞となった歯冠側の根管は、**バックパッキング**により封鎖する。この Schilder の方法は、後述する System B を用いた充填法で応用されている。

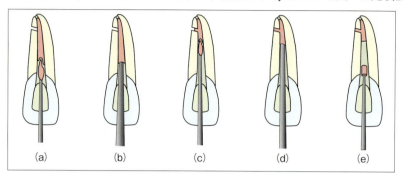

図 14-22 垂直加圧充填法
(a) 加熱器具による根管口部でのポイントの焼き切り、(b) プラガーによる軟化したポイントの圧接、(c) 加熱器具によるポイントの軟化、(d) 根管先端側 1/3 までのポイントの圧接、(e) バックパッキングによる歯冠側根管の填塞

(4) 積層充填法（分割ポイント法）

シーラーを根管壁に塗布したのち、数ミリの長さに切断したガッタパーチャポイントを加熱や溶媒により軟化し、プラガーで圧接を行い、根尖から歯冠側方向へポイント片を積み重ねていく充填法を**積層充填法**という（図 14-23）。

溶媒によるガッタパーチャポイントの軟化は、溶媒の揮発後に体積が収縮し死腔が生ずるため、近年では推奨されない。

(5) その他の充填法

根管が太く適合するガッタパーチャポイントがないとき、ポイントの頭部から根管に挿入し充填する**逆ポイント法**や、加熱により軟化した数本のガッタパーチャポイントを寄り合わせ自家製のポイントを作製する**ロールポイント法**があるが、行うことはまれである。

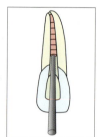

図 14-23 積層充填法

3）ガッタパーチャ材（熱可塑性ガッタパーチャ）によるその他の根管充填法

1982 年に Touch'n heat さらに System B（図 14-24）などのガッタパーチャ加熱装置が開発され、根管内での加熱操作が容易になり、また、ガンタイプの熱可塑性ガッタパーチャ充填装置も開発され、垂直加圧充填法が普及してきている。本項では、根管充填法の変遷とともに、垂直加圧充填の器材と技術について紹介する。

(1) Continuous Wave of Condensation Technique（CWCT）

CWCT は、ガッタパーチャ材を流動体として根管充填する方法である。根管に適合したガッタパーチャポイントを加熱プラガーで軟化させて行う根尖部の充填（**ダウンパッキング**）と、加熱軟化させたガッタパーチャ材をシリンジ先端から流し込む根管中央部から根管口部の充填（**バックパッキング**）との二つのステップからなる。

1994 年に Buchanan の提唱した System B と Obtura II（図 14-25）を用いた根管充填法を紹介する（図 14-26）[10]。本法は、ほとんどの根管形態に適応可能で、シーラー層を薄くできる利点がある。

本法は、根管形態とガッタパーチャポイントおよびヒートプラガーの規格を合わせることによって、ガッ

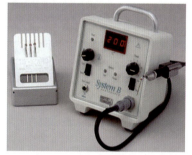

図 14-24 System B

▶ **バックパッキング** 垂直加圧充填法時に、圧接により空洞となった歯冠側の根管を、再度、充填することをバックパッキングという。後述する積層充填法や、Obtura II などにより追加の充填を行う。

タパーチャの加熱と流動性を制御してガッタパーチャの溢出をコントロールする。System Bはこの理論に基づき考案された根管充填法である。根尖部でタッグバックが得られるように調整したガッタパーチャポイントを挿入後、根管内に瞬時に加熱する特殊なプラガーを作業長の4～5mm手前まで挿入して加熱を止め、5秒間根尖方向に加圧する。その後、再加熱しながらプラガーを引き抜く。これでダウンパックが終了する。その後、Obtura Ⅱによってガッタパーチャ材を加熱軟化させて根管充填を行い（バックパッキング）、根管口部まで緊密に根管充填する。ガッタパーチャ材の場合、System B、Obtura Ⅱの設定温度は200℃に設定する[11]。

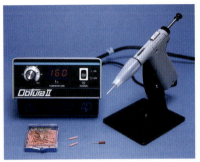

図14-25 Obtura Ⅱ

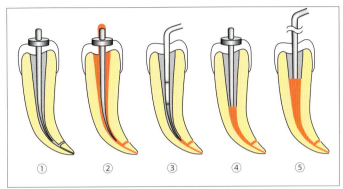

図14-26 CWCTの術式（①～③：ダウンパッキング、④⑤：バックパッキング）
①ブキャナンヒートプラガーの選択・試適、②加熱（200℃、2~3秒）、
③S-コンデンサーのニッケルチタン製チップで加圧、④Obtura Ⅱによるバックフィリング、⑤S-コンデンサーのステンレススチール製チップでバックパック

近年、CWCTに用いる根管充填装置はコードレスタイプとなり、各社から販売されているので紹介する（図14-27）。

(2) インジェクション法

インジェクション法はCWCTのバックパッキングとして用いられることもあるが、単独での根管充填も可能である。国内で購入可能機器は、ウルトラフィル3Dシステム（図14-28）と、スーパーエンドβ、システムBコードレスフィル、ダイアガン、ゼネシスフィルである（図14-27）。根管充填時にはすべてコードレスで、安全性、操作性に優れている。

ゼネシスフィル以外はガンタイプで、トリガーを引くことで加熱軟化したガッタパーチャ材を押し出す仕組みになっている。ゼネシスフィルは電動式のペンタイプで、スイッチボタンを押すだけでガッタパーチャ材を容易に押し出すことができる。

(3) コアキャリア法

コアキャリア法に分類されるサーマフィル法は、1978年にB.Johnsonによって開発された。ファイル様の特殊プラスチック製キャリア(芯棒)にガッタパーチャ材をコーティングさせた器具を用いて充填を行う[12]。最近、架橋結合した熱に強いガッタパーチャをキャリアにしたガッタコアピンク（図14-29）が国内販売された。架橋結合したガッタパーチャは、硬度があり、熱しても溶けない特徴を有する。根管内にシーラーを塗布した後、サーマプレップ2（専用加熱装置、図14-30）でガッタパーチャ材を軟化したサーマフィルを作業長までゆっくり挿入する（図14-31）。サーマフィルを作業長まで挿入したら、冷却による収縮を補正する目的で軽い圧を加えたまま数秒間保持する。その後、不要なキャリアの部分は切断除去する。

製品名	ダウンパック用	バックフィル用
スーパーエンドα2（a） スーパーエンドβ（b） （ペントロンジャパン）	a	b
システムBコードレスパック（c） システムBコードレスフィル（d） （ヨシダ）	c	d
ダイアペン（e） ダイアガン（f） （モリタ）	e	f
ゼネシスパック（g） ゼネシスフィル（h） （ジーシー）	g	h

図 14-27　CWCTに用いるコードレス式の充填器　文献5）より引用改変

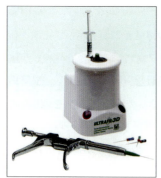

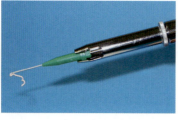

図 14-28　ウルトラフィル3Dシステム（タカラベルモント）

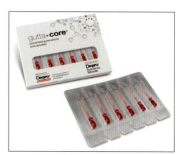

図 14-29　ガッタコアピンク（デンツプライシロナ）

コアキャリア法は、作業長を確認しながら根管充填することが可能で、軟化したガッタパーチャ材の根尖孔外への溢出を制御しやすい利点がある。さらに過剰なフレアー形成を必要としないことから、細く彎曲した根管の充填にも適している。

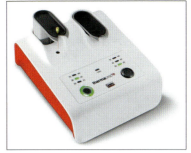

図14-30　サーマプレップ2（デンツプライシロナ）サーマフィル専用の加熱器

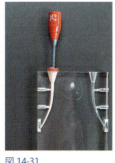

図14-31　サーマフィルで根管充填した透明根管模型　側枝まで充填されている

4）糊剤による根管充填法

　糊剤による根管充填は、練和した糊剤を低速で回転させたレンツロにより根管に塡塞する。糊剤充填は糊剤が有する薬理作用を期待するもので、緊密な根管充填は困難であるため、近年では推奨されない。

5. 即時根管充填法

1）麻酔抜髄即時根管充填法（直接抜髄即時根管充填法）

　局所麻酔下で抜髄を行い、根管の拡大形成が終了したら直ちに根管充填を行う方法である。抜髄により起こる炎症の消退を待つことなく、また治療の経過を確認することなく根管充填を行うため、適応症は限定される。
　一般に歯髄に炎症のない歯や、炎症があっても歯冠部の歯髄に限局している一部性の歯髄炎歯を対象に、外傷や窩洞形成時の露髄、補綴的理由による便宜抜髄時に行われることがある。また解剖学的に根管形態が単純で、治療が容易な歯が適応となる。抜髄から根管充填までが1回で終了するため、治療回数が短縮でき、根管消毒薬による根尖歯周組織の刺激がなく、仮封材の漏洩による根管への細菌侵襲も起こらない。
　その反面、抜髄による根尖歯周組織の炎症が消退しないうちに根管充填を行うため、痛みなどの不快症状が起こりやすく、出血や残髄を起こした際の対処が困難になる。
　また麻酔が奏効しているうちに根管充填を行うため、根尖孔からの根管充填材（剤）の逸出に気づきにくく、さらに細菌培養検査を行う機会がないなどの問題点もある。このため高度な診療技術をもった歯科医師が、適応症例を適切に選択し行うべき治療法である。

2）感染根管の1回治療法

　感染根管歯において拡大形成が終了したら、直ちに根管充填を行う治療法である。無症状で根尖孔が閉鎖傾向にあり、根管からの刺激が根尖歯周組織に及びにくい歯が対象となる。しかし細菌に侵襲された根管を対象とするため、麻酔抜髄即時根管充填法よりも根尖歯周組織の**急性症状発現（フレアアップ）**のリスクは大きく、症例の選択や治療については慎重さが要求される。

▶ **急性症状発現（フレアアップ）**　無症状に経過していた感染根管歯の治療後に、突然、急性症状が発現する現象をいう。根管内容物の根尖孔外への押し出しや、治療による根管内細菌叢の変化により起こるとされるが、突如、痛みや腫脹が起こるため、患者からは診療に不信の念を抱かれやすい。

6．根管充塡の評価

1）良好・不良な根管充塡

　良好な根管充塡は、根尖狭窄部で充塡材が受け止められ、スプレッダーや根管用プラガーによる加圧によって充塡材は根管壁に密に圧接され、根管内に死腔は存在しない。エックス線所見では、根管充塡材は歯根の尖端から約 1mm 手前の位置まで緊密に充たされ、根管壁と充塡材との境界が明瞭に観察される。

　不良な根管充塡におけるエックス線所見は、**過剰根管充塡**では充塡材が根尖歯周組織中に逸出し、**不足根管充塡**では根管の先端（根尖の 1mm 手前）まで充塡材は緊密に充たされずに**死腔**が存在する。また圧接が不足するため、根管壁と充塡材との境界は不鮮明に観察される。

2）予後の判定基準と時期

　根管充塡の予後は、定期的に経過観察を行い、痛みなどの症状の有無や、根尖歯周組織のエックス線所見をもとに、治療の成否を判定する。

　根管充塡直後に、充塡材による機械的・化学的刺激により一次的に軽度の痛みなどの不快症状が起こることがあるが、その後は、自発痛や咬合痛などの不快症状はなく、また根尖の歯周組織の炎症を窺わす歯肉の発赤や圧痛、腫脹、瘻孔の存在なども認められず、経過が良好に推移していく必要がある。

　エックス線所見においては、術前または根管充塡時と、経過観察時の画像とを比較し、抜髄歯で根尖歯周組織に異常がなかった歯では歯根膜腔幅の拡大や歯槽硬線の消失、エックス線透過像の出現などの異常がないこと（図 14-32）、感染根管歯で根尖に病変があった歯では透過像の縮小、消失がみられなければならない（図 14-33）。

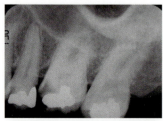
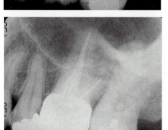

図 14-32
抜髄歯における治療前（上）と根管充塡から 5 年後のエックス線写真（下）
予後は良好で根尖部に異常はみられない。

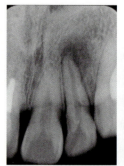
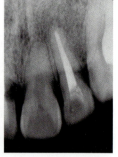

図 14-33
根尖病変を有する歯の治療前（左）と根管充塡から 10 年後のエックス線写真（右）
根尖部のエックス線透過像は消失し、良好に経過している。

　根尖の病変の出現や消失には歳月を要するため、根管充塡から半年、1 年と定期的に観察を行う必要がある。根尖に大きな病変があった歯では、病変の消失が確認できるまで長期の経過観察を要する。

　根管充塡による治療の予後の成功率は、抜髄根管と感染根管では異なり、一般的には 90％前後といわれ、良好なものでは 95％とされるが、根尖に病変のあった歯や再治療歯では成功率は明らかに低下する。

3) 根管充塡の予後に影響を及ぼす因子

(1) 局所的因子

①症例選択の適否

各種検査結果から、根管や根尖歯周組織の解剖学的・病理学的状況などを正確に把握し、適切な治療が可能であるか、適応症を正しく選択することが必要である。

②根管の清掃状態・無菌性

清掃不足による歯髄の残遺物や感染腐敗産物などの残存は、根管内での細菌の活動を許容するとともに、緊密な根管封鎖の障害となる。

③拡大形成の成否

拡大形成により十分なテーパーが付与されていない根管では、根管充塡材を根管深部に受け入れられず圧接も行えないため、緊密な根管充塡が行えない。

④根管充塡の緊密度

根管充塡材の死腔の有無については、死腔のない根管充塡のほうがあるものと比較して予後が良かったとの報告がある[13]。根管充塡が不十分で根管内に死腔が存在すると、各種の刺激物の貯留や細菌の生息を可能にするとともに、歯冠からの漏洩の通路となる。このため根管充塡の緊密度は、予後を左右する最大の要因となる。

⑤オーバーインスツルメンテーション

器具の根尖孔からの突き出しは、根尖歯周組織を機械的に損傷するとともに感染内容物を溢出させて炎症を惹起する。また根尖狭窄部の破壊によりアピカルシートが設けられないと、緊密な根管充塡が困難になり、予後は不良になる。

⑥過剰な根管充塡

根尖孔から根管充塡材を溢出させると、機械的・化学的に根尖歯周組織を刺激して炎症を惹起し、治癒を障害する。

⑦偶発症

器具の根管内破折や根管壁の穿孔などの偶発症は、以後の治療操作を困難にし、予後を不良にする。

⑧不適切な歯冠修復

歯冠が適切に修復されていない歯では、コロナルリーケージ（歯冠漏洩）が起こり予後を不良にする。コロナルリーケージを防ぐためには根管充塡後、直ちに修復を行い、またポストを形成する際には根尖部に3mm以上ガッタパーチャ材を残す必要がある。

(2) 全身的因子

高齢者や糖尿病などの全身疾患、消耗性疾患を有する患者では、健康者よりも治癒が遅れるとされる。

> **重要 》**
>
> 根管充塡の予後の判定は、経過が長期にわたるため定期的に経過を観察する必要がある。根管充塡直後に充塡の良否を判断して経過観察に移り、症状の推移やエックス線所見の変化をもとに、的確に予後を評価することが必要である。

▶ **コロナルリーケージ（歯冠漏洩）** 根管の緊密な封鎖がなされても、歯冠修復が不適切な歯では口腔からの根管の漏洩、汚染が起こり、根尖歯周組織を刺激して予後が不良になることが報告されている。良好な予後を得るためには、根管のみでなく幅広い視野での治療が必要である。

4）根管充塡法による予後の差異

　側方加圧充塡法と垂直加圧充塡法の治療成績をメタ分析した結果、術後疼痛、長期予後、根管充塡の質に関して両者の間に有意差がなかった[14]。すなわち、適切な根管充塡法であれば、根管充塡後の予後は変わらない。

> **重要 》**
>
> 根管充塡後の予後に影響を及ぼす最大の要因は、根管充塡の緊密度とされている。拡大形成や根管の無菌化が適切になされても、根管充塡後に死腔が存在すれば刺激物が貯留し、根尖歯周組織に炎症が惹起されるとともに、アナコレーシスにより血行性に細菌感染が起こるおそれがある。またオーバーインスツルメンテーションなど治療時の根尖歯周組織の損傷は、炎症を惹起し予後を不良にするため、治療操作は根管内にとどめ根尖歯周組織を保護することが必要である。

（北村　和夫）

第15章 歯内療法の安全対策
Safety Measures for Endodontic Treatment

一般目標
歯内療法の安全対策を理解する。

到達目標
①歯内療法時の偶発症の種類を列挙できる。
②穿孔の原因、処置および予防を説明できる。
③軟組織の損傷の原因、処置および予防を説明できる。
④器具の根管内破折の原因、処置および予防を説明できる。
⑤器具の誤飲と気管内吸引（誤嚥）の原因、処置および予防を説明できる。
⑥皮下気腫の原因、処置および予防を説明できる。
⑦医原性の根尖性歯周炎の原因、処置および予防を説明できる。
⑧有病者、高齢者、妊婦の歯内療法における安全管理を説明できる。

歯科医療において安全性に配慮することは、歯科医師に求められる基本的な責務である。患者の安全確保を最優先することにより、信頼される医療を提供しなければならない。歯内療法では、歯髄腔の複雑な解剖学的形態や根尖部の位置的問題のために、直視、直達による処置がしばしば困難となる。そのため、根管処置の際には、さまざまな偶発症が発生する危険性がある。また、世界で最も早く超高齢社会に突入した日本では、何らかの疾病や障害を抱えながら歯科を受診する高齢者が急増してきている。患者の高齢化は、歯髄腔の狭小化、根管の狭窄化や複雑化につながり、また安全管理の面においても、安心・安全な歯内療法を行うことが重要である。すなわち、患者側の状況を十分に把握することは、歯内療法においてもとても大切である。

以下に、歯内療法、特に根管処置において、注意すべき偶発症（解剖学的問題などにより偶然に起こった症候あるいは事象、ならびに術者の不注意や技能不足による偶発的な医療事故）を列挙し、それらの原因・発生要因、処置・対処および予防について詳述する（図 15-1）。

髄室開拡☞☞☞歯肉穿孔、髄床底穿孔（根分岐部）
↓
根管上部のフレアー形成☞☞☞根管壁穿孔（中央部）、ストリップパーフォレーション（strip perforation）、
（根管口の漏斗状拡大）　　　器具の根管内破折、軟組織の物理的損傷
↓
根管長の測定と作業長の決定☞☞☞根管壁穿孔（根尖部）
↓
根管の機械的清掃☞☞☞根管壁穿孔（根尖部）、器具の根管内破折、器具の誤飲と気管内吸引（誤嚥）、
（根管の拡大・形成）　　オーバーインスツルメンテーション（over instrumentation、機械的刺激）
↓
根管の化学的清掃、根管の洗浄・乾燥☞☞☞軟組織の化学的損傷、皮下気腫
↓
根管の消毒（根管貼薬）☞☞☞軟組織の化学的損傷、化学的刺激による医原性の根尖性歯周炎
↓
根管充塡☞☞☞軟組織の物理的損傷、過剰根管充塡（機械的刺激）

図 15-1　根管処置の流れとおもな偶発症

1．穿孔

　髄室開拡や根管上部のフレアー形成（根管口の漏斗状拡大）、根管の拡大・形成の際、根管の解剖学的形態を考慮せず、バー、ファイル、ピーソーリーマー、ゲーツグリデンドリルなどを不用意に使用すると、歯の人工的な穿孔を起こすことがある。

　このような器具の不適切な使用や術式の誤りによる人工的な穿孔は、その発生位置の違いによって、1）歯肉縁下の穿孔（歯肉穿孔）、2）歯根中央部の穿孔（根管壁穿孔）、3）根尖部の穿孔（根管壁穿孔）、4）根分岐部の穿孔（髄床底穿孔）、5）ストリップパーフォレーション（strip perforation）に分類される。

1）歯肉縁下の穿孔（歯肉穿孔）

（1）原因・発生要因

　歯肉穿孔は、髄室開拡時や根管口の探索の際、患歯の解剖学的形態を十分に考慮せず、不用意な歯質の過剰切削により起こる（図 15-2）。

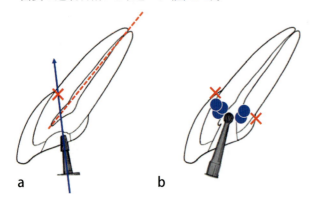

図 15-2　歯肉縁下の穿孔（歯肉穿孔）：上顎前歯の場合
a：口蓋側からのアプローチのため、歯軸方向に常に注意しながらバーの角度を変更する。
b：髄室開拡の外形が小さすぎる状態で、十分な確認ができないまま切削を続けると、唇側や口蓋側への穿孔を引き起こす。

（2）処置・対処

　穿孔時には出血を認めることが多いため、まず適切な洗浄と消毒を行った後、止血する。生理食塩水や滅菌蒸留水を用いて、髄室内の穿孔部を洗浄し、オキシドール綿球で出血部位を 5～10 分圧迫止血する。止血を確認したら、光硬化型グラスアイオノマーセメントや光重合型接着性レジンを穿孔部に過不足なく充塡する。

（3）予防

　術前のエックス線写真を参考にしながら、う蝕の広がり、歯髄腔の大きさや形態、根管の太さや位置と数、歯冠と歯根の方向（歯軸の方向）などの患歯の解剖学的形態を詳しく診査する。ラバーダム防湿下の髄室開拡では、患歯の解剖学的形態を見失わないようにバーの進む方向と歯軸とが適合するように器具操作し、特に傾斜歯や捻転歯には注意が必要である。また、う蝕による修復象牙質／第三象牙質の形成や加齢にともなう第二象牙質の添加がみられると歯髄腔の狭小化が著しくなり、髄室開拡時にバーで歯髄腔内へ穿通する際の抜けるような感覚が得られないため、過剰切削になりやすいので特に注意を要する。

2）歯根中央部の穿孔（根管壁穿孔）

(1) 原因・発生要因

歯根中央部の根管壁穿孔は、根管上部のフレアー形成（根管口の漏斗状拡大）や根管の拡大・形成の際に、患歯の解剖学的形態、特に歯根の形態と位置関係や根管の走行状態、ならびにファイルなどの使用器具の特性（機械的性質）を十分に考慮せず、無理な器具操作を行ったために起こる。彎曲根管や狭窄根管の場合に発生しやすい。

(2) 処置・対処

歯根中央部の根管壁穿孔で直視できない場合には、電気的根管長測定器でメーターの指針が歯根膜を示すところまでファイル、またはガッタパーチャポイントを挿入して、エックス線撮影を行い、穿孔位置や状態などを確認する。歯科用実体顕微鏡（マイクロスコープ）を用いることができる環境であれば、拡大した明視野下でよく観察する。洗浄、消毒と止血を行った後、根管充填用シーラーとガッタパーチャポイント、あるいはMTAセメント（適応外使用）を用いて穿孔部まで充填する。その後、本来の根管を再度確認して根管処置を行う。

(3) 予防

根管の拡大・形成の際、手用根管切削器具（ファイルやリーマー）を用いる場合には、1回転以上の過度なリーミング（1/4〜1/3回転が適正）を行わない。また、彎曲根管では、あらかじめその彎曲度に合わせて使用するファイルを適切に曲げておき（プレカーブの付与、図 15-3）、上下運動のファイリング（牽引操作）で根管形成を行う。

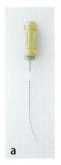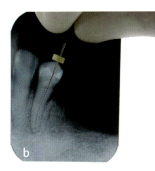

図 15-3
a：プレカーブを付与したKファイル
b：術前エックス線写真上で彎曲根管への適合状態を確認しているところ

3）根尖部の穿孔（根管壁穿孔）

(1) 原因・発生要因

根尖部の根管壁穿孔は、前述の歯根中央部の根管壁穿孔の場合と同様に、根管の拡大・形成時に、歯根の解剖学的形態や根管の走行状態を十分に考慮せず、使用するファイルなどの特性（機械的性質）に反する無理な器具操作を行ったことにより、彎曲根管の外彎部に発生する（図 15-4）。

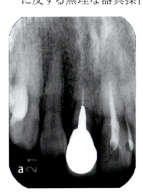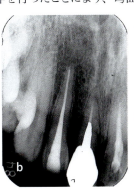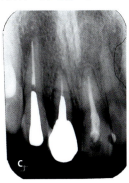

図 15-4 根尖部の穿孔（根管壁穿孔）：上顎右側側切歯の症例
a：術前エックス線写真
b：根管充填直後のエックス線写真では根尖部の根管壁穿孔は認められなかった。
c：両側中切歯の術前エックス線写真側切歯は、bに比べて偏近心投影のため、根尖部の根管壁穿孔が確認された（外彎部）。

(2) 処置・対処

根尖部の根管壁穿孔では、マイクロスコープを用いて精査しても、その位置を確認できないこともある。歯根中央部の根管壁穿孔の場合と同様に、電気的根管長測定器とファイル、あるいはガッタパーチャポイントを使用し、エックス線撮影を行って、穿孔位置や状態などを確認する。洗浄、消毒と止血後、根管充塡用シーラーとガッタパーチャポイントを用いて、穿孔部まで根管充塡を行い、経過を観察する。しかし、本来の根管を再確認し、残りの根管処置を行うことが困難になることも多い。そのため、骨吸収をともなう根尖病変を有する症例や、臨床症状が改善しない場合には、外科的歯内療法として、歯根尖切除法、ヘミセクション／トライセクション、歯根切除法、意図的な歯の再植法を行う。

(3) 予防

基本的な予防法は、前述の歯根中央部の根管壁穿孔の場合と同様、歯根と根管の解剖学的形態などを考慮し、適切な器具操作を行うことである。特に根尖部ではファイルが根管壁に食い込んで、レッジ（ledge）やジップ（zip）が形成されることを防止する（図15-5）。

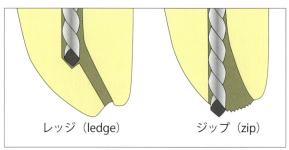

図15-5 根尖部のレッジ（ledge）とジップ（zip）

4) 根分岐部の穿孔（髄床底穿孔）

(1) 原因・発生要因

髄床底穿孔は、髄室開拡や根管口の探索の際に、バーで不用意に歯髄腔の深部まで過剰切削することによって起こる（図15-6）。特に、修復象牙質／第三象牙質や第二象牙質の形成添加が著しい場合、天蓋（髄室蓋）と髄床底（髄室床）が接近し、また根管口部が閉鎖していることが多い。そのために髄床底を過剰切削してしまうことが原因・発生要因になる。また髄床底部に多量の軟化象牙質が存在するときには、その除去中に、治療上やむを得ず、人工的な根分岐部の穿孔が発生することもある。

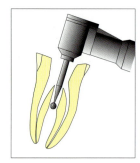

図15-6 髄床底穿孔（根分岐部穿孔）：下顎大臼歯の場合

(2) 処置・対処

ただちにエックス線撮影を行い、穿孔部位や状態などを確認する（図15-7）。髄床底部をよく洗浄して止血した後、光硬化型グラスアイオノマーセメントや光重合型接着性レジン、あるいはMTAセメント（適応外使用）を穿孔部に過不足なく充塡する。軟化象牙質の除去中に発生し消毒を要する場合には、水酸化カルシウム製剤を静置貼薬して、緊密な仮封を行った後、次回、あらためて穿孔部の封鎖を行うこともある。歯髄腔内からでは十分な封鎖処置が行えない場合には、外科的歯内療法として、歯根分離法、あるいはヘミセクション／トライセクションを適用しなければならない症例もある。

(3) 予防

前述の歯肉穿孔の場合と同様に、術前のエックス線写真上で、う蝕の広がり、歯髄腔の大きさや形態、根管の太さや位置と数などをよく診査した後に処置を開始する。必要に応じて、術中にもエックス線撮影を行い、再度、髄床底までの距離や方向を確認する。

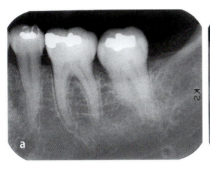
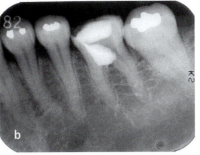

図 15-7　髄床底穿孔（根分岐部穿孔）：下顎左側第一大臼歯の症例
a：術前エックス線写真
b：髄床底穿孔の状態を確認した術中エックス線写真
穿孔部には水酸化カルシウム製剤（ビタペックス）が貼薬された仮封の状態

5）ストリップパーフォレーション（strip perforation）

(1) 原因・発生要因

　彎曲根管の拡大・形成を行う際、ファイルのサイズ（号数・番号）を上げるにつれてファイルの弾性は低下するため、内彎側にファイルが接触しやすくなる。その結果、根管は内彎側に偏位するように拡大されて菲薄となり、根管の拡大・形成中に人工的に穿孔させてしまうことがある。これを**ストリップパーフォレーション（strip perforation）**といい、根管壁の歯質が薄くなって歯軸方向に細長い穿孔となる（図 15-8）。また、根管上部のフレアー形成（根管口の漏斗状拡大）の際、ピーソーリーマーやゲーツグリデンドリルなどの挿入角度が制限されたまま回転切削を行った場合にも起こることがある。下顎大臼歯の近心根や上顎大臼歯の近心頰側根などの**内彎部**に生じやすい。

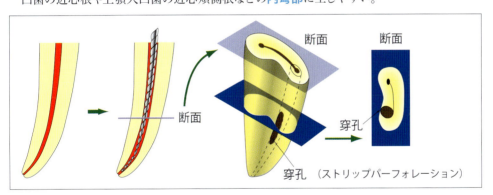

図 15-8　ストリップパーフォレーション（strip perforation）

(2) 処置・対処

　前述の歯根中央部の根管壁穿孔の場合に準じて、電気的根管長測定器とファイル、あるいはガッタパーチャポイントを使用し、エックス線撮影を行う（図 15-9）。そして、**マイクロスコープ**観察下で穿孔位置や状態などをよく診査する。洗浄、消毒と止血後、光硬化型グラスアイオノマーセメントや光重合型接着性レジン、あるいは**MTA セメント**（適応外使用）を穿孔部に充塡するが、位置的に封鎖が非常に困難になることも多い。臨床症状が改善しない場合には、外科的歯内療法として、ヘミセクション／トライセクション、歯根切除法（root amputation）、意図的な歯の再植法を行う。

(3) 予防

　彎曲している根管形態に対して、ファイルやピーソーリーマーなどを使用する際には、無理な器具操作を行わない。また、**プレカーブ**を付与したステンレススチール（SS）製手用ファイルを慎重に根管内に挿入し、ファイリング操作を主体としたステップバック法で根管の拡大・形成を行う。あるいは、根管の走

行に追従しやすい超弾性のニッケルチタン（Ni-Ti）製ロータリーファイルを使用して、根管の彎曲から逸脱しないように適正な器具操作を行う。

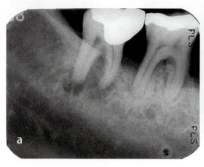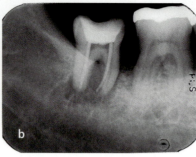

図15-9　ストリップパーフォレーション（strip perforation）：下顎右側第二大臼歯の症例
a：術前エックス線写真
b：ストリップパーフォレーション（strip perforation）の状態を確認した術中エックス線写真　根管内にガッタパーチャポイントを試適した仮封の状態

2．軟組織の損傷

1）化学的損傷（びらん・潰瘍）

（1）原因・発生要因

根管の化学的清掃や根管洗浄の際に使用する**次亜塩素酸ナトリウム溶液（アンチホルミン）**は、腐蝕性が強く、軟組織に対する刺激性を有しているため、口腔粘膜や顔面皮膚、目などに付着すると組織傷害、**びらん**や**潰瘍**などが起こる（図15-10）。なお、衣服に付着した場合には、**脱色**や損傷が起こる。

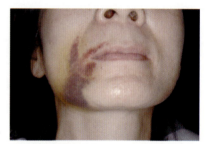

図15-10　次亜塩素酸ナトリウム（NaClO）溶液で生じた皮膚の化学的損傷

（2）処置・対処

ただちに薬液の付着した粘膜や皮膚、目をよく水洗する。皮膚や目の場合には、すみやかに専門医の処置が受けられるように必要な手配を行う。また、汚染された衣類などは、可能であれば脱がせて、すぐに大量の水で10分以上洗い流す。

（3）予防

次亜塩素酸ナトリウム溶液を使用して根管の化学的清掃や根管洗浄を行う際には、必ず**ラバーダム防湿**を行うことが大原則である。しかし、たとえラバーダム装着下であっても、ラバーシートと歯の隙間から溶液が漏出し、ラバーシートに沿って口唇粘膜や口角・頰部皮膚に伝わり付着することがあるので注意しなければならない。また、安全なシリンジ（ニードル部が抜けない一体式やロック式など）を使用して慎重に操作し、確実なバキューム吸引操作によって、溶液を患歯の外に飛散させないように十分に注意する（図15-11）。さらに、**根管用吸引管**（図15-12）を使用すると、根管内から薬液を直接吸引できるので事故防止にさらに有効である。

2）物理的損傷（切創、熱傷）

（1）原因・発生要因

根管切削器具を口腔に挿入する際、刃部が皮膚、歯肉、口唇や頰粘膜に触れると**切創**を負わせるこ

▶ **びらん・潰瘍**　粘膜や皮膚の表皮が欠損し、下部組織が露出しただれた状態のこと。損傷が浅く、上皮部分にとどまっているものがびらん（糜爛）で、損傷が深くなると潰瘍と呼ばれる。

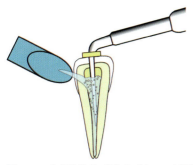
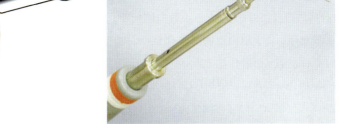

図 15-11　根管洗浄時の適切なバキューム操作　　図 15-12　根管用吸引管（ノズル先端径：⌀ 0.6 mm）

とがある。
　また、根管充塡時に、余剰なガッタパーチャポイントを加熱したインスツルメント（根管用プラガーやヒートカッターなど）を使用して切除する際、これが患者の口唇や頰粘膜の相当部に触れると、熱傷を負わせることがある（図 15-13）。

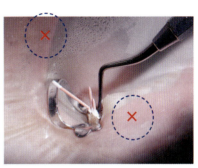

図 15-13　加熱したインスツルメント使用時の熱傷に注意すべき部位

(2) 処置・対処

　口内炎の処置に準じて、ただちに適切な処置を行う。切傷の場合、創面をオキシドールや 0.01 〜 0.025% 塩化ベンザルコニウム液（オスバン）などで消毒し、必要に応じて、抗炎症薬の軟膏やジェルを塗布する。患者へ刺激物の摂取を控えるように指示すれば、通常は 1 週間程度で自然治癒する。また熱傷の場合には、損傷した粘膜を刺激しないように注意しながら冷水で冷やす。一般的には、2 〜 3 日で自然治癒することが多いが、水疱ができてしまうと治癒までに時間がかかることもある。

(3) 予防

　刃部が鋭利な根管処置用器具は、常に慎重な操作を心がけなければならない。また、加熱したインスツルメントを操作する際は、インスツルメントを持っていないほうの指で、必ず口唇や頰粘膜の相当部を適切に保護して熱傷を予防する。

3．器具の根管内破折

(1) 原因・発生要因

①不良な器具の使用によるもの

　抜髄および根管処置時に使用する器具は、おもにステンレススチール（SS）製とニッケルチタン（Ni-Ti）製である。SS 製の手用根管切削器具（ファイルやリーマー）は、滅菌処理することにより繰り返して使用することが一般的であるため、刃部が伸びたり折れ曲がったりすることがある。使用前にそのような変形がないことを確認しないまま不用意に使用すると器具の根管内破折が起こる（図 15-14）。また、近年広く用いられるようになった Ni-Ti 製ロータリーファイルは、SS 製手用ファイルに比較して、ねじり破断トルクが小さいために破折しやすく、しかも刃部の変形するような前兆がないままに突発的に破折する傾向がある。したがって、製品ごとに定められた使用法をよく確認して、その回転数とトルク

を適正に制御しながら慎重に操作しなければならない。

②器具の不適切な使用によるもの

根管処置用器具に過度な力を加えると根管内破折が起こる。根管の拡大・形成に用いる手用根管切削器具（ファイルやリーマー）は、それぞれに適した操作法（ファイリング〈牽引操作〉やリーミング〈回転操作〉など）で使用しなければならない。根管上部のフレアー形成（根管口の漏斗状拡大）に用いるピーソーリーマー（図15-15）、ゲーツグリデンドリルや根管充填時に使用するレンツロは、高速回転で使用すると破折しやすい。

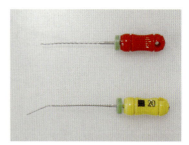

図15-14 手用根管切削器具の変形（Kファイル、下）と破折（Hファイル、上）

③術式の誤りによるもの

根管処置を行う際、複雑な根管内に器具を挿入し、無理なく操作するためには、的確な髄室開拡を行わなければならない。

(2) 処置・対処

①破折器具が根管口付近にある場合

エキスプローラー（探針）で根管内破折器具の根管壁への食い込み状態を確認した後、その上端をピンセットや根管プライヤー

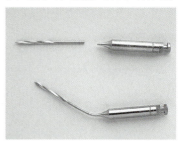

図15-15 ピーソーリーマーの変形（下）と破折（上）

などで把持して牽引除去する。把持することが困難なときには、破折器具の周囲の歯質を細いバーで慎重に削除してから、上記の方法で除去する。

②破折器具が根管中央部にある場合

まずエキスプローラー（探針）やファイルを注意深く根管内に挿入して、根管内破折器具の位置、ならびに食い込みなど根管壁との関係について慎重に診査する。さらにエックス線撮影を行って、根管内破折器具の位置、長さと太さ、残存している根管壁の厚さや根管の彎曲度、根尖部透過像（骨吸収をともなった根尖病変）の有無などを画像診断して、処置方針を決定する。

基本的な除去法は、根管内破折器具の側方に新たなKファイルで**バイパス（側副路）**を形成し、Hファイルなどで掻き揚げるように牽引除去する。また、**超音波**機器を応用することも非常に有効である（図15-16）。**マイクロスコープ**観察下で超音波振動を破折器具に与えて、その食い込みを緩ませながら**キャビテーション効果**で浮き上がらせて、水流とともにバキュームで吸引除去する方法である。その際、超音波用チップ（専

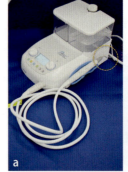
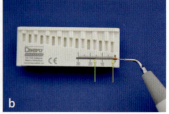

図15-16 超音波機器と専用チップ
根管洗浄のみならず破折器具除去の際にも有用である。
a：スプラソン P-MAX2　タンクシステム
b：AMファイル（30番）をエンドブロックで作業長に合わせたところ

▶ **ねじり破断トルク**　ねじり破断トルクとは、回転力を加えて破断したときの力のモーメント（量）で、一般的には、ねじりの強さで表される。単位はN・m（ニュートンメートル）。

用ファイル）そのものが破折する二次的な偶発事故が起こることもあるため、慎重に操作しなければならない。また Ni-Ti 製ロータリーファイルの破折の場合、その超弾性と小さな破断トルクのために、超音波振動を加えることにより、Ni-Ti ファイルの破折部上端の一部が破損してしまい、破折ファイルが短くなって、さらにその除去が困難となることがある。

なお、以前は**マセランキット**を用いて除去する方法も行われていたが、現在、本邦では販売されていない。

③破折器具が根尖部にある場合

前述の根管中央部にある場合と同様に、バイパス（側副路）形成や超音波機器の応用により、その除去を試みる（図 15-17）。しかし、根管内破折器具が根管彎曲部の先に存在する場合や根管壁への食い込みが著しい場合、あるいは Ni-Ti 製ファイルの小片の場合などでは、除去不可能となることも少なくない。その場合、破折器具を根管内に残したまま、根管を可及的に消毒する。患歯の予後は、根管内の感染の程度によって影響されるが、治癒経過は良好なこともある。外科的除去法としては、一般に、前歯部には歯根尖切除法、臼歯部には歯根切除法、ヘミセクション/トライセクションや口腔外での歯根尖切除を併用した意図的な歯の再植法を適用する。

一方、破折器具が完全に、あるいは大部分が根尖孔外に逸脱しているときは、根管内を経由した除去は不可能である。したがって、根尖歯周組織内に破折器具を残したまま患歯の保存療法を図るか、または外科的処置によって摘出することになるため、処置方針の決定に際しては、適切な**インフォームドコンセント**が重要である。根尖歯周組織内に破折器具を残したまま患歯の保存療法を試みる場合には、通法にしたがって根管処置を行い、経過を観察する（図 15-18）。しかし、長期間に及ぶ頻回の根管処置でも臨床症状に改善がみられないケース（症例）では、外科的な除去法として、根尖掻爬法や歯根尖切除法など、破折器具の存在位置および歯種に応じた方法を適用する（図 15-19）。

(3) 予防

①不良な器具の使用によるもの

できるだけ新しい根管処置用器具を使用するとともに、滅菌処理して再利用する場合には、常に点検整備を行い、破折の危険性がある器具は、ただちに廃棄処分して交換する。

②器具の不適切な使用によるもの

根管処置用器具の操作は、適正な力で行うとともに、それぞれに適した方法や回転数で使用する。

③術式の誤りによるもの

無理なく器具操作が行えるように的確な髄室開拡を行うとともに、根管の解剖学的形態を考慮して、その挿入角度や位置にも注意する。

▶ **超音波** 超音波とは、周波数が 16,000Hz（ヘルツ）を越える弾性振動波である。
▶ **キャビテーション効果** キャビテーション効果とは、液体の流れのなかで、圧力差により短時間で泡の発生と消滅が起きる物理現象で、空洞現象ともいわれる。
▶ **マセランキット** 「マセランキット（マイクロメガ社）」による除去方法では、相当量の根管壁を削除しなければならないことから、細く扁平な根では穿孔を起こす危険性が高く、また器具の形態が直線状であるため、彎曲根管への適用は困難である。さらに、患者の開口量が十分に得られない場合、適正な器具操作ができないなど、適応できる症例が上顎前歯部などにかぎられていた（2004年発売中止）。なお、類似の破折ファイル除去用器具として、「エンドセーフティシステム　マイトラック（ヘレウスクルツァー社）」や「コメット　エンド・レスキュー（ゲーブル・ブラッセラー社）」などは入手可能であるが、「IRS（アイアールエス、デンツプライ三金）」は 2009 年に製造中止となった。

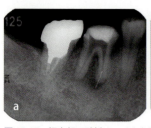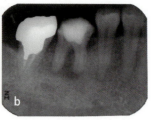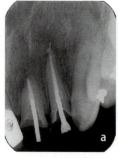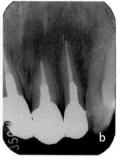

図 15-17　根尖部の破折ファイルを除去した下顎右側第一大臼歯の症例
a：術前エックス線写真
b：破折ファイルの除去を確認した術中エックス線写真

図 15-18　根尖孔外の器具破折
超音波用チップ（専用ファイル）が根尖歯周組織内に残留した上顎左側切歯の症例
a：根管充塡直後のエックス線写真
b：予後診査時（10年後）のエックス線写真

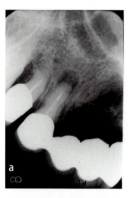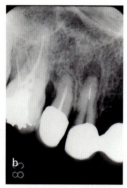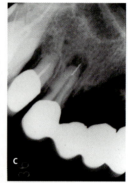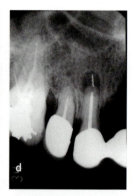

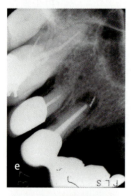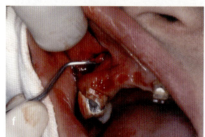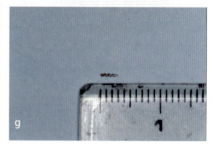

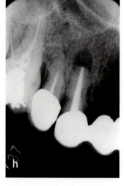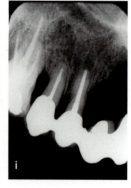

図 15-19　根尖孔外の破折ファイルを外科的に摘出除去した上顎右側第一小臼歯の症例
a：術前エックス線写真
b：根尖部でHファイルが破折した直後
c：ファイル除去中にその一部が根尖孔外へ押し出された。
d：ガッタパーチャポイント試適時にファイルは根尖孔外へ完全に押し出された。
e：根管充塡直後
f：根尖孔外に押し出された破折ファイルを外科的に摘出除去した。
g：摘出除去できた破折ファイル
h：外科的処置直後
i：術後3年7ヵ月

4. 器具の誤飲と気管内吸引（誤嚥）

(1) 原因・発生要因

歯内療法における基本術式としてもっとも大切なのは、ラバーダム防湿下で、無菌的処置を行うことである。しかし、諸事情により、この基本術式を省略して歯内療法を行うと、治療用小器具を誤飲させたり、あるいは気管内吸引（誤嚥）させる危険性がある（図 15-20）。

(2) 処置・対処

操作を誤って口腔内に落下させた器具が口腔内の見える位置にある場合には、あわてず落ち着いて、バキュームやピンセットなどで除去する。その際、不用意な圧力をかけると反射的な嚥下を誘発させてしまい、誤飲、あるいは気管内吸引（誤嚥）させることがあるので、特に慎重に行わなければならない。チェアーユニット（診療台）のバックレスト（背板）をやや立てて、患者の頭部を少し前傾させ背部を叩打することで取り出せることもある。落下器具

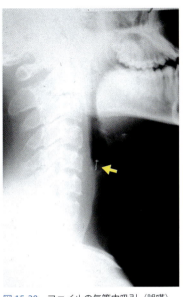

図 15-20　ファイルの気管内吸引（誤嚥）

が口腔内に見当たらない場合には、ただちに胸部・腹部エックス線撮影を依頼し、誤飲か気管内吸引（誤嚥）かの確定診断を医師に求めることが必須である。

誤飲の場合には、繊維性の食物をなるべく多く取るように指示して、随時、腹部エックス線撮影を行い、消化管内の器具の位置や移動の状況を経過観察する。誤飲された小器具は、通常、3～5日で自然排泄されるので、患者が精神的不安を抱かないように十分な説明を行う。

気管内吸引（誤嚥）の際には、呼吸困難を伴うこともあり、患者の生命にかかわることになるため、可及的すみやかに、医師による内視鏡を用いた摘出処置を依頼しなければならない。しかし、呼吸器内の深部にまで吸引された場合では、気管切開や開胸手術などによる摘出が必要となる。

このような重大な医療事故の発生時には、患者の精神的および肉体的な苦痛は非常に大きいので、適切なインフォームドコンセントと誠実な対応がなにより大切である。

(3) 予防

予防法として最も重要なことは、必ずラバーダム防湿を行うことである。ラバーダム防湿は、歯内療法の基本原則である無菌的処置にも欠かせない。もちろん、ラバーダム装着時のクランプにも十分に注意しなければならないので、クランプのスプリング部にフロスを結紮してから患歯に試適する（図 15-21）。諸事情により、やむを得ずラバーダム防湿が行えないときには、第一に嚥下しやすい体位を避け、患者にあらかじめ注意を促しておくことが大切である。そして、口腔内全体を十分に覆うようにガーゼを置き、またファイルなどはハンドル部の穴にフロスを通し結紮して使用するなど、できるかぎりの予防策を講じる必要がある。

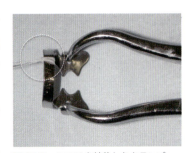

図 15-21　フロスを結紮したクランプ

5．皮下気腫

(1) 原因・発生要因

　根管処置の際、根管乾燥の目的で不用意にエアシリンジ（気銃）を使用すると、根管内に圧搾空気を入れることによって、圧搾空気が根尖孔を通じて、顔面、顎下部、ときには頸部の皮下組織内にまで侵入し、異常に貯留した状態（皮下気腫）を起こすことがある。さらに圧搾空気が胸郭部へと波及し縦隔気腫（mediastinal emphysema）に進展した場合には、激しい咳などに続いて、突発的な胸痛（胸部不快感）、発熱、呼吸困難などの症状が現れ、ときには生命の危険を伴うことがある。また、化学的清掃剤である次亜塩素酸ナトリウム溶液（アンチホルミン）とオキシドールを用いた根管の交互洗浄の際にも、急速な発泡によって気腫を起こす危険性がある。皮下気腫による顔面の腫脹は、突然に発生して急激に進行するが、患者の痛みは無痛性であることが多い。しかし、発生状況により強い疼痛を伴うこともある。気腫が著明な場合には、触診で捻髪音を認める。唇・頰側歯槽骨の菲薄な部位に好発しやすい。

(2) 処置・対処

　皮下気腫そのものには大きな危険はなく、膿瘍のような切開を行うことは通常ない。しかし、空気とともに細菌が侵入して二次的な感染を生ずる危険性があるので、抗菌薬や鎮痛薬を数日間投与する必要がある。組織内に貯留した圧搾空気は、1〜2週間で吸収されることが多い。患者は突然の腫脹や疼痛のために強い不安感を覚えるので、適切なインフォームドコンセントと誠実な対応が重要となる。

(3) 予防

　基本的には、根管乾燥の際に、エアシリンジ（気銃）を使用しないことが重要である。また、次亜塩素酸ナトリウム溶液（アンチホルミン）とオキシドールを用いた根管の交互洗浄の際には、使用薬剤を根尖孔外へ溢出させないように、無理な圧力による注入を防止し、根管内で環流するように行うことが大切である。

6．医原性の根尖性歯周炎

1）機械的刺激（オーバーインスツルメンテーション、過剰根管充填）

(1) 原因・発生要因

　根管処置の際に、ファイル類などの治療用器具を誤って根尖孔外へ突き出す過剰な器具操作のことをオーバーインスツルメンテーション（over instrumentation）という。根管の拡大・形成中、作業長を確認しないまま不適切なリーミングやファイリングなどの器具操作を行ってしまうことによって起こる。

　また、根管充填時に誤った作業長で処置してしまうと過剰根管充填になることがある（図15-22）。特に、熱可塑性ガッタパーチャ材を加熱して根管内へ注入する根管充填法の場合、ガッタ

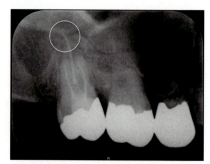

図15-22　ポイントの過剰根管充填
ガッタパーチャポイントの根尖孔外への押し出し（口蓋根）：上顎右側第二大臼歯口蓋根の症例

▶ 捻髪音　捻髪音（ねんぱつおん）とは、触診時のチリチリやブチブチという感じで、髪の毛をひとつまみ指でつまんでこすり合わせたときの音に似た断続音である。

パーチャ材は高い流動性のために、根尖孔外へ押し出されやすい。

(2) 処置・対処

　オーバーインスツルメンテーション（over instrumentation）の場合、症状は一般的に軽度で、2～3日で自然に消失することが多い。しかし、細菌感染や後述する化学的刺激が加わると強い痛みが長期間にわたって続くこともある。十分に根管洗浄した後、組織刺激性のある根管消毒薬（フェノール製剤やホルマリン製剤など）の使用を避けて、緊密な仮封を行うとともに、患歯の安静を図り、必要に応じて、抗菌薬や鎮痛薬の投与を行う。

　ポイント類による過剰根管充填の場合には、シーラーが硬化する前に、ただちにポイントを引き抜いて除去し、適正な作業長になるように再確認した後、すぐに根管充填をやり直す。特に感染根管の場合、根管内に残留した細菌が根尖孔外から突出したポイントを経由して根尖孔外に進展し、宿主の局所免疫に抵抗しながら成長する（バイオフィルム）ことで根尖性歯周炎を難治化させることが明らかにされている（図 15-23）。

　一方、熱可塑性ガッタパーチャ材による過剰根管充填に対しては、根尖孔外へ押し出されたガッタパーチャ材を根管内経由で完全に除去することは不可能である。経過を観察し、症状が自然に消失すれば、外科的な除去処置は必要ない。しかし、たとえ材料そのものに為害性がなくても、異物を根尖歯周組織内に残置させることになるため、適切なインフォームドコンセントと誠実な対応が重要である。さらに、咬合痛、打診痛や鈍痛、違和感などが長期間にわたり続くこともあり、そのような場合には、患者の不安や不信感を招き、対応にとても苦慮することになる（図 15-24）。

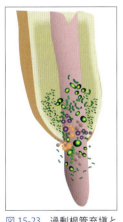

図 15-23　過剰根管充填とバイオフィルム

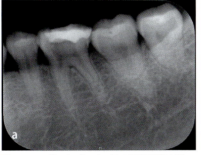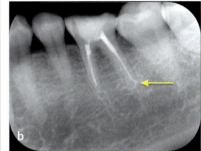

図 15-24　ガッタパーチャ材の過剰根管充填
加熱した熱可塑性ガッタパーチャ材の根尖孔外への押し出し（矢印）：下顎左側第一大臼歯遠心根の症例
a：術中エックス線写真：冷水痛を主訴とした急性歯髄炎の抜髄処置後
b：術後エックス線写真：熱可塑性ガッタパーチャ材による根管充填後
長期間にわたり咬合痛・打診痛ならびに鈍痛・違和感が消失しない

(3) 予防

　オーバーインスツルメンテーション（over instrumentation）の予防には、根管の拡大・形成（機械的清掃）時に、作業長を常に確認できるようにファイル類にラバーストッパーを装着して行う。しかし、器具操作中にストッパーの位置がずれたり、また彎曲が強い根管の場合には、根管の拡大・形成が進むにつれ、根管は直線化されて作業長が短くなる。いずれの場合も、随時、電気的根管長測定器やエンドブロックなどで適正な作業長を再確認する。

　ポイント類による過剰根管充填の予防には、ポイント試適時にタグバックをよく確認し、特に加圧操作中、前もってポイントに付与した作業長の印と歯に設定した基準点との間にズレが生じていないことを常

に留意する。一方、熱可塑性ガッタパーチャ材による過剰根管充填の予防には、使用する機器について、その取扱説明書に従い、模型歯などを用いて十分にトレーニングを行う。その後、適正な圧力で軟化したガッタパーチャ材を根管内に過不足なく塡入する。

2）化学的刺激（根管消毒薬、歯髄失活薬）

（1）原因・発生要因

　古くから使われてきた根管消毒薬のひとつであるホルマリン製剤（FC）は、組織刺激性が特に強いため、その根管貼薬を臨床症状の改善するまで漫然と繰り返すと、結果的に打診痛が消失しない、いわゆる"難治性"の根尖性歯周炎を誘発する。また、残存歯髄の失活に用いられるパラホルムアルデヒド製剤（ペリオドン）は、根管外へ漏洩すると歯周組織に重篤な傷害、組織壊死などを起こす。

　一方、水酸化カルシウム製剤（ビタペックス、カルシペックスなど）を根管貼薬する際、根管内の容積（通常は、数 mm³（μL）程度）を考慮することなく、適量以上を不用意な圧力をかけて注入することにより、薬剤を過剰に根尖孔外へ押し出すと組織傷害が起こる（図 15-25、26）。さらに、アナフィラキシー（発症後、きわめて短い時間のうちに全身性にアレルギー症状が出る反応）の発現が疑われた事例が指摘されている。

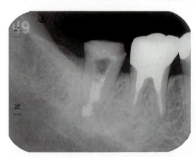

図 15-25　水酸化カルシウム製剤の過剰な根管貼薬：下顎右側第二大臼歯の症例
根尖孔外へ押し出された薬剤（ビタペックス）は下顎管に近接していた。

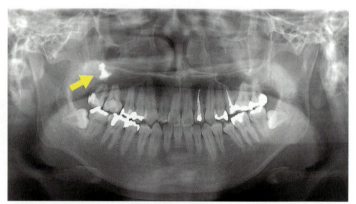

図 15-26　水酸化カルシウム製剤の過剰な根管貼薬：上顎右側第二大臼歯の症例
根尖孔外へ押し出された薬剤（カルシペックス®）は上顎洞内に迷入していた。

　また、再根管治療の際に、ガッタパーチャ軟化（溶解）材を使用すると、溢出成分が根尖歯周組織を刺激して、ごくまれに強い疼痛の発現がみられることがある。

（2）処置・対処

　ホルマリン製剤や歯髄失活薬に含まれているパラホルムアルデヒドの主成分であるホルムアルデヒドによる根尖歯周組織の傷害、いわゆる難治性の根尖性歯周炎（歯根膜炎）に対しては、その薬効が消失するまで、十分な根管洗浄を繰り返し、患歯の安静を図る。

　また、水酸化カルシウム製剤の押し出しに対しては、根尖孔外に溢出した薬剤を根管内経由で完全に除去することは不可能である。適切なインフォームドコンセントと患歯の安静を図るとともに、必要に応じて鎮痛薬を投与する。経過を観察し、症状が自然に消失すれば、治癒に向かうと期待されるため、外科的な除去処置は必要ない。

　ガッタパーチャ軟化（溶解）材の使用による強い疼痛が発現した場合には、すみやかに十分な根管洗浄を行う。通常、疼痛は数時間以内に軽減することが多く、鎮痛薬を投与して経過を観察する。

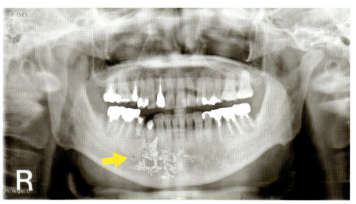

図 15-27 下顎骨内およびその周囲組織に溢出した水酸化カルシウム製剤：下顎右側第一小臼歯の症例
根尖孔から押し出された薬剤（カルシペックス®）による組織傷害のため長期間にわたり神経麻痺・知覚異常の障害が続いている（下顎管への溢出はみられなかった）。

(3) 予防

　市販されている根管消毒薬や歯髄失活薬のなかには、特に組織刺激性が強く、安易な頻用を控えるべき製剤もある。使用する場合には、用法・用量など使用上の注意を遵守する。なお、ホルマリン製剤やパラホルムアルデヒド製剤は、強力な殺菌作用を有しているが、一方でその薬効成分であるホルムアルデヒドは、国際がん研究機関によって、ヒトに対する発がん性が認められる化学物質として指定されており（2004年）、また、化学物質過敏症やシックハウス症候群の原因物質のひとつとしても一般に広く知られていることから、使用にあたっては十分な検討が必要である。

　水酸化カルシウム製剤については、過去に、エックス線写真上で根尖部透過像がみられるときには、根尖孔外へ押し出すほうが治癒がよいと提唱されたことがあった。しかし、現在では、過剰に押し出された薬剤により重篤な組織傷害(上顎洞炎や下歯槽神経の損傷（神経麻痺・知覚異常）や腐骨形成など）が生じた事例が報告されていることから（図 15-27）、その考え方は、安全管理上、完全に否定されている。したがって、水酸化カルシウム製剤を根管貼薬する場合には、根尖孔外へ押し出さないように、適切な方法により根管内に限局して使用する（図 15-28、29）。なお、根尖孔外へ溢出した薬剤は、経過観察中のエックス線検査で、その不透過像が徐々に消失していく傾向が観察される。しかし、この画像上の変化は、組織内での薬剤の拡散と造影性の減弱によるもので、非吸収性成分が残留することにより、咬合痛、打診痛や鈍痛、違和感などが長期間にわたり続くような有害事象もあることに留意しなければならない。

　また、ガッタパーチャ軟化（溶解）材については、根管充填材を除去する際に初めから使用するのではなく、（ロングネック）ラウンドバー、ピーソーリーマーやHファイルなどを用いて、可能なかぎり機械的な除去を試みる。

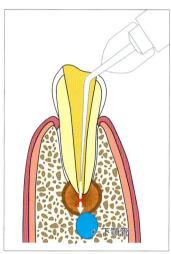

図 15-28 水酸化カルシウム製剤の根管内への填入
根尖孔外へ絶対に押し出さないように、適切な圧で根管内の容積をイメージして「適量（図 15-29 参照）」を根管貼薬する。

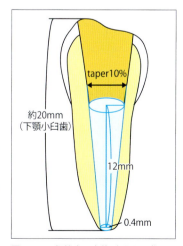

図 15-29 根管内の容積（イメージ）
根尖孔の直径を 0.4mm、根管長を 12mm、テーパーを 10%とすると、その容積はわずか 10.08mm^3 にすぎない（円周率を 3 とした場合）。

7．有病者、高齢者、妊婦の歯内療法における安全管理

　歯内療法を行ううえで、一般的な歯科治療と同様に、特に注意を要する全身疾患として、①心血管系疾患（高血圧症、狭心症、心臓弁膜症、心筋梗塞、不整脈など）、②内分泌系疾患（甲状腺機能亢進症や糖尿病など）や③肝・腎尿路系疾患などが挙げられる。このような全身疾患を有する患者（有病者）に対して、安全な歯内療法を実現するためには、適切なリスクマネージメントを行うことが大切である。まず予防として、術前に全身ならびに局所の既往や現在の健康状態などについての正確な患者情報を集める。そして、適時、医科主治医に病状照会を行って緊密な連携を保ちつつ、患者の病状に応じて、最も適切な処置法を選択する。次に、全身的偶発症を早期に発見するために、治療中は原則として、血圧、脈拍、呼吸数や酸素分圧などのバイタルサインのモニタリングを行う。また処置にあたっては、不用意な痛みや精神的不安を与えないよう特に配慮する。さらに緊急時の対応として、発生した全身的偶発症に可能な範囲で対処する。そのためには、日頃から全身的偶発症リスクを想定した模擬訓練を行い、また連絡網や救急搬送先などを事前によく確認しておく必要がある。

　高齢者は、重篤な全身疾患を合併する割合が高く、そのような患者では全身的偶発症の発生率も高い。なかでも著しい血圧上昇の頻度が高いことから、高齢者の歯内療法では、循環器系の全身的偶発症に最大の注意が必要である[12]。また、抗菌薬や鎮痛薬を処方する際には、すでにかかりつけ医から類似薬剤が投与されている可能性があるため、服薬の重複を回避しなければならない。そして近年、歯科治療で問題となることが多いワルファリンやビスホスホネート製剤の服用者が増加している。さらに、高齢者は嚥下機能の低下により、誤嚥のリスクが高いことから、特に根管処置時にはラバーダム防湿が欠かせない。

　現代社会から求められる安心・安全な歯内療法を行うために、全身的偶発症に対するリスクマネージメントは、重篤な全身疾患を合併する患者や高齢者の観血的処置だけでなく、すべての患者の、すべて処置で必要である。

　妊婦は、歯内療法の際に使用する抗菌薬・鎮痛薬など薬剤や麻酔薬が胎児に影響を及ぼすのではないかという不安を感じていることが多い。したがって、まずは医療面接において、妊娠中の患者の不安に対する説明を医学的根拠に基づき十分に行い、同意を得るインフォームドコンセントがなにより大切である。妊娠中の歯内療法において、麻酔や内服薬が必要な場合には、その種類や用量を慎重に選ぶことにより、安全に使用することが可能である。また、エックス線撮影については、確実な防護を行い、できるだけ少ない線量で撮影することで適切に管理する。そして、治療中は妊婦が無理のない姿勢となるように留意し、異常があれば直ちに医師の連絡をとる。なお、妊婦は体調の変化が大きいため、根本的な処置はできるだけ安定期（妊娠5〜7ヵ月頃）に行うのが適している。妊娠初期（妊娠2〜3ヵ月まで）は、悪心、吐き気や嘔吐などが現れることが多く、処置の胎児への影響も危惧されるため、応急処置にとどめておくことが望ましい。また妊娠8ヵ月以降は胎児が大きく成長し母体に負担がかかる時期であることから、必要な応急処置に限り、出産後にあらためて根本的な治療を行うほうがよい。

（中田　和彦）

第 III 部

歯内療法の臨床 −応用編−

第16章 再根管治療

第17章 歯根吸収

第18章 歯の外傷

第19章 根未完成歯

第20章 歯内―歯周疾患

第21章 外科的歯内療法

第22章 マイクロスコープを応用した歯内療法

第23章 高齢者の歯内療法

第24章 緊急処置

第16章 再根管治療

Root Canal Retreatment

一般目標
再根管治療を理解し、患歯の適切な保存方法を学ぶ。

到達目標
①再根管治療について説明できる。
②根管治療後の病変発症の原因を説明できる。
③再根管治療の方法を説明できる。
④再根管治療が困難な症例について説明できる。
⑤再根管治療の予後について説明できる。

　根管治療は、初回の治療によってすべての症例が治癒するわけではない。一般に、一度根管治療を行った歯に対しては、1）経過観察、2）再根管治療、3）外科的歯内療法、4）抜歯、のいずれかが適応される。本章では、この再根管治療について述べる。

1．再根管治療とは

　以前に根管治療を受けて根管充塡が施された歯に対して、以下のような所見がある場合に、非外科的また外科的な治療を行い、歯の保存を図る治療である。一般的には、まず非外科的再根管治療が実施される。すなわち、根管充塡材を除去して、無菌的な環境下ですべての根管に対して、根管の拡大・清掃と殺菌・消毒を行い、最終的に根管を緊密に再度閉鎖する治療法である。このような非外科的治療が奏功しなかった場合には外科的歯内治療を検討する。

　①症状が改善しない。

　②口内法エックス線検査より持続した根尖病変があり症状がある。

　③症状や根尖病変が持続し、根管充塡が不十分である。

　④根管治療後に根尖病変の新たな発症がある。

　⑤歯冠修復または補綴治療を行うにあたり根管充塡が不十分である。

　⑥根管系への唾液の滲入が疑われる。

2．根管治療後の病変発症の原因 （図 16-1）

　主な原因は以下の通りである。

　①細菌の根管系への感染

　②細菌の根尖周囲への感染

　これらの主な要因として以下の事項があげられる（図 16-2）。

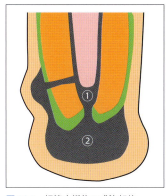

図 16-1 根管充填後の感染部位
①細菌の根管系への感染
②細菌の根尖周囲への感染

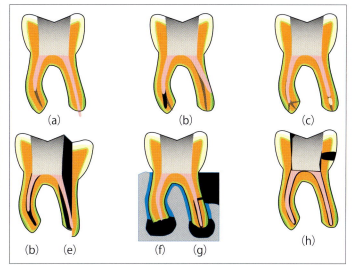

図 16-2 根管治療後の病変発症の要因
(a) 根管充填不良、(b) 形成不良、(c) 複雑な根管形態、
(d) 不完全な根管拡大・清掃、(e) 歯根破折、(f) 外部吸収、
(g) 歯周疾患、(h) コロナルリーケージ

(1) 医原性要因

①不完全な根管拡大・清掃

以前の根管治療の際に、感染源となる唾液の滲入や歯髄壊死片および感染象牙質が根管内に残留したまま根管充填を行っている。

②不十分または過剰な根管充填

不十分な根管充填は、再根管治療の対象歯に最も多くみられる。適切な根管の拡大・清掃を行っても、緊密な根管充填が行われず死腔が存在することによって、細菌が繁殖する場を提供することになる。一方、根管充填材の先端が根尖孔外に突出すると、汚染物質の付着などが原因となり周囲に炎症が生じる。

③誤った根管拡大形成操作

根管壁への穿孔、根管内での器具破折、レッジの形成、根尖の偏位などによって根管の拡大・清掃、殺菌が困難となり、根管系に細菌感染が持続することになる。

(2) 複雑な根管形態

根管内の石灰化や根管の過度な彎曲や分岐、側枝の存在といった複雑な形態により、十分な根管拡大形成を行うことができないことにより感染源が残留する。

(3) 外部吸収（第17章 2. 外部吸収を参照）（P.194）

歯根の外部吸収が根管に達した場合、歯周ポケットから侵入した細菌が根管系へ感染することがある。

(4) 歯周疾患

歯周ポケットから侵入した細菌が根尖孔や副根管を介して根管系へ感染する。

(5) 歯根破折

破折部位を介して細菌が根管系へ感染する。

(6) コロナルリーケージ

緊密な根管充填が行われていても、根管充填後の歯冠修復の遅延、修復物と歯質との境界部での二

次う蝕の発生や修復物あるいは歯質の欠損などによって、唾液の根管系への滲入に伴い細菌感染が生じる。

(7) 患者の全身状態

糖尿病、肝炎、自己免疫疾患、抗がん剤・免疫抑制剤などの服用などさまざまな因子が影響することが近年報告されている。

以上があげられるが、この他にもさまざまな要因があると考えられる。

3. 診査・診断

診査および診断は、根尖性歯周疾患に準じる（第6章参照）。ただし、根管や根尖周囲組織の状態の確認には通常口内法エックス線検査は不可欠であるが、病変の正確な位置や範囲など三次元的な情報が必要な場合には歯科用コーンビームCT（CBCT）検査により詳細な病状を確認することで、正確な診断が可能になる。（図16-3）

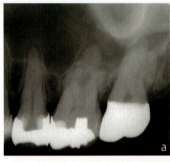
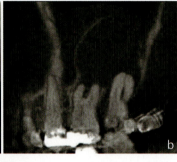

図 16-3
a：口内法エックス線写真では、上顎左側第一大臼歯の遠心頬側根に、わずかな透過像が認められる程度である。
b：CBCT検査では第一大臼歯に加え、上顎洞や第二大臼歯に及ぶ広範囲な根尖病変が認められた。

4. 再根管治療の方法

治療法は以下のとおりであり、再根管治療に特化した項目を中心に述べる。
(1) 歯冠修復物の除去
(2) コアおよびポストの除去（金属、レジン、ファイバーポストの除去）
(3) 根管充塡材の除去
(4) 根管拡大形成
(5) 根管消毒および根管充塡

(1) 歯冠修復物の除去

再根管治療が必要な歯には、歯冠修復物が装着されていることが多い。これらの歯冠修復物の除去を適切に行うことで視野が確保され、以降の処置を安全かつ容易に行うことが可能となる。

①インレー、アンレー、レジンの除去

これらの修復物は、ダイヤモンドバーやカーバイドバーなどを使用して除去する。この際、歯質を必要以上に切削しないよう注意する。

②クラウンの除去

カーバイドバー等を使用し、クラウンの歯頸部から切れ込み（スリット）を入れる。次に、クラウン除去鉗子やリムーブドライバー（図16-4）等をスリットに挿入したのち、回転力をかけ除去する。除去が困難な場合には、超音波機器にてクラウンに振動を与え、合着用セメントの一部を破壊させたのち、再度回転力をかけ除去する。

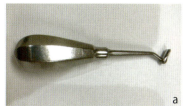
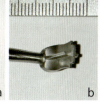

図 16-4
a：リムーブドライバー
b：リムーブドライバー先端の拡大像。先端の刃先をクラウンに形成したスリットへ挿入したのち、柄の部分に回転力をかけることでクラウンを分離させる。

(2) コアおよびポストの除去

歯冠修復物が装着されている歯には、補強のためコアやポストが装着されている。再根管治療を行う際には、これらを適切に除去し、根管口を明示する必要がある。メタルコアの一部は、歯質とコアとの境目に水平にスリットを入れ、そこへポスト除去用鉗子（図 16-5）を挿入して、歯軸と平行に引き抜くことで除去できる。

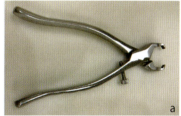
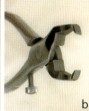

図 16-5
a：ポスト除去用鉗子
b：ポスト除去用鉗子先端の拡大像。先端の刃先をスリットへ挿入したのち柄の部分を把持し、歯軸方向に引き抜きメタルコアを除去する。

ポスト除去鉗子にて除去が困難なメタルコアや、レジンコアおよびファイバーポストは、ダイヤモンドバーやカーバイドバーなどを使用して除去する。

ポストの全長が長いものや、径が太いもの、強固に根管へ合着されているもの、または歯質と色がきわめて近いコアやポストを除去する場合、歯根に穿孔や破折を引き起こす可能性があるため注意が必要である。このようなリスクが高いと判断される場合は、外科的歯内治療が必要となることがある。特に最近では、歯根破折防止の観点から、ファイバーポストの使用頻度が増しており、この除去には切削が必要だが、その際、過剰切削を避けるなど、慎重な判断と操作が求められる（図 16-6）。

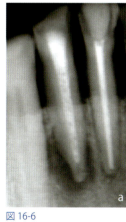
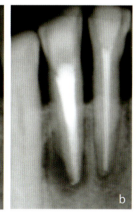

図 16-6
a：下顎右側側切歯の根尖付近までファイバーポストが装着された症例
b：歯科用マイクロスコープ下にて慎重にファイバーポストを切削除去し、再根管治療後に根管充填を行った。

(3) 根管充填材の除去

再根管治療の際は、まず前回の治療で使用された根管充填材の完全な除去が必要である。除去方法には、手用ファイル、ニッケルチタンロータリーファイル、超音波器具または**ガッタパーチャ溶解剤**（図16-7）などが用いられる。これらは単独で用いるよりも、併用することが多い。根管内には感染し変色した根管充填材（図 16-8）が認められることが多く、このような根管充填材を完全に除去しなければならない。またフィンやイスマス、樋状根管といった根管の特殊な構造部に根管充填材が残留することがあり、これを除去する際は歯科用マイクロスコープ下で行う必要がある（図 16-9）。また根尖付近の根管

充填材除去を行う際には、根尖方向への強い圧力による、根尖孔外への根管充填材の押し出しに注意を払う必要がある。

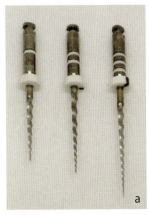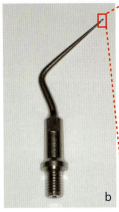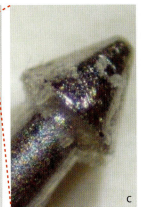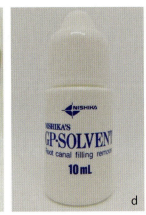

図 16-7
a：ガッタパーチャ除去用 Ni-Ti ロータリーファイル　根管形態を維持した根管充填材の除去が可能である。
b：ガッタパーチャ除去用超音波チップ　超音波により発生する振動と熱を応用し、ガッタパーチャを除去する。
c：先端が錨（アンカー）型になっており、効率のよい除去が可能である。
d：ガッタパーチャ溶解剤　主成分であるd-リモネンがガッタパーチャ充填材を軟化させ、機械的除去を容易にする。

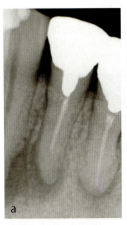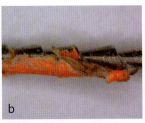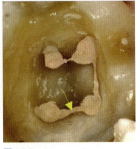

図 16-8
a：不十分な根管充填が施された下顎左側第一小臼歯の根尖部に病変を認めた症例
b：再根管治療に伴い除去を行ったガッタパーチャ充填材。充填材が変色し感染が認められた。

図 16-9
下顎左側第一大臼歯近心頬側根管と舌側根管との間のイスマスに充填されたガッタパーチャ充填材（矢印）

(4) 根管拡大形成

　根管拡大形成は根尖性歯周疾患の治療に準じる（第6章参照）が、再根管治療の際には、前回治療時に**レッジ**（図 16-10）や**根尖孔の移動（トランスポーテーション）**（図 16-11）が形成された症例、根管内に破折器具が残留した症例（図 16-12）、根管の穿孔症例、根管の閉鎖症例、そして根尖部に外部吸収が生じた症例には特に注意が必要である。

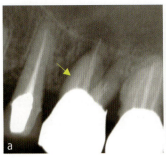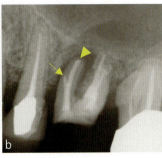

図 16-10
レッジ
a：上顎左側第一大臼歯の頬側近心根管に、前回治療時にレッジ（矢印）が形成されており、本来の根管に根管充填が行われていなかった症例
b：再根管治療時に本来の根管の拡大形成を行い、根管充填を行った（矢頭）。

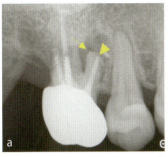
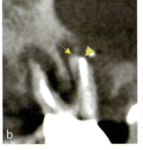

図 16-11　トランスポーテーション
上顎右側第一大臼歯の近心頬側根管が本来の根尖孔（矢印）から変位して（矢頭）根管形成および根管充填が行われた症例。
a：口内法エックス線写真
b：CBCT 矢状断像

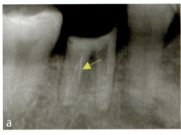
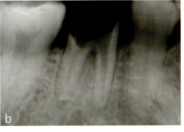

図 16-12　破折器具
a：下顎右側第一大臼歯頬側遠心根の根管内に破折したリーマー（矢印）が存在した症例
b：根管拡大形成の妨げとなっていたため、超音波機器を使用して除去した。

（5）根管消毒および根管充填

　根管消毒および根管充填は根尖性歯周疾患の治療に準じる（第 6 章参照）が、前回治療時に根尖孔が破壊されている症例や根尖に外部吸収が生じた症例では、消毒剤および根管充填材の根尖孔外への溢出に特に注意が必要である。

5．再根管治療が困難な症例とその対処

次のような症例が挙げられる。

（1）根尖歯周組織の破壊が根長の 1/3 以上に及ぶ症例
（図 16-13）

　骨破壊量が多いほど再根管治療による回復の見込みは少ないとされている。病変が治癒しない場合は、歯根尖切除法または原因根の抜去、抜歯を検討する。

（2）根管系に障害のある症例（図 16-14）

　根管拡大形成が困難な根管の彎曲や狭窄または閉鎖、修正が困難なレッジの存在、除去が困難な器具破折などがある症例では、十分な根管の拡大形成・清掃・殺菌・消毒を行うことが困難である。このため歯根尖切除法または原因根の抜去を検討する。

（3）歯根吸収のある症例（図 16-15、16）

　内部吸収が生じていた症例では、陥凹部の根管充填材とその下面に感染象牙質や壊死歯髄組織が残留し、通常の根管治療ではこれらをすべて除去することは困難である。この場合、歯科用マイクロスコープ下で各種マイクロスコープ専用器具を用いて可及的に搔爬するのが効果的であ

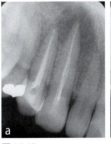
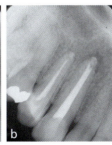

図 16-13
a：上顎右側犬歯根尖周囲に大きなエックス線透過像を認めた症例
b：a の症例の根管治療後に歯根尖切除法を実施し、6 ヵ月経過。根尖周囲の骨再生を認めた。

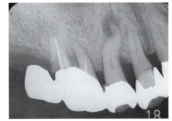

図 16-14　上顎右側第二小臼歯
根管が S 状にカーブしており根管の拡大形成が困難な症例

る。根尖部に生じた**外部吸収**は、組織学的には根尖病変が認められた歯根の約80%に生じるとされている[1]。通常の根管治療で治癒しない場合には、歯根尖切除法が適用となる。

　歯根表面の外部吸収が根管系に達した場合は、CBCT撮影を行い正確な位置と程度を確認し、根管治療後の補綴治療の可否を考慮して、可能と判断された場合に吸収部位の清掃と閉鎖を行う。

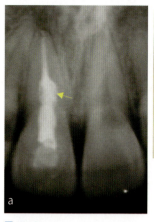
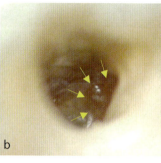
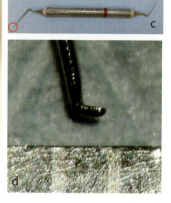

図16-15
a：上顎右側中切歯の内部吸収部位に充填された根管充填材（矢印）
b：歯科用マイクロスコープで観察した吸収部位（矢印）。歯科用マイクロスコープを通してもアンダーカットがあって吸収部位をすべて観察することはできないため、吸収部位の根管充填材や感染象牙質の除去を、通常の拡大操作で完全に行うことは困難である。
c：根管の清掃・拡大形成の補助器具として有用なマイクロスコープ用エキスカベータ
d：先端の拡大像。目盛は1mm

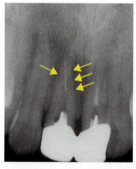

図16-16
上顎右側中切歯の根管内に根管拡大形成器具の破折片ならびに、それに近接した歯根表面の吸収像（矢印）が認められた症例。歯根尖切除法が実施された・

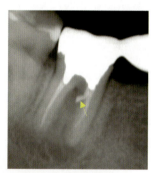

図16-17
下顎右側第二大臼歯の近心舌側根に穿孔を認めた症例（矢印）。穿孔部周囲に骨吸収も認められた。

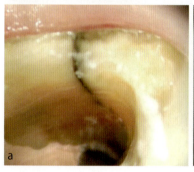
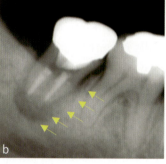

図16-18
a：下顎右側第二大臼歯の髄室近心壁に汚染された破折線を認めた症例
b：口内法エックス線写真では歯根の近心側から根尖周囲にかけて暈状の透過像（矢印）を認めた。

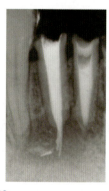

図16-19
下顎右側中切歯の根尖孔外へ根管充填材が溢出した症例。根管充填材の一部は分離し病変内に位置するため、根管内からの除去は困難である。

(4) 根管系に穿孔がある症例（図 16-17）

穿孔部を通して、唾液とともに細菌が侵入、あるいは根管消毒剤が根管外へ漏洩し根管内の汚染状態が持続する。そのため接着性レジンセメントなどを用いて根管内から封鎖する。

(5) 根管に亀裂または破折のある症例（図 16-18）

根管内の亀裂が歯根表面まで達していない場合は、根管内から亀裂線を切削し、根管充填の際に歯質接着性のあるレジン系シーラーを用いて封鎖する。また歯冠歯根破折が生じた場合、残存した歯根長が補綴治療に耐えられるものであれば、隔壁を形成して根管治療を行い保存を試みる。その後、歯冠長延長術または意図的再植術や牽引などを行う必要がある。また歯根長が十分でない場合や垂直歯根破折の場合は、抜歯が適応となる。

(6) 根管内への多量の滲出液を制御できない症例

未拡大の根管やイスマス・フィンなど根管の解剖学的要因、歯根破折、通常の治療に非感受性の菌による感染などが原因として挙げられる。このため、歯根尖切除法または原因根の抜去を検討する。ただし持続性の細菌感染に対しては、薬剤の感受性試験を行い、原因菌に対する適正な抗菌薬を投薬して治癒を図る方法がある。また根尖が上顎洞と交通し歯性上顎洞炎を併発した場合には抜歯を検討する。

(7) 根尖病変内へ溢出した根管貼薬剤、根管充填剤あるいは破折器具などの異物がみられる症例（図 16-19）

通常の根管治療では、これら異物を完全に取り除くことは困難であり、歯根尖切除法または原因根の抜去あるいは抜歯が適用となる場合がある。

(8) 歯内－歯周病変を起こした症例（第20章参照）

Class II および Class III の症例では、再根管治療が奏功しにくい場合がある。この場合、原因根の抜去あるいは抜歯を検討する。

(9) 歯根の一部がう蝕に罹患し根管治療が困難な症例
（図 16-20）

原因根の抜去あるいは抜歯を検討する。

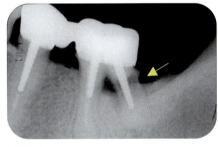

図 16-20
下顎左側第一大臼歯の遠心根にう蝕によるエックス線透過像（矢印）を認めた症例。さらにその周囲に水平性の骨吸収も認められた。

6. 再根管治療の予後

冒頭で述べたように、根管治療を行った歯に対しては、経過観察、再根管治療、外科的歯内療法、または抜歯のいずれかが適応される。再根管治療が奏功しない場合には、外科的歯内療法が必要となり、さらにこれが奏功しない場合には、残念ながら抜歯を選択せざるをえない場合がある。

再根管治療の成功率は約80％といわれている。根尖病変の有無や拡大形成の際の根管の解剖学的形態の維持の是非などに応じて成功率は変化する。再根管治療は、さまざまな原因が想定され複雑であるため、時間や技術、とりわけ術者の能力や経験が多分に求められるものである。

今後、歯科用マイクロスコープの普及やラバーダムの使用率の向上、根管洗浄方法の改良、新規の根管拡大形成用機器の開発などによって、治療成績はさらに伸びていくことが期待される。

（前田　英史、友清　淳）

第17章 歯根吸収
Root Resorption

一般目標
歯根吸収の原因を理解しその対応を学ぶ。

到達目標
①歯根吸収の原因とその発生メカニズム、症状、診断ならびに処置法を説明できる。

1. 歯根吸収の原因

乳歯には生理的な歯根吸収がみられる。他方で、病的な歯根吸収は外傷、炎症、腫瘍、囊胞、埋伏歯、歯の移植、漂白などに付随して認められる。

(1) 外傷

歯に外傷のような物理的（機械的）な障害が加わり長時間持続すると、歯根表面に歯根吸収が生じることがある。時間的背景から、医療面接や術前診査で明確な因果関係を確認できることはまれである。

また、早期接触などの咬合性外傷が特定の歯に長期間加わった場合、う蝕に罹患しなくても歯髄壊死、さらには根尖病変が生じ、その後歯根の吸収が起こることがある（図17-1）。この場合、歯髄組織が取り除かれると吸収は停止する。

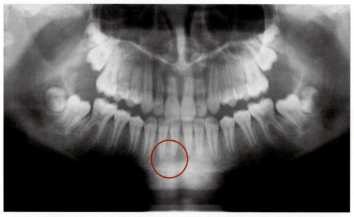

図17-1 過蓋咬合による咬合性外傷によって生じた下顎右側中切歯から側切歯にかけての根尖性歯周炎（11歳、女性）。歯根吸収の原因となる。

(2) 炎症

最も一般的な吸収の原因である。根尖性歯周炎の場合（図17-2）、病理組織学的には多くの症例でセメント質や象牙質に吸収が生じている。

根管治療時に偶発する医原性の穿孔部においても（図17-3）、同様の炎症性の歯根の吸収が生じる。辺縁性歯周炎においては、病変の進行によって歯槽骨の吸収が広範囲に及ぶようになると、エックス線写真上で歯根の吸収を認めることが多い（図17-4）。この場合の吸収は、歯根の側面に出現することが

特徴である。
　また、根尖性歯周炎と辺縁性歯周炎が合併している症例では、根尖部と歯周ポケットに位置する歯根側面とに吸収が認められる（図17-5）。

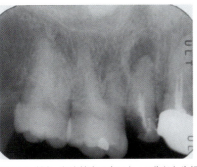
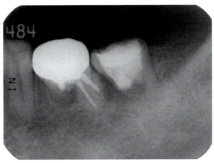
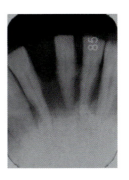

図17-2（左）　根尖性歯周炎によって生じた歯根吸収（上顎右側第二小臼歯、69歳、女性）。
図17-3（中）　穿孔によって生じた歯根吸収　下顎左側第二大臼歯の歯根近心の穿孔部から根尖部にかけて広範囲の吸収がみられる（41歳、女性）。
図17-4（右）　重度の歯周病による歯根吸収　下顎左側中切歯の根尖から歯根側面にかけて広範囲の吸収がみられる（60歳、女性）。

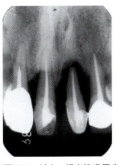
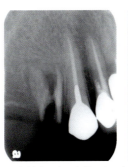
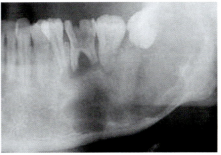

図17-5（左）　根尖性歯周炎と辺縁性歯周炎の合併による歯根吸収（上顎左側中切歯、44歳、女性）。
図17-6（中）　垂直歯根破折による歯根吸収（上顎右側第一小臼歯、58歳、女性）。
図17-7（右）　良性腫瘍（エナメル上皮腫）が原因と考えられる歯根吸収（下顎左側第一大臼歯、48歳、男性）。

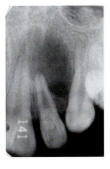
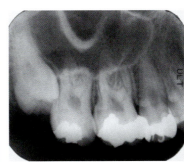

図17-8（左）　上顎左側側切歯の術前エックス線写真（14歳、男性）。嚢胞により植立方向が変位し、歯根嚢胞様の根尖部透過像とともに歯根吸収が認められる。
図17-9（右）　埋伏した上顎右側第三大臼歯による上顎右側第二大臼歯の遠心歯頸部に吸収がみられるエックス線写真　（32歳、女性）。

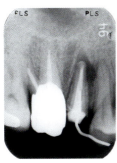
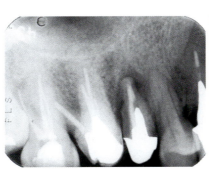

図17-10（左）　破折歯の接着再建を目的に上顎左側第二小臼歯を抜去し、口腔外にて破折部を接着後、右側第二小臼歯部に再植した直後のエックス線写真（52歳、女性）。
図17-11（右）　図17-10の施術6ヵ月後のエックス線写真。根尖部の透過像に拡大傾向がみられ、炎症性歯根吸収の発生が疑われる。

さらに、垂直歯根破折においても、慢性炎症が長期間持続することによって歯根吸収が発症することがある（図 17-6）。

（3）腫瘍・嚢胞

顎骨・歯槽骨に生じた良性・悪性腫瘍、歯原性・非歯原性嚢胞と関連して歯根吸収が生じる。この場合、増殖・増大した腫瘍・嚢胞による歯根への物理的（機械的）圧迫が直接の原因となる（図 17-7）。

歯槽骨部に生じる良性腫瘍であるセメント質（骨）形成線維腫などが原因となる場合、歯根吸収が著明であっても歯髄に生活反応を認めることが多い。

嚢胞では、歯根嚢胞による当該歯の歯根吸収がもっとも一般に臨床で認められる（図 17-8）。また、腫瘍・嚢胞の増大に伴い、隣在歯にも吸収が発生することがある。

（4）埋伏歯

完全埋伏歯、あるいは半埋伏した第三大臼歯によって、隣在歯である第二大臼歯の歯根に吸収がみられることがある（図 17-9）。

これは、萌出の位置・方向の以上に伴う当該歯根への持続的な機械的圧迫が直接の原因である。

（5）歯の移植・再植

歯の移植や再植（図 17-10、11）により歯根膜が損傷を受けた場合、歯根吸収が生じることがある（外傷の一種と考えられる）。

根管内に感染源がある場合には、炎症性吸収が生じ、術後早期よりみられる。他方で、根管内に感染源がない場合には、置換性吸収が生じ時間経過は長い。また、後者は歯根の骨性癒着（アンキローシス）の原因にもなる。

（6）漂白

歯の失活後など歯冠に変色が認められ、かつ実質欠損の少ない場合には審美性の回復のための簡便な対処法として漂白が行われる。現在は 30% 程度の高濃度の過酸化水素を使用することはほとんどないが、以前はこのような高濃度の過酸化水素水が一般的に利用されていた。高濃度の過酸化水素水は、強い漂白作用と同時に強い組織腐食作用を併せもち、変色歯を歯冠内部から漂白した場合、漂白剤が象牙細管を通して歯頸部に刺激を及ぼし、化学的炎症が生じて外部吸収が出現することがある。

漂白による歯根吸収は、1979 年に Harrington と Natokin によって初めて報告された。また、Friedman らは、58 本の漂白無髄歯において術後 1 ～ 8 年に約 7%の高率で歯頸部に外部吸収が出現したことを報告している。この臨床研究は、漂白歯におけるエックス線検査の重要性を示唆している。

（7）その他（特発性）

上記の（1）から（6）までのいずれの原因にも該当せず直接の原因が明らかでない場合は特発性歯根吸収とよばれる。

また、根尖性歯周炎罹患歯において、感染根管内の細菌が根尖孔を経由して根尖孔外に溢出すると根尖部セメント質表層にバイオフィルムを形成し、外部吸収がみられることがある（図 17-12~14）。この場合の発症メカニズムの詳細は未解明である。しかし、いずれの症例においても症状が顕著でないことが多いので、発見が遅くなり治療困難なことが多い。

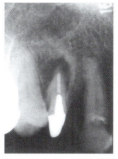 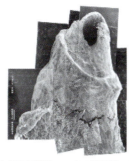 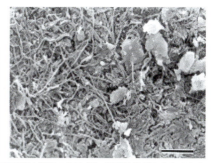

図 17-12（左） 上顎右側第一小臼歯の術前エックス線写真。既根管充塡歯の根尖部には透過像がみられるとともに、歯根吸収が認められる（文献 3 より引用）。
図 17-13（中） 図 17-12 の術後（感染根管治療と抜歯）の根尖部の走査型電子顕微鏡写真（弱拡大像）外部吸収部が明確に確認できる（文献 3 より引用）。
図 17-14（右） 図 17-13 の根尖吸収部の強拡大像 糸状菌と菌体外マトリックス様構造物からなるバイオフィルム様構造が観察される（文献 3 より引用）。

2．外部吸収とその治療

(1) 定義
歯根表面からセメント質・象牙質が病的に吸収されることを歯根の外部吸収という。

(2) 原因
原因は炎症、腫瘍、囊胞、埋伏歯、歯の再植・移植、漂白とさまざまである。また、歯頸部などに原因不明（特発性）の外部吸収が生じることもある。

(3) エックス線所見
根尖部の短小化と平坦化が著明で、根尖孔の拡大がエックス線的に認められることもある。一般に吸収部の辺縁形状は不規則で不明瞭であることが多い。

(4) 治療
吸収の程度と根管治療の進行度合いによって、次のような非外科的・外科的処置を適宜選択する必要がある。

a. 非外科的処置
最も一般的な根尖性歯周炎が原因の場合は、通常の感染根管治療を行うことによって、根尖部の炎症が消失し根尖病変が改善（線維化、瘢痕化）すると、同時に吸収の停止と吸収窩に新生セメント質の添加が生じる。

再植歯の場合は、歯髄壊死に引き続き広範囲にわたる外部吸収が生じることがある。この場合、抜髄と機械的・化学的な根管清掃による徹底した根管内の感染源の除去が、吸収を停止させるには不可欠である。臨床症状の改善が認められる場合は、水酸化カルシウム製剤を用いたアペキシフィケーション法を試みる。

すなわち、ペーストの水酸化カルシウム製剤を根管内に貼薬し、1～3 ヵ月ごとの定期管理を行い、根尖が閉鎖するまで繰り返す。人為的な硬組織性バリアによる根尖孔の閉鎖を確認後、通法によりガッタパーチャポイントと根管充塡用シーラーを併用し、側方加圧法あるいは垂直加圧法によって根管充塡を行う。

歯頸部に発生する外部吸収のうち、すでに歯髄への穿孔が疑われる場合は、通報に従い抜髄処置

から根管充塡を行うが、根管充塡前に穿孔部の閉鎖処置を行う必要がある。この場合、治療期間は長くなるが、水酸化カルシウム製剤を用いたアペキシフィケーション法に準じた穿孔部の人為的な閉鎖の誘導が可能である。

しかし、穿孔部の大きさ次第では、根管治療と外科的搔爬の併用も必要となる。

b. 外科的処置

以下のような場合には、それぞれの外科処置を適宜行う。

- 非外科的処置によって臨床症状が改善されない場合や、根管充塡後に外部吸収が再発・進行する場合：根尖切除術を行う。
- 辺縁性歯周炎が原因の場合：歯周外科的処置を行う。
- 腫瘍、囊胞、埋伏歯、根尖性歯周炎が原因の場合：基本的には、原因の除去療法としての外科処置、あるいは吸収歯の抜歯を行うが、囊胞や根尖性歯周炎の場合は、通常の感染根管治療が奏功することもある（図17-15）。
- 漂白後の場合：吸収部を搔爬する。
- 突発性で歯髄に近接している場合：歯肉弁の剝離後、吸収部の搔爬を行う。再発の防止のためには、十分な病変部の除去と緊密な修復処置が不可欠となる。
- 特発性で根尖孔外の感染の可能性がある場合は、根尖切除術と逆根管充塡術の適応を考慮し、病巣内に面していた歯根面表層は搔爬を行う。

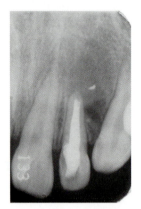

図 17-15　図 17-8 の感染根管治療後経過 4 ヵ月のエックス線写真。根尖部のエックス線透過像の縮小と歯根吸収がみられる（14 歳、男性）。

(5) 再植歯・移植歯の外部吸収の予防法

再植・移植時には、可及的に歯根膜線維の保存に努めるとともに、再植・移植後に根管治療を施す場合は、洗浄剤や根管消毒剤を根尖孔外に可及的に漏出させないこと。また、過剰な根管拡大や過剰な根管充塡を慎むことが重要である。

(6) 漂白歯の外部吸収の予防法

漂白による外部吸収を予防するには、以下に記載する 4 つの方法を適宜組み合わせることが推奨されている。

① 歯科用セメントを用いて確実に象牙細管を封鎖する。
② 漂白時に歯の加温を避ける。
③ 象牙細管の開口につながる再処理を行わない。
④ 可能なかぎり低濃度の過酸化水素を用いる、あるいは症例に応じて過酸化水素以外の薬剤（過酸化尿素等）を用いる。

もともと過酸化水素は生体に為害作用の強い遊離活性酸素を産生する性質をもっているので、処置回数は増えるが、④のように低濃度のものを用いることは有益である。

3. 内部吸収とその治療

(1) 定義
病的な歯根吸収が歯髄腔に接する象牙質から始まる現象を歯根の内部吸収という。

(2) 原因
歯根吸収が起こるためには、歯髄の最も外側に存在する象牙芽細胞層とさらにその外側の象牙前質が損傷され、多核の巨細胞（破歯細胞）が象牙質石灰化層に暴露されなければならない。これらの損傷には外傷、う蝕および歯周病、保存修復処置時に発生する過度の熱、歯科矯正治療および歯根亀裂などが報告されているが、完全には解明されていないものの、内部吸収歯の45%が外傷、25%がう蝕、14%がう蝕/歯周病が原因の歯髄炎症であり、残りの16%は不明であるとされている。

外傷、生活歯髄切断後や不可逆性歯髄炎などが原因で歯髄組織の一部が肉芽組織に置換された場合は、肉芽組織の増殖により歯髄壁の吸収（内部吸収）へ進行することがある。根管充填歯において、特にアペキシフィケーション後に生じる根管壁の内部吸収も、慢性の炎症を伴う肉芽組織の増殖が原因である。臨床的には、局所的にも全身的にも原因の不明な場合がほとんどで、口腔内診査のために行ったエックス線写真上で偶然に発見されることが多い（図17-16、17）。図17-18は、ピンクトゥースの、同一部位に発見された亀裂に沿ってエナメル質を切削し、一部で歯髄が露出した口腔写真である。その後、この歯の口内法エックス線写真を撮影し、内部吸収の存在が判明した（図17-19）。

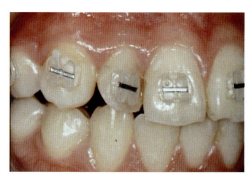

図17-16　術前口腔内写真。矯正治療中であったため、患歯（上顎右側側切歯）にはブラケットが装着されている（16歳、男性）。

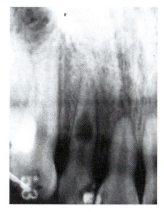

図17-17　図17-16の症例のエックス線写真。歯根内部吸収症例で、ハート形の透過像を認める。

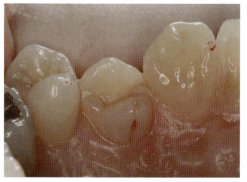

図17-18　上顎左側第一小臼歯の口蓋側にみられたピンクの変色部位に観察された亀裂部のエナメル質を切削した際の口腔写真　炎症性歯髄が一部露出している。（木ノ本喜史博士提供）

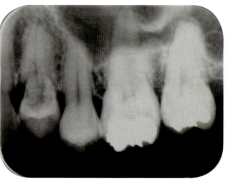

図17-19　図17-18症例のエックス線写真　内部吸収が確認できる。（木ノ本喜史博士提供）

(3) エックス線所見

根管を挟んでほぼ対称性の透過像として観察される。辺縁形状は滑らかなことが多い。吸収部の大きさと出現する位置はさまざまである（図 17-17）。

(4) 治療

内部吸収の部位、程度、広がりによって、治療方針を選択する必要がある。外部吸収への対応と同様に、非外科的・外科的処置に大別される。

a. 非外科的処置

エックス線検査で内部吸収を認めるが、吸収が限局的である場合、定期的な経過観察を行う。一方、歯髄診査で歯髄炎を疑わせる臨床症状がすでに発現しているか、または、エックス線検査で内部吸収の程度が進行していると診断した場合は、積極的に抜髄・根管拡大・清掃・根管充填を行う必要がある。

抜髄時には、一般に血管が豊富になっているため出血が多いのが特徴である（図 17-20）。吸収部の歯髄組織を完全に除去するために次亜塩素酸ナトリウムによる根管洗浄は通常より長時間繰り返して行い、吸収部の有機質を十分に溶解・消失させる。吸収部が根管口から器具の到達可能な位置にある場合は、ロングネックのラウンドバーやエキスカベーターなどで象牙質面を一層削除する。根管充填の際の根尖孔の閉鎖は根管充填用シーラーを併用し、側方加圧法あるいは垂直加圧法にてガッタパーチャポイントを緊密に根管へ充填する（図 17-21、22）。特に、内部吸収部への充填時には、加熱ガッタパーチャポイントを用いた垂直加圧充填法を選択する。

根管充填後に内部吸収が認められる症例においては、取り残した根部歯髄を除去する目的で再根管治療を行い吸収を停止させることが可能である。

特に、アペキシフィケーションによって根尖部に骨様組織がすでに形成されている場合、その構造は脆弱であるため根管拡大・形成は過剰とならないように最大限の注意を払う。また、ガッタパーチャポイントと水酸化カルシウム系の根管充填用シーラーを用いて慎重に緊密な側方加圧根管充填を行う。

歯槽骨頂部を広範囲に除去しなくては穿孔部へ到達できない、いわゆる外科的処置が不適切な部

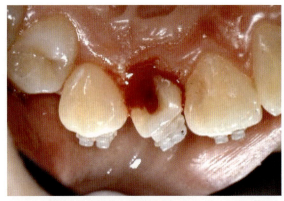

図 17-20　図 17-16 の症例の抜髄時の口腔内写真。根管内からは、慢性炎症に伴う著しい出血が認められる。

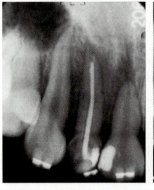 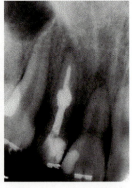

図 17-21（左）　図 17-16 の症例の抜髄時のエックス線的作業長確認時の写真。

図 17-22（右）　図17-16の症例の抜髄時の垂直加圧根管充填後のエックス線写真。吸収窩にも緊密に充填がなされているのが認められる。

位に歯根表面まで達した内部吸収が波及している場合は、抜歯、根尖切除、あるいは意図的再植が一般的な処置法である。

しかし、根管治療により根管経由で水酸化カルシウムペーストを積極的に穿孔した吸収部に貼薬・塡塞する術式も試みられる。これは、穿孔部のアペキシフィケーションを期待するもので、数ヵ月以上の経過観察が必要となるが、歯を保存する意味では推奨される方法である。

b. 外科的処置

根管治療によって、根管口から吸収部の歯髄除去、清掃、根管充塡を行うことが困難な症例が適応となる。したがって、根尖側 1/3 に広範囲な吸収のある症例、側方への吸収の広がりが歯根表面に近接している症例が対象となる。一般的には、病変部の掻爬と伴に、緊密な充塡処置を行うことが不可欠である。

特に、吸収部の歯髄組織や軟化象牙質の取り残しによる再発を防止するために十分な注意が必要である。また、処置時に予想以上の吸収が判明した場合は、積極的に根尖切除、複根歯ではヘミセクションあるいは抜歯を行うことになる。

(野杁　由一郎、林　美加子)

第18章 歯の外傷
Traumatic Injury of the Tooth

一般目標
歯の外傷について理解する。

到達目標
①歯の外傷の原因を説明できる。
②歯の外傷の分類を説明できる。
③外傷歯の症状と診査・検査方法を説明できる。
④外傷歯の治療法と適応症を説明できる。
⑤外傷歯の治癒経過と予後を説明できる。

歯の外傷は、歯の亀裂から歯槽骨骨折を伴った歯の脱臼まで、その程度はさまざまである。発生部位も歯冠部、歯根部、歯冠部と歯根部の両方に及んでいるもの、さらに歯髄や周囲軟組織の損傷を伴うものまで多岐にわたっている。しかもこれらの対処は、通常、緊急性を有している。特に、歯髄の損傷を伴う**歯冠破折**や**歯の脱臼**においては、外傷直後の治療が予後を大きく左右するため、迅速で的確な診断と処置が要求される。また、歯髄の生死や根未完成歯の歯根の成長については、外傷の影響を考慮に入れた長期的な経過観察が必要である。

1．歯の外傷の発生原因

歯の破折や脱臼は、激しいスポーツ、交通事故、暴力行為、転倒などの外傷を原因とするものが多く、**歯槽骨骨折、口唇や口腔粘膜の裂傷、顔面の打撲や裂傷**をしばしば伴っている。また、歯質欠損の大きな歯に代表されるように、咬合力に対して抵抗力が弱い歯にも破折が生じやすい。たとえば、咬頭の保護が不完全な修復歯、過剰に太いポストが装着された失活歯、咬合負担が大きい根管治療中の歯などがあげられ、歯科治療が誘因となっている場合も多い。

さらに、壮年者の健全な臼歯に亀裂や破折が多発する現象を、Cameronは1964年に**cracked tooth syndrome（亀裂歯症候群）**として報告しており、それらの多くは臼歯咬合面の摩耗が著しく、ブラキシズムや咬合力のバランスに偏りが認められる。

2．歯の外傷の発生頻度

わが国で、山口らが歯の破折について23ヵ月にわたり調査した結果、歯の破折は2,717名の内158名（6.4%）、174症例に認められた。20代未満の歯の破折はその大部分が生活歯の**歯冠破折**であるのに対して、失活歯の破折は30〜40代から顕著に増加し、そのうちの半数以上は**歯冠・歯根破折**あるいは歯根破折である。

歯の破折の発生部位は、打撲などに起因する歯冠破折は上顎中切歯に多発し、歯根破折は上顎全体と

下顎では特に臼歯に集中している。なかでも、対応に苦慮する垂直歯根破折は失活歯に多発し、上顎小臼歯、下顎第一および第二大臼歯に多く観察される。

> **重要 >>**
> 歯の破折や脱臼は、外傷によるものの他に、歯科治療が誘因となっているものもある。歯の破折は、若年者には歯冠破折が多く、加齢とともに歯根破折が増加する。

3. 外傷歯の分類

世界保健機構（WHO）は、口腔関連疾患を「歯科学および口腔科学への適用」ICD-DAとして分類している。また、AndreasenはWHOの分類を基に、歯冠・歯根破折を歯髄に達しない破折と歯髄に達する破折に分類し、さらに、不完全脱臼を振盪型、動揺型（亜脱臼）、嵌入型、挺出型、側方型に分類している（図18-1）。

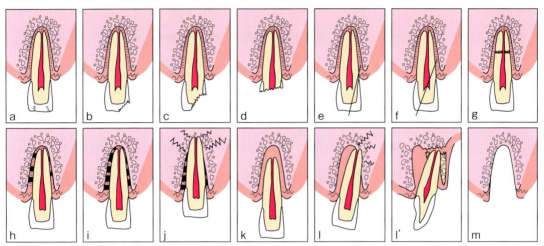

図18-1 前歯の破折の分類（文献5を改変引用）
a：亀裂、b：エナメル質内破折、c：象牙質を含む破折、d：露髄を伴う破折、e：歯髄に達しない歯冠・歯根破折、f：歯髄に達する歯冠・歯根破折、g：歯根破折、h〜l'：不完全脱臼（h：振盪型、i：動揺型、j：嵌入型、k：挺出型、l、l'：側方型）、m：完全脱臼

4. 外傷歯の診査・診断

診断にあたっては、問診、臨床診査、エックス線検査をすみやかに行い、これらに基づいた総合的な診断を下すことが重要である。

1）問診

外傷事故にあった患者の現病歴と既往歴の問診では、まず事故の起こった時期と場所、事故の性質、来院までに施した処置、歯に関する既往事故の有無などを正確に尋ねる。

外傷歯の治療では、事故から治療までに要した時間が重要な意味をもつ場合が多い。一時的に失活し

▶ 歯冠破折　エナメル質内破折と象牙質を含む破折に分類される。象牙質を含み露髄を伴う場合には、直接覆髄、生活断髄、抜髄のいずれかの歯髄処置が必要となる。
▶ 歯冠・歯根破折　破折の歯根方向への進展深度、および露髄の有無によって処置方針が異なる。
▶ 歯根破折　水平歯根破折と垂直歯根破折に分類される。
▶ 水平歯根破折　歯髄の生死と破折の位置によって処置方針が異なる。変位が少なく生活歯髄の場合には暫間固定のみで治癒する場合もある。
▶ 垂直歯根破折　破折線に沿って根管内感染物質が歯周組織に波及して炎症が持続するため、予後は不良である。根尖性歯周炎との鑑別診断として、破折歯の歯根周囲に特有の暈状のエックス線透過像が認められる。
▶ 外傷歯の分類　WHOあるいはAndreasenの提唱した分類が一般に用いられる。

た歯髄の生活力回復の可能性、直接覆髄法や生活断髄の予後、あるいは完全脱臼歯の生着率は、事故からの経過時間が大きな影響を及ぼすため、受傷時期の把握は処置方針の決定のために特に重要である。

来院時に患者が訴える自覚症状としては、自発痛、歯の動揺または変位、歯の接触時の不快感または咬合痛、温度刺激と甘味や酸味摂食時の痛み、歯肉腫脹、歯の変色などが代表的である。受傷直後に歯の破折や変位を自覚していないときには、疼痛、腫脹あるいは歯の変色が現れて初めて受診することもある。

したがって、現病歴の問診に際しては、外傷と自覚症状の発現時期や症状の経時的な変化との関連が、明瞭に分かるように順序立てて尋ねる必要がある。さらに、受傷時に脳障害が疑われる意識消失があった場合や、破傷風の感染が疑われる場合には、専門医への紹介を優先するべきである。

2) 臨床診査

臨床診査では、視診、触診、温度診、歯髄電気診によって、正確な診断と処置のために必要な情報を得なければならない。以下にあげる項目について注意深く診査を進める。

(1) 軟組織の損傷

まず、視診によって軟組織の裂傷と出血の有無を確認する。受傷部の出血や汚染が著しい場合には、止血と洗浄を行って患部を明示してから受傷程度を把握する。

(2) 組織内異物

視診にて組織内異物の有無を確認する。特に口腔に裂傷がある場合には、異物の軟組織への迷入を疑って、触診と口腔全体のエックス線写真にて確認するべきである。

(3) 顎骨骨折、歯槽突起の損傷

視診と触診にて顎骨の変位や運動障害の有無を確認する。複数歯の著しい動揺を認めるときには歯槽骨骨折を疑う。

(4) 歯冠破折の有無

a. 亀裂線の有無

亀裂の発生初期には亀裂線が確認できず、咬合痛や冷水痛の原因を特定できなかったり、象牙質知覚過敏症との鑑別診断が困難なことがある。歯の亀裂が疑われるときは、透照診や染色液による染め出しを行って、亀裂線の走行方向を確認したり、破折が疑われる咬頭間にラバーホイールを介在させ、持続的に咬合力をかけて疼痛発現の有無を調べる（図18-2、3）。歯冠や根管内の亀裂の有無の判定には、歯科用実体顕微鏡（マイクロスコープ）を用いた診査が特に有効である（図18-4）。

b. 歯質欠損の程度

視診にて歯の破折の進展範囲、歯髄への近接度、歯肉縁との位置関係を確認する。

c. 露髄

破折が歯髄近くにまで及んでいる症例では、エックス線検査やインピーダンス測定検査も併せて、破折部位と歯髄との関係を正確に把握しなければならない。

露髄が認められる場合には、露髄の範囲、受傷からの経過時間、出血の有無、露髄面の汚染状態を評価する必要がある。

(5) 歯の変位・動揺

歯の変位や動揺を視診または触診で認める場合には、歯冠・歯根破折、水平歯根破折、あるいは脱臼を疑う。

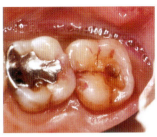
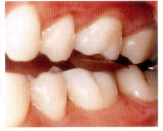

図18-2（左） 上顎第二大臼歯咬合面の近遠心方向の亀裂。亀裂を染色液で染め出す。
図18-3（右） 亀裂が疑われる部位にラバーホイールを咬合させる。

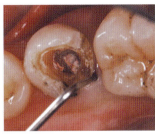
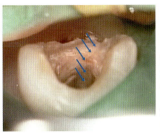

図18-4 マイクロスコープを用いた歯根破折の診断
左：下顎第一小臼歯に咬合痛を生じたため、失活歯の修復物を除去したところ、限局性の歯周ポケットを形成していた。（42歳・男性）
右：マイクロスコープにて根管内に進展する亀裂を確認した（→）。

また、歯の側方変位や嵌入、あるいは複数歯にわたる異常な動揺は、歯槽骨骨折の併発を示唆している。

（6）打診反応

生活歯が受傷後に歯髄壊死に陥ると、数日から数ヵ月後に打診反応に対して疼痛を訴えるようになる。

（7）歯髄の生死

外傷生活歯の歯髄の予後は、歯髄電気診や温度診を行って長期的に経過観察を続ける必要がある。特に根未完成歯は、受傷直後は一時的に生活反応を失っていても、数週間後には生活反応が回復することが多い。

一方、受傷時に歯の破折や変位を認めなくても、根尖部の脈管に断裂を生じていて、後日になって歯髄壊死に陥ることも多い。このような症例で、歯髄の生活反応の回復が認められない場合には歯内療法を施す。

（8）咬合異常

歯の変位、脱臼、著しい動揺が生じると、咬合異常が起き、通常通りには咬合できなくなり、ときに開口障害が起こる。

また、歯の変位が認められないにも拘わらず、咬合異常が発生している症例では、顎骨骨折を疑う。

（9）歯冠の変色

歯髄壊死を表すことが多い。受傷後しばらくは症状がなく経過し、後日、歯冠の変色として認識されることもある（図18-5）。

（10）歯周ポケットの測定

歯冠・歯根破折や垂直歯根破折などが慢性的に進行したときには、破折線に相当する部位に限局した歯周ポケットの形成をみる（図18-4）。

3）エックス線検査

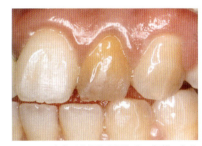

図18-5 患歯は上顎左側側切歯。打撲のために失活し、歯冠の変色が認められる（60歳代、女性）。

歯の外傷の診断のためには、問診と臨床診査に加えてエックス線検査が不可欠である。

エックス線検査によってa.歯冠破折の進展範囲、b.歯根破折の存在、c.歯の変位の有無、d.歯根周

▶亀裂　歯の破折の診断において、亀裂の早期発見が特に重要である。
▶露髄　露髄の状態を正確に評価することが、歯髄保存に際して重要である。

囲の透過像の有無、e. 歯根の発育程度、f. 歯根と根管の形態、g. 顎骨骨折の有無、h. 軟組織への異物の迷入の有無などを把握することができる。

　エックス線撮影にあたって、患歯だけでなく顎骨全体についても撮影を行って、口腔領域における異常の有無を精査することは有意義である。

　また、歯の変位や歯根破折の発生方向によっては、一方向からの撮影だけでは明確に診断できないこともあり、このような症例では複数方向からの撮影が必要となる。

　歯科用コーンビーム CT（CBCT）を用いると、破折の方向や深度など外傷歯の状態や歯槽骨の状態などがより詳細に把握できる（図 18-6）。

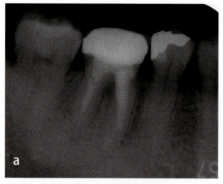 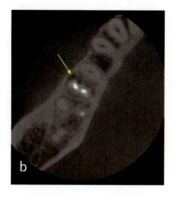 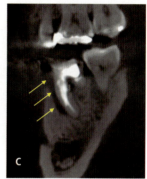

図 18-6　CBCT を用いた歯根破折の診断
a：下顎右側第一大臼歯に咬合痛を覚えた。（42 歳 女性）術前の口内法エックス線写真。
b：CBCT 画像。歯根破折に相当する部位に限局した歯槽骨欠損を認めた（矢印）。
c：CBCT 画像。矢状断画像（矢印）。

5. 外傷歯の治療

　外傷歯の治療は、正しい診査と診断に基づいて、迅速かつ的確に行わなければならない。ここでは、既述の Andreasen の分類に沿って処置を解説する。

> **重要 》》**
> 外傷歯の治療は、正確な診断に基づいて、迅速かつ的確に行うことが特に重要である。最近は接着性修復材料を用いることによって、歯のみならず歯髄の保存の可能性が広がってきている。

1）歯冠亀裂

　歯冠亀裂の歯冠破折への進展が懸念されたり、冷温水痛が亢進している場合には、全部被覆冠を装着して歯の破折を回避する必要がある。

　生活歯において亀裂が深部まで及んでいたり、亀裂発生から長期間放置されたことにより不可逆性歯髄炎が起こっている場合には、抜髄処置を行ってから全部被覆冠を装着する。

2）歯冠破折

（1）エナメル質内破折

　生活歯では破折部の形態修正と研磨、あるいはコンポジットレジン修復によって審美的によい結果が得られる。歯髄の生活反応については、定期的に経過観察を行う。

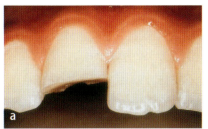
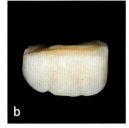
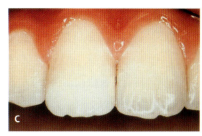

図 18-7 バスケットボール中の衝突による上顎右側中切歯歯冠破折（19 歳、男性）
a：象牙質を含む歯冠破折、b：破折片、c：破折片をコンポジットレジンを用いて接着

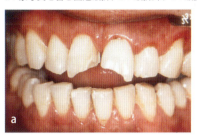
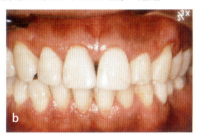

図 18-8 交通事故時の衝突による上顎中切歯の象牙質を含む歯冠破折（34 歳、男性）
a：受傷時、左側中切歯の歯肉縁に出血を認め振盪が疑われる。
b：破折部をコンポジットレジンにて修復。

(2) 象牙質を含む破折

破折片が残っている場合には接着性レジンにて再接着を行い、破折片が失われている場合にはコンポジットレジンによる歯冠修復を行う（図 18-7、8）いずれも歯髄の生活反応を定期的に観察する。

歯髄が失活している症例では、根管治療を行った後、破折部位や既存修復物の有無を考慮して歯冠修復を行う。

(3) 露髄を伴う破折

露髄面が小さく汚染が少ない場合には、創面を洗浄した後に直接覆髄を行う。露髄面が大きい場合には生活断髄法を適用する。このような症例では歯髄への影響が大きいため、定期的な経過観察が不可欠である。

しかし、歯髄の炎症が亢進している場合には抜髄処置が必要となる。歯冠修復は、直接覆髄あるいは生活断髄後の修復に準じて行う。

3) 歯冠・歯根破折

歯冠・歯根破折を起こした歯の破折片は、部分的に歯根膜と歯肉を介して口腔にとどまっていることが多い。診査に際しては、破折の歯根方向への進展深度、歯髄への到達性、歯髄および歯周組織からの出血の有無に注意を払わなければならない。

4) 歯根破折

(1) 水平歯根破折

水平歯根破折歯は、歯髄の生死と破折の位置によってその処置方針が異なる。破折歯の変位が少なく歯髄の生活反応がある場合は暫間固定のみを行えばよく、歯の破折で固定によって治癒する唯一の型である。

a. 歯根中央部ないし根尖側 1/3 で起こった水平歯根破折

歯根中央部ないし根尖側 1/3 で起こった水平歯根破折は、破折歯を両隣在歯に暫間固定して経過

観察する。受傷直後は歯髄の生活反応が失われていても、一時的な虚血状態を脱すると生活反応が回復し、歯髄と破折部の治癒は比較的良好である。

Andreasen は、生活歯の水平歯根破折の治癒形態を次にあげる4つに分類している (図 18-9)。

a) 石灰化組織による治癒
b) 結合組織の介在による治癒
c) 骨と結合組織の介在による治癒
d) 肉芽組織の介在

歯冠側破折部が存在し全歯髄が失活している症例では、根尖破折片を含めて根管充填するか、根尖破折片を外科的に取り除くかを決めなければならない。

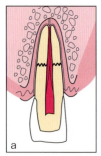
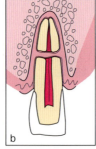
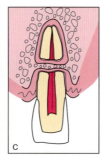
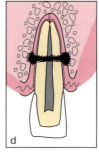

図 18-9　水平歯根破折の治癒状態（文献 6 を改変引用）
a：石灰化組織による治癒、b：結合組織の介在による治癒、c：骨と結合組織の介在による治癒、d：肉芽組織の介在

b. 歯冠側 1/3 で起こった水平歯根破折

歯冠側破折片が存在して歯髄が生活反応を保っていれば、歯根側 1/3 の水平歯根破折と同様に、破折歯を両隣在歯に暫間固定して、歯髄と破折片の保存を試みるべきである。しかし、破折部位が歯肉縁に近い症例では、歯肉溝からの感染が破折部位に及びやすいために成功率は低くなる。

歯髄が失活した歯冠側 1/3 の水平歯根破折で、歯冠側破折片が歯根側破折片によく適合する場合には、暫間固定の後、通法にしたがって根管治療を行う。歯冠の動揺が著しい症例では、ポストコアを応用して両破折部を固定する。

一方、歯冠側破折片が失われていたり、破折片の適合が良好ではない場合には、まず残存している歯根部の根管治療を行って、歯冠修復可能な位置まで挺出 (extrusion) を図る。次に支台築造を行って、暫間修復物で固定しながら歯周組織の改善を確認した後、最終修復に移る (図 18-10)。

(2) 垂直歯根破折

過度の根管拡大や根管充填時の加圧、不適切なポストの装着、過剰な咬合力負担など、破折の発生誘因の多くは歯科治療にあることが指摘されてきた。

臨床症状としては、歯肉粘膜の持続的な不快感や歯周膿瘍の形成、咬合痛や接触痛があげられる。破折線の進展に伴って、根管内の感染物質が歯周組織に波及して炎症が持続するため、予後はきわめて不良であり多くは抜歯の適応となる。

斜め方向の破折線や破折片の変位、あるいは根管充填材（剤）と根管内壁との間の空隙などのエックス線像は、垂直歯根破折の確定診断となる (図 18-11、12)。

また、根尖性歯根破折の根尖部には"傘状"のエックス線透過像が認められ、根尖性歯周炎の透過像と鑑別しなければならない。

このような垂直歯根破折の診断には、近年普及してきたマイクロスコープと CBCT がきわめて有用で

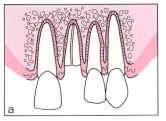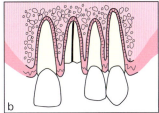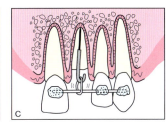
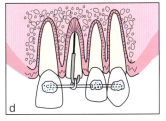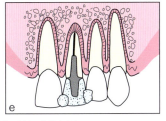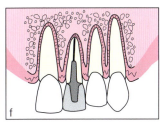

図 18-10　歯冠側 1/3 で起こった水平歯根破折の修復処置
a：術前、歯肉縁下に歯根破折片が存在、b：根管治療、c：矯正力をかけて挺出、d：挺出終了、
e：支台築造後、暫間修復物にて固定、f：歯周組織の治癒を確認の後、最終修復物を装着

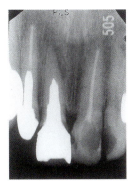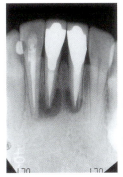

図 18-11（左）　上顎右側中切歯近心側の垂直歯根破折
ポスト先端部から斜め方向に破折が生じ、根側部のエックス線透過性が亢進している（44 歳・女性）。
図 18-12（右）　下顎中切歯の垂直歯根破折
根尖を取り囲む"暈状"のエックス線透過像を認める。左側中切歯は遠心の破折片が剝離しつつある（57 歳・女性）。

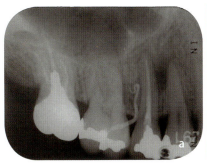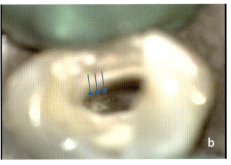

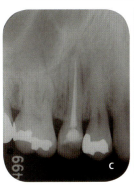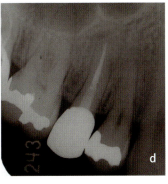

図 18-13
a：上顎右側第二小臼歯に発生した垂直歯根破折
b：マイクロスコープにて歯根中央に亀裂を認める
c：接着材で破折を接着・封鎖
d：根管充填 9 ヵ月後

ある（図 18-4、6）。早期に破折を検出できた場合には、接着性材料で補強することにより、破折歯を救済できることもある（図 18-13）。

5）歯の脱臼

(1) 不完全脱臼（図 18-14）

　歯の変位を伴う脱臼では、正常な位置への整復と約 2～3 週間の暫間固定を施した後、歯髄の生死について経過観察を行う。嵌入型および側方脱臼型では、周囲歯槽骨の損傷を伴っているため、暫間固定は 2～3 ヵ月必要となる。

　生活歯の根完成歯では、整復・固定後に歯髄検査を行って、壊死症状が発現した場合には根管治療を開始する。根未完成歯は生活歯のまま経過することが多いが、失活した場合にはアペキシフィケーションの適応となる。

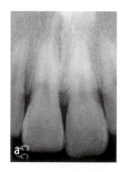
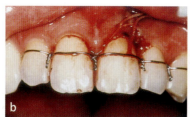
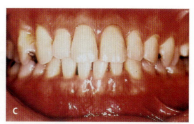

図 18-14　交通事故時の打撲による上顎左側中切歯の不完全脱臼（挺出型）（27 歳、男性）。
a：受傷時のエックス線写真、b：口腔粘膜の裂傷を縫合し、脱臼歯を整復・固定、c：3 年経過時。

(2) 完全脱臼（第 21 章 9 参照）

　脱離歯の口腔外での放置時間と保存状況、さらに歯根の完成度は処置方針と予後を大きく左右する。臨床的には口腔外に置かれた時間が 30 分までで、脱離後に口腔内か牛乳や生理食塩液中に保管されて 2 時間以内の脱離歯は、再植により良好な予後が期待できるとされている。

　再植にあたっては、歯根膜の汚染を生理食塩液にて洗浄して除去してから、脱離歯を歯槽窩へ挿入して適合状態を確認した後、両隣在歯にワイヤーと接着性レジンにて暫間固定する。根完成歯や口腔外での放置時間が長いために歯髄の治癒が見込めない症例では、再植前あるいは固定後早期に根管治療を開始することもある。

　一方、根未完成歯は再植後に歯髄の治癒が期待できるが、十分な経過観察の結果、明らかな炎症性歯根吸収の兆候が発現したときには、直ちに根管治療を開始して根尖閉鎖を図る。

　予後観察では、歯髄壊死に起因する炎症性歯根吸収、歯根膜の損傷に起因する置換性歯根吸収、さらに根未完成歯では歯根完成度に注意して、臨床診査とエックス線検査にて定期的に評価する。

（林　美加子）

▶ 歯の脱臼　不完全脱臼と完全脱臼に分類される。
▶ 不完全脱臼　整復と暫間固定が基本的な処置方針である。嵌入型および側方脱臼型では、歯周組織の損傷を伴うため、固定期間が長くなる。
▶ 完全脱臼　脱離歯の再植が試みられる。その場合、脱離歯の口腔外での放置間と保存状況、さらに歯根の完成度が処置方針と予後を左右する。
▶ 再植　再植歯の予後観察では、炎症性歯根吸収および置換性歯根吸収に注意を払う必要がある。

第19章 根未完成歯
Tooth with Incomplete Root Formation

一般目標
歯髄疾患に罹患した根未完成歯に対する治療法を学ぶ。

到達目標
①アペキソゲネーシスの定義、適応症、術式、治癒機転および経過を説明できる。
②アペキシフィケーションの定義、適応症、術式、治癒機転および経過を説明できる。

1．アペキソゲネーシス

1）定義

歯髄炎に罹患した根未完成の幼若永久歯で根管内に生活歯髄が残存している場合、歯髄面に薬剤を貼付してその根の発育と完成を図ることを**アペキソゲネーシス**という。

2）意義

根未完成歯は、根尖最狭窄部位である生理学的根尖孔の位置づけが困難であり、根尖孔の直径が大きいため、通常の抜髄および十分な加圧根管充填が困難である。そこで、歯髄炎に罹患した歯髄を根尖付近で切断・除去し、残存させた歯髄組織に対して**水酸化カルシウム**を切断面に貼薬し、根尖の形成を促すことによって患歯の機能の維持を図る治療法である。根尖孔に近い部位での生活断髄法とも考えることができる。

3）適応症

歯髄炎に罹患した根未完成歯（生活歯）（図19-1）

4）禁忌症

根尖部に膿瘍をもつ根未完成歯

5）術式

　　①術野の清掃、消毒を行う。
　　②局所麻酔を行う。
　　③軟化象牙質を除去する。
　　④ラバーダム防湿をする。
　　⑤髄室の開拡をする。

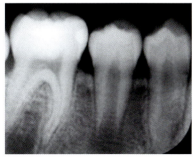

図19-1　歯髄炎に罹患した根未完成歯（下顎右側第二小臼歯、10歳、女児）

205

⑥髄室開拡は抜髄法と同様に行う。アペキソゲネーシス適応歯は、髄腔が大きいので注意する必要性がある。

⑦冠部歯髄をロングシャンクタイプのスプーンエキスカベーターで除去する。

⑧3〜10%次亜塩素酸ナトリウム溶液で洗浄し、根管口を確認しながら根管口明示を行う。

⑨作業長を決定する。アペキソゲネーシスでは電気的根管長測定器は使えない（根尖孔が開いているため正確でないこと、器具挿入によって根尖歯髄を傷つけないため）ので、術前のエックス線写真の歯の長さから約7-8mm程度短いリーマーまたはファイルを根管に挿入し、根管長測定のためのエックス線写真を撮影し、比例計算で根管長を求める。

⑩歯根歯髄の切断・除去を行う。リーマー・ファイルを用いて、作業長までの歯髄を除去する。根管は太いので、器具が作業長を越さないよう注意深く行う。

⑪3〜10%次亜塩素酸ナトリウム溶液で歯髄切断面のケミカルサージェリーを行う。

⑫生理食塩液で洗浄・止血を行い、ペーパーポイントで根管を乾燥する。

⑬止血を確認後、歯髄を圧迫しないよう滅菌精製水で混和した水酸化カルシウムペーストあるいは市販の水酸化カルシウム製剤をレンツロなどで根管内に填入する（図19-2）。

⑭グラスアイオノマーセメントなどを用いて、髄腔を閉鎖する。

6）治癒機転と経過

基本的に生活断髄法と同じ治癒機転をたどり、歯髄切断面は**デンティンブリッジ（被蓋硬組織）** に覆われて歯髄の機能は維持される。口腔内からの歯髄の生活反応の検査は困難であるため、エックス線検査による経過観察が重要であり、術後1年以上のエックス線検査では次の確認を行う。

①歯髄切断面において、水酸化カルシウム（造影剤を添加しておくと不透過像）と残存させた歯髄（透過像）の間に硬組織形成（不透過像）が現れ、切断面にデンティンブリッジを認める（図19-3）。

②**髄腔の狭小化**および**根尖の閉鎖**、あるいはその傾向を認める。

③根尖歯周組織に透過像を認めない（図19-4）。

歯髄切断面での修復象牙質の形成が確認できたらガッタパーチャポイントで根管充填する。

一方、これらが確認できないときは、失活している可能性がある。歯髄失活に陥ってしまった歯に対しては次項で説明する**アペキシフィケーション**を行う。

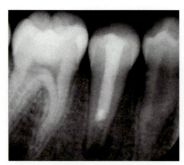

図19-2 歯髄を根尖付近で切断・除去し、残存させた歯髄組織に水酸化カルシウムを貼薬して経過観察。

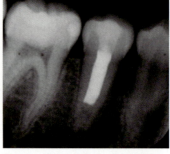

図19-3 術後1年後で、歯髄切断面にデンティンブリッジ（被蓋硬組織）を認める。

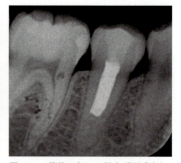

図19-4 術後5年にて根尖が形成され、根尖歯周組織に透過像を認めない。

2. アペキシフィケーション

1）定義

　根未完成の幼若永久歯が歯髄壊死を生じた場合、根尖部に薬剤を貼付して根尖部を新生硬組織により閉鎖することを**アペキシフィケーション**という。

2）意義

　根未完成歯で歯髄が壊死に陥っているときには、通常の感染根管治療では治癒は望めない。そこで、根尖部を刺激しないように根管内から腐敗産物や細菌および感染象牙質などを完全に除去する。そして、根管内に**水酸化カルシウム**を貼薬すると、薬剤直下に**セメント質様硬組織**または**骨様硬組織**が形成され、根尖孔が人為的に閉鎖される。その後、通常の根管充塡および歯冠修復を行って患歯の機能維持を図る。

3）適応症

　根未完成歯で歯髄が壊死に陥っており、最終的に歯冠修復のできる症例（図 19-5）。

4）禁忌症

　歯冠歯根比が悪い、もしくは根管壁が著しく薄い症例では良好な予後が期待できない。

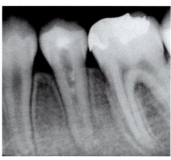

図 19-5
歯髄壊死に陥った根未完成歯（下顎左側第二小臼歯、12 歳、男児）

5）術式（図 19-6）

①術野の清掃、消毒を行う。
②軟化象牙質を除去する。
③ラバーダム防湿をする。
④髄室の開拡をする。
⑤解剖学的根尖孔より短い部位で、根管長を決定する。
⑥根管内容物の除去をする。
　　根管が太いため、通常の根管拡大・形成では根管内容物の除去をすることができない。したがって、根尖孔を刺激しないように、ファイリングを主体にして根管内容物を除去する。根尖部を損傷すると、根尖部の硬組織性瘢痕治癒を遅延させる可能性があるので、根尖部を損傷させないようにする。過度に根管壁をファイリングすると、根管壁が薄くなり、穿孔するおそれがあるため、ファイリングには注意すべきである。

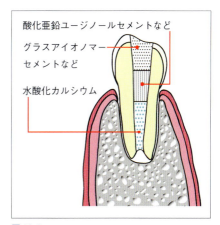

図 19-6
アペキシフィケーションの術式

⑦ 3～10％次亜塩素酸ナトリウム溶液と3％過酸化水素水で交互洗浄する。
⑧ 根管を乾燥させる。
⑨ 水酸化カルシウム製剤を解剖学的根尖孔の手前までレンツロなどで塡入する(図 19-7)。
⑩ グラスアイオノマーセメントなどを用いて、髄腔を閉鎖する。

6) 治癒機転と経過

アペキシフィケーションでは、歯根膜組織のセメント芽細胞が形成するセメント質様硬組織によって根尖の閉鎖が行われる。

3～6ヵ月後にリコールして根尖孔が閉鎖しているか否かを確認する。治癒形態として、次の4つが考えられる。

① 根尖部が完成して閉鎖する。
② 根尖孔の大きさが変わらずに根尖部が閉鎖する。
③ エックス線写真上では根尖部は完成していないが、ファイルなどを根尖部に挿入すると、石灰化組織が形成されていることが確認できる。
④ エックス線写真上で、解剖学的根尖孔よりも歯冠側に石灰化組織が確認できる。

以上のいずれかが確認された後、通法のガッタパーチャポイントとシーラーを併用して根管充塡を行う(図 19-8)。

予後については、術前に何らかの臨床症状が認められるとき、Kleier らは根尖部の閉鎖は平均15.9ヵ月であり、臨床症状が認められないときには平均10.6ヵ月であったと報告している。Cvek は、完全脱臼または不完全脱臼のために失活した上顎前歯の根未完成歯の治癒率は94％であり、4年後のリコールでも約92％が治癒していたと述べている。また、Shah らは、アペキシフィケーションとアペキソゲネーシスの症例に、水酸化カルシウムまたはMTA（mineral trioxide aggregate）を応用し、0.5～3.5年後にリコールしたところ、93％が治癒したと報告している。

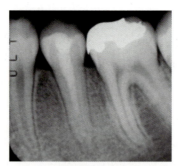 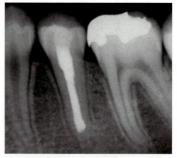

図 19-7（左） 根管内容物を除去し、水酸化カルシウムを貼薬して経過観察
図 19-8（右） 施術1.5年後、解剖学的根尖孔よりも歯冠側に石灰化組織を認めたため、根管充塡を行った。

重要 ≫

アペキソゲネーシスとアペキシフィケーション
アペキソゲネーシスは生活歯髄を有する根未完成歯に行う治療法で、正常な歯根の完成を促すものである。アペキシフィケーションは歯髄壊死の生じた根未完成歯に行う治療法で、根尖孔の閉鎖を目的としている。

3. 歯髄血管再生療法（パルプ・リバスクラリゼーション）

根未完成歯の根尖部には歯根を形成する幹細胞である歯乳頭細胞が存在している。根尖部を出血させることで根管内に歯乳頭細胞が流入し、歯根の完成を促すとの考えより、歯髄血管再生療法（パルプ・リバスクラリゼーション）が行われはじめている（図19-9）。アペキシフィケーションを適用しても歯根歯質が菲薄であると、根管壁への象牙質の添加が限定的であるため、将来、歯根破折をおこす可能性が高い。この欠点をパルプ・リバスクラリゼーションでは克服できる。適応症は、歯髄壊死を生じた根未完成歯である（図19-10）。治療概要は、壊死した歯髄組織を除去し、根管内を洗浄・消毒した後、根尖からファイルを突き出すことで歯髄腔に血餅を形成させて、この血餅を足場として脈管系の新生を促し、新しい組織を再生させるというものである。代表的な術式は、以下のとおりである。

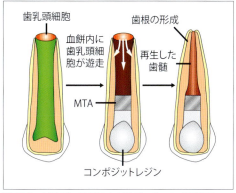

図19-9 パルプ・リバスクラリゼーションの概念図

①初回治療: 次亜塩素酸ナトリウム溶液により壊死組織を除去する。根尖孔の手前約2mmで20mLの次亜塩素酸ナトリウム溶液にて壊死組織を除去した後、5mLの生理食塩液にて洗浄後、2%グルコン酸クロルヘキシジンにて最終洗浄することが推奨されている。根管貼薬は、水酸化カルシウム製剤や混合抗菌薬が用いられる（図19-11）。

②処置が良好に経過したら足場の作製に移る。浸潤麻酔下で#20 Kファイルを意図的に根尖から2mm程度突出し、根管内に出血させる。出血量は根尖から3mmくらいまでが適当とされ、血餅が安定するまで15分待つ。

③血餅の安定を確認後、MTAをセメント‐エナメル境付近まで塡入して血餅を封鎖する。

④グラスアイオノマーセメントなどを用いて、髄腔を閉鎖する(図19-12)。

術式は現在なお確立の途上であり、上記の術式はその一例である。経過観察はアペキシフィケーションと同様に行う。

（伊藤　祥作、林　美加子）

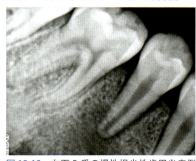

図19-10　右下5番の慢性根尖性歯周炎症例（群馬県開業・大貫徳夫先生のご厚意による）。根尖部に瀰漫性透過像を認めた。

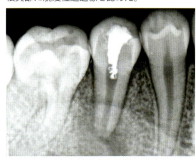

図19-11　感染根管治療を開始。髄室内に水酸化カルシウム製剤を貼薬した。透過像の縮小を認めた。

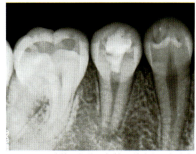

図19-12　貼薬2年後、根管の狭小化と根尖部透過像の縮小を認めた。

第20章 歯内－歯周疾患
Endodontic-Periodontal Diseases

一般目標
歯髄疾患・根尖性歯周疾患と歯周疾患との関連性を理解し、歯内－歯周疾患の治療の進め方の基本を学ぶ。

到達目標
①歯内－歯周疾患の定義を説明できる。
②歯髄と歯周組織の交通路を説明できる。
③歯内－歯周疾患の検査、診断、分類について説明できる。
④歯内－歯周疾患の治療法を類型別に説明できる。
⑤歯内－歯周疾患の予後について説明できる。
⑥歯内－歯周疾患に類似した病変について説明できる。

1．定義

　解剖学的に歯髄組織と歯周組織は、根尖孔や副根管を介して密接に連絡している。そのため、感染根管由来の根尖病変が逆行性に歯周ポケットを形成し、辺縁部歯周組織に炎症が波及することがある。

　また、辺縁性歯周炎の進行に伴い、側枝や根尖孔を経由して、歯髄組織に上行性（上昇性・逆行性）に炎症が波及することがある。このように、歯内－歯周疾患とは、歯髄組織あるいは辺縁部歯周組織に生じた病変がもう一方の組織に炎症を惹起したものであり、歯内疾患と歯周疾患の両方に類似した複雑な臨床症状を示す病変として定義される。

重要 》》
歯内－歯周疾患とは、歯髄疾患が原因で生じた歯周組織の病変、または歯周疾患が原因で生じた歯髄組織の病変であり、両者が複合病変として生じる疾患である。

2．歯髄と歯周組織の交通路

1）歯周ポケット

　辺縁部歯周組織が歯周炎に罹患し深い歯周ポケットが形成されると、副根管や根尖孔などを経由した歯髄への栄養供給が障害されたり、細菌感染による炎症性変化が歯髄組織へ波及する可能性がある。Benderらは、う蝕または修復物を有しない重度の歯周病罹患歯57歯を病理組織学的に検索した結果、全体の79％の歯髄に異常が認められたことを報告している。なお、辺縁部歯肉に原発した歯周疾患が、深い歯周ポケットを介して歯髄組織に影響を与えることにより発症する歯髄炎を**上行性（上昇性・逆行性）歯髄炎**という。

210

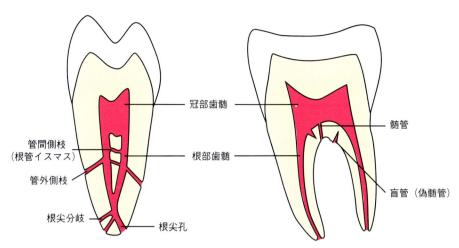

図 20-1　副根管の解剖学的形態

2）副根管

　副根管とは、主根管より分枝した種々の細管に対する総称である。副根管には側枝に加えて、主根管が根尖部で分枝することにより形成される根尖分岐と、臼歯の根分岐部に認められる髄管とがある（図 20-1）。

（1）側枝 lateral canal
　側枝は、歯根の中央から根尖にかけて認められる、主根管より分枝した細管である。管外側枝は、主根管からほぼ直角あるいは斜走し、根尖孔以外の歯根の側面に開口し歯根膜組織と交通している。

（2）根尖分岐 apical ramification
　主根管が根尖部で分岐したものである。

（3）髄管 accessory canals in the furcation region
　髄管は、臼歯の髄床底と歯根膜とを結ぶ細管である。完全髄管では髄床底と歯根膜が交通しており、歯内–歯周疾患の発症に密接に関連している。また、不完全な髄管であっても、不注意な髄床底の切削や過剰な根分岐部のルートプレーニングなどによって、完全髄管となることで**根分岐部病変**が誘発されることがある（図 20-2）。

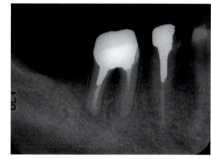

図 20-2　エックス線写真上でみられた根分岐部病変

3）根尖孔

　根尖孔は歯根の先端部付近に開口する小孔であり、歯髄への血液供給は主に根尖孔を介して行われている。そのため根尖孔を経由して、歯内病変が辺縁部歯周組織に、あるいは歯周組織の病変が歯髄組織に波及することがある。

> **重要 »**
> 歯髄と歯周組織は、歯周ポケットや副根管、根尖孔などを介して交通している。また、副根管には側枝に加えて、根尖分岐や根分岐部に認められる髄管などがある。

3. 診断と分類

　歯内-歯周疾患では、歯内疾患と歯周疾患の両方に類似した臨床症状が観察される。
　そのため歯内-歯周疾患の鑑別診断では、問診、視診、触診、打診、歯の動揺度測定、歯髄電気診、温度診、歯周ポケットの測定、エックス線検査などの検査を行う。なかでも、歯髄生活反応の有無、歯周ポケットの深さ、エックス線検査による根管充填の状態、根尖部、根側部、根分岐部の病変の有無および瘻孔より挿入したガッタパーチャポイントの走行（図 20-3a、3b）などが、歯内-歯周疾患の鑑別診断に際しての重要な指標となる（表 20-1）。

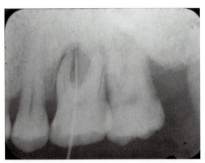 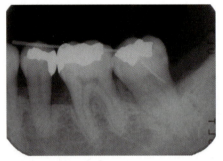

図 20-3a　瘻孔からガッタパーチャポイントを挿入すると、ポイントの先端は根尖部に到達する。

図 20-3b　瘻孔からガッタパーチャポイントを挿入すると、ポイントの先端は根尖部には向かわず歯頸側方向に向かう。

表 20-1　歯内-歯周疾患の鑑別診断

	歯髄の状態	歯周ポケット	瘻管の走行	エックス線透過像	隣在歯の状態
Class I (歯内疾患由来型)	失活	1、2ヵ所にのみ深い歯周ポケットがある (根尖病変からの排膿路)	ポイントの先端は根尖部に到達する	根尖部で明瞭な透過像 (U字型) 独立した根分岐部の透過像	他に歯周炎を認めないことが多い
Class II (歯周疾患由来型)	生活	全周にわたる深い歯周ポケットがある	ポイントの先端は根尖部には向かわず歯頸側方向に向かう	辺縁部で明瞭な透過像 (V字型) 近遠心の骨吸収部と連続した根分岐部の透過像	他に歯周炎を認める
Class III (複合病変型)	失活	全周にわたる深い歯周ポケットがある	ポイントの先端は容易に根尖部に到達する	歯根周囲の全域にわたる明瞭な透過像	他に歯周炎を認める

　すなわち、歯内-歯周疾患の原因病変としては、生活反応が失われていれば歯内疾患、生活反応を示せば歯周疾患がまず疑われる。また、進行した深い歯周ポケットが認められる場合は歯周疾患、浅い場合は歯内疾患が考えられる。

歯内-歯周疾患の3型分類

　Class I：歯内疾患が原因で、次いで歯周疾患を発生した病変（図 20-4a、4b）
　Class II：歯周疾患が原因で、次いで歯内疾患を発生した病変（図 20-4c）
　Class III：歯内疾患と歯周疾患がそれぞれ独立して発症し、その後合併して生じた病変（図 20-4d）

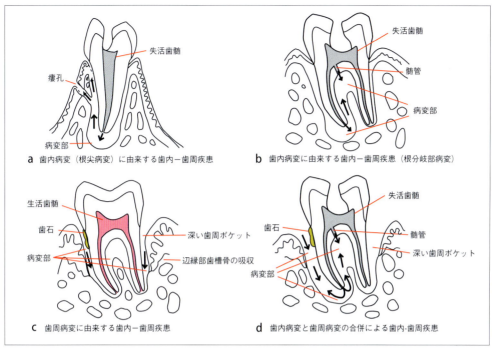

図 20-4 歯内－歯周疾患の波及経路（文献 3 より改編引用）

4．処置

1）Class I：歯内疾患由来型

臨床症状およびエックス線所見は辺縁性歯周疾患に類似しているようにみえても、原因は歯内疾患、特に根尖性歯周炎にあるものである（図 20-5a~d、20-6a、6b）。

臨床所見

① 歯髄の失活
② 打診痛
③ 根尖相当部歯肉の圧痛
④ 瘻孔
⑤ 歯の動揺
⑥ 歯肉の発赤および腫脹
⑦ 幅の狭い限局性の歯周ポケットの存在およびポケットからの排膿
⑧ 他の部位の歯周組織は健常であることが多い
⑨ エックス線写真では、根尖部および根分岐部の透過像、あるいは根尖部から片側の歯槽骨頂部にかけての透過像を認める。
⑩ 瘻孔からガッタパーチャポイントを挿入したエックス線写真では、ポイントの先端は根尖部へ到達する（図 20-3a）。

重要 »

歯内－歯周疾患の診断には、特に歯髄電気診、歯周ポケットの測定、エックス線検査が重要である。また、歯内－歯周疾患は、①歯内疾患由来型、②歯周疾患由来型、③歯内疾患と歯周疾患の複合病変型の 3 型に分類される。

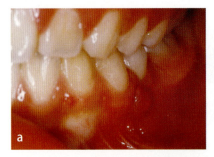
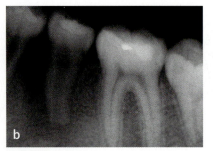
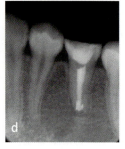
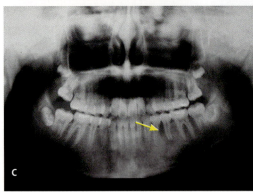

図 20-5a　下顎左側第一、第二小臼歯間の頬側歯肉部に隆起した瘻孔を認める。
図 20-5b　下顎左側第二小臼歯の近心側に、根尖部から辺縁部にかけて帯状のエックス線透過像を認める。電気診では歯髄生活反応を認めない。
図 20-5c　パノラマエックス線写真では、下顎左側第二小臼歯の近心側にのみ透過像（矢印）を認める。また、他の歯の辺縁部に骨吸収像は認められない。
図 20-5d　図 20-5c の症例の感染根管治療および根管充填後のエックス線写真。近心側のエックス線透過像は消失し、骨梁の再生が認められる。

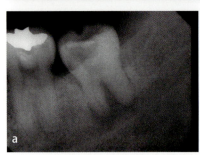
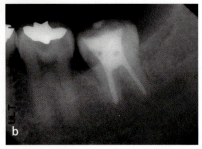

図 20-6a　下顎左側第三大臼歯の近心根の根尖周囲から根分岐部にかけてエックス線透過像を認める。近心根の根部歯髄は壊死しており、根管から腐敗臭を認める。
図 20-6b　図 20-6a の症例の感染根管治療および根管充填後のエックス線写真。根分岐部のエックス線透過像は消失し、吸収された歯槽骨の再生が認められる。

治療法

　歯内療法のみを行う。すなわち、感染根管治療を行い根管内の無菌状態を確認後、緊密な根管充填を施す。それにより歯周ポケットからの排膿は収まり、瘻孔および歯周ポケットは消失する。長期間の経過観察により、吸収された歯槽骨の回復が認められる。
　一方、最初にフラップ手術のような歯周外科処置を行うことは禁忌である。

2）Class II：歯周疾患由来型

　臨床症状やエックス線写真上では、歯内疾患に類似しているようにみえても、実際は辺縁性歯周炎を原因とするものである（図 20-7a、7b）。

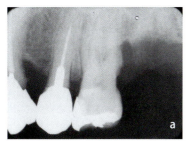
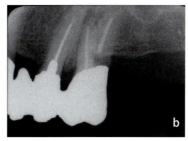

図 20-7a　上顎左側第一大臼歯の遠心側に深在性の垂直性骨吸収像を認める。また、冷温水による誘発痛が強く、電気診では歯髄生活反応を認める。
図 20-7b　抜髄および根管充填ならびに遠心頬側根のトライセクション後の上顎左側第一大臼歯のエックス線写真。遠心側歯槽骨の著明な回復が認められる。

> [!NOTE] 臨床所見

①歯髄は生活しているが、強度の冷温水痛を認めることがある。

②打診痛

③瘻孔

④歯の動揺

⑤歯肉の発赤および腫脹

⑥全周にわたる深い歯周ポケットおよびポケットからの排膿

⑦全顎的に歯周疾患が認められる。

⑧歯槽骨頂部から根尖部にまで波及した垂直性のエックス線透過像がみられる。

⑨瘻孔からガッタパーチャポイントを挿入したエックス線写真では、ポイントの先端は根尖部には向かわず歯頸側方向に向かう(図 20-3b)。

> [!NOTE] 治療法

歯内療法および歯周治療の両方を行う。上行性(上昇性・逆行性)歯髄炎の急性化した症例では激しい痛みを伴うことが多く、患者の苦痛を早く取り除くために、まず患歯の抜髄を行う。その後、歯周治療を行う。

3) Class Ⅲ：歯内疾患と歯周疾患の複合病変型

> [!NOTE] 臨床所見

①歯髄の失活

②打診痛

③瘻孔

④重度の歯の動揺

⑤歯肉の発赤および腫脹

⑥全周にわたる深い歯周ポケットおよびポケットからの排膿

⑦全顎的に歯周疾患が認められる。

⑧近遠心の歯槽骨縁から根尖部にかけての広範なエックス線透過像

⑨瘻孔からガッタパーチャポイントを挿入すると容易に根尖部に到達する。

> [!NOTE] 治療法

根管治療と歯周治療を併用する(図 20-8b)。

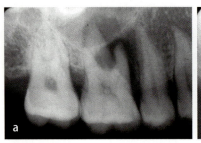 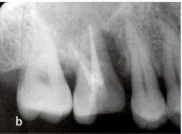

図 20-8a　上顎右側第一大臼歯の近心頬側根から口蓋根にかけて、広範囲にエックス線透過像を認める。

図 20-8b　トライセクション後の上顎右側第一大臼歯のエックス線写真。根管充填後、粘膜骨膜弁を剥離し、近心頬側根のみ抜根。口蓋根根尖周囲の骨組織の回復像を認める。一方、近心側に骨吸収像の残存が認められる。

> **重要 »**
> 歯内疾患由来型では、感染根管治療のみを行う。歯周疾患由来型では、歯内療法および歯周治療の両方を行う。歯内疾患と歯周疾患の複合病変型では、歯内療法と歯周治療を併用するが、診断が困難な症例については、まず感染根管治療を行う。

5．鑑別診断

　根管治療時の**人工的穿孔**や、転倒、打撲による**歯根破折**に細菌感染が加わることにより、穿孔部および破折部が炎症の波及経路となり、歯内–歯周疾患と類似した病変が形成されることがある。

1）根管壁または髄床底の穿孔

　陳旧性の穿孔部では、周囲に軟化象牙質が認められ、かつ肉芽組織が増殖していることが多い。臨床所見としては、穿孔部に相当する歯肉の発赤、腫脹、圧痛が認められ、自発痛および打診痛を伴うこともある。

　エックス線所見では、穿孔部の周囲に骨吸収像が認められる（図 20-9）。また、髄床底から根分岐部にかけての穿孔では、エックス線写真上で根分岐部病変が観察される。この場合は、歯周ポケットからの排膿、瘻孔形成、および患歯の根分岐部に限局した著しい骨吸収像が認められる（図 20-10）。

　治療法としては、穿孔部を封鎖した後、穿孔部を避けて本来の根管を拡大・形成後、清掃・消毒し、根管充填を施す。外科的処置を行う場合もある（第 15 章参照）。

　また、髄床底の穿孔部の閉鎖が困難な際には、歯根分離法やヘミセクションを行うこともある。

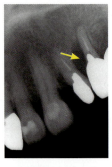

図 20-9　上顎左側第二小臼歯の近心側に、辺縁部を底辺とし根尖側 1/3 の部位まで及ぶ明瞭な楔状のエックス線透過像を認める。
矢印：穿孔部を示す。

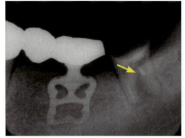

図 20-10　下顎左側第二大臼歯の根分岐部にエックス線透過像が観察され、分岐部遠心側に穿孔を認める。
矢印：穿孔部を示す。

2）歯根破折

　歯根破折は、打撲などの偶発事故や咬合性外傷によって引き起こされる。歯周組織の損傷部には、破折部分が細菌感染の経路となり、病変が形成される。

臨床症状としては、歯の動揺と動揺による誘発痛、咬合痛、歯肉の発赤および腫脹、歯周ポケットからの排膿、瘻孔の存在などが認められる。歯根破折が疑われる場合は、マイクロスコープやエックス線写真上で注意深く破折線の位置を確認することが重要である。

一方、垂直性の歯根破折では、歯内−歯周疾患との鑑別診断に苦慮することが多いが、近年、歯科用コーンビーム CT（CBCT）の有用性が示唆されている。また、歯根中央部に深在性の歯周ポケットを認める垂直性の歯根破折においては、抜歯の適応となる場合が多い（図 20-11a〜d）。

水平性および斜方向の歯根破折の治療においては、破折した位置が問題となる。歯槽骨辺縁付近であれば、歯冠を除去し、必要ならば歯槽骨を削除して歯根を残すように努める（図 20-12）。

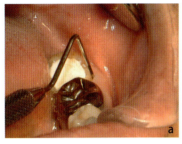
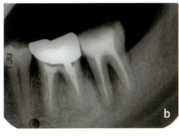
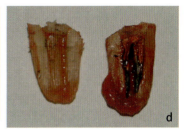

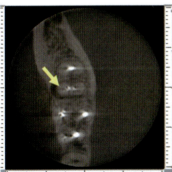
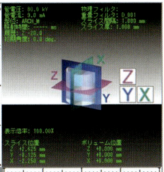

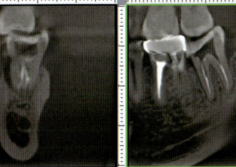

図 20-11a　下顎左側第二大臼歯の近心頬側部に深在性の歯周ポケットが認められる。
図 20-11b　下顎左側第二大臼歯の近心根周囲にびまん性のエックス線透過像が観察される。
図 20-11c　垂直性歯根破折の CBCT 画像。下顎左側第二大臼歯の近心根中央部に破折線が認められる。矢印：破折部を示す。
図 20-11d　抜根された下顎左側第二大臼歯の近心根。感染した根管充填材と根尖部に不良肉芽組織の付着が観察される。

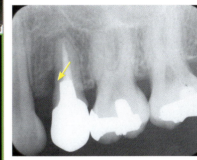

図 20-12　上顎左側第二小臼歯の水平性歯根破折のエックス線写真。近心側の歯槽骨頂部に骨吸収像が観察される。矢印：破折部を示す。

> **重要 »**
> 根管壁または髄床底への穿孔や、歯根の垂直性あるいは水平性の破折などにより、歯内−歯周疾患に類似した病変が引き起こされることがある。

（阿南　壽、松﨑　英津子）

第21章 外科的歯内療法

Surgical Endodontics

一般目標

外科的歯内療法を適切に行うために、その意義、適応症および術式についての基礎的知識を習得する。

到達目標

①外科的歯内療法の意義と目的を説明できる。
②外科的歯内療法に際して術前エックス線検査で評価する項目を列挙できる。
③外科的歯内療法におけるマイクロスコープの応用法を説明できる。
④外科的歯内療法における術前・術後の注意事項を説明できる。
⑤外科的排膿路の確保の適応症と術式を説明できる。
⑥根尖部の外科的処置の適応症と術式を説明できる。
⑦歯根切除法、ヘミセクション、歯根分離法の適応症と術式を説明できる。
⑧歯の再植および移植の適応症と術式を説明できる。

1．外科的歯内療法の意義と目的

通常の根管治療による歯内療法の成功率は諸説あるが、70 〜 90％の症例で良好な成績を収めている。しかしながら、複雑な根管系に起因した不十分な処置や補綴装置などにより処置自体が行えないことにより、期待通りの結果が得られない症例もある。さらに、感染の拡大により歯根表面に波及した病変や根管系との交通がない嚢胞などでは、症状が消退しない場合や治癒に至らない場合が多く、外科的歯内療法の適応症例となることがある。すなわち外科的歯内療法は、通常の保存的歯内療法に対する補助的治療法でもある。

最近では、歯科用コーンビーム CT（CBCT）画像ならびに歯科用実体顕微鏡（マイクロスコープ）を応用した、いわゆるマイクロサージェリーにより、外科的歯内療法の成功率は格段に向上している。したがって補助的治療法ではあるが、慎重に症例を選択し、積極的に外科的歯内療法を適用する考え方もある。

2．エックス線検査と局所解剖

外科的歯内療法を行うにあたり、エックス線検査は不可欠である。施術に先立って、根尖歯周組織における病変の波及状況や歯根の形態観察に加え、歯周組織や隣在歯ならびに局所の解剖を十分に把握する必要がある。

根尖病変の顎骨皮質骨への波及が少ない場合でも、海綿骨部分での進展はさまざまである。通常のエックス線検査では十分な情報が得られないことも多く、口内法エックス線、咬合法エックス線、オルソパントモグラフィーなどによる検査に加え、CBCT 撮影を行うべきである。根尖周囲の病変部の状況を正しく把握することは、円滑な施術と低侵襲な外科処置を可能とし、術後の経過にも影響する。特に CBCT 画像

から再構築された立体画像は、術前の患部の把握ならびに術式の検討に有効である。

病変内における微生物の存在が確認されており、エックス線検査では根尖病変の大きさだけにとらわれず、歯根と病変の位置関係の観察が重要である。病変部への歯根の露出が少なく、通常の根管治療に感受性の高い症例では、広範囲に進展した病変を有していても順調な治癒機転をたどる場合も多い。一方、歯根の露出が多い症例では、感染が歯根セメント質へ進展している場合があり、病変が小さくても、通常の処置では難治化することが多い。したがって病変部に含まれる歯根の状況を加味したうえで、処置方法を選択するべきである[1]。

術中ならびに術後のトラブルを回避するために、局所解剖を十分に把握する必要がある。多量の出血や神経障害を防ぐために、切歯孔やオトガイ孔の位置、下顎管の走行などを把握する。また病変の位置によっては、鼻腔、副鼻腔あるいは上顎洞へ近接しているので注意する。

3. マイクロスコープを用いた外科的歯内療法

外科的歯内療法におけるマイクロスコープの使用には、明らかな有効性が報告されている。また CBCT 検査を併用することで、成功率は飛躍的に向上した[2, 3]。

マイクロスコープが有する高い拡大率や優れた術野の照明と専用機器との併用により、精密で確実な処置が可能である。通常の根管治療と同様に、15〜25倍の拡大が適当であり、視軸にほぼ一致した光軸の照明により、根管内や病変深部を明視下で処置することができる。さらに CBCT を用いた診査・診断に基づいた処置は、外科的侵襲を最小限とすることができる。特に歯根尖切除法においては、従来の術式を大きく変化させ、角度のない根尖切除が推奨されている。また、逆根管充填窩洞の窩壁や逆根管充填の封鎖状態も詳細に確認できる。歯根の亀裂や破切の探索にも有効であり、色素を併用することで発見率が向上する。ミラーに反射させて拡大像を観察する際には、虚像が反射するガラス製の歯科用ミラーではなく、金属製の表面反射ミラーが適している。専用のレトロミラーは、先端部が数 mm で種々の形態があり、病変深部への挿入も可能である（図 21-1）。多くのマイクロスコープはカメラの装着が可能であり、静止画や動画を記録することができる。術中の動画記録は、患者への説明や歯学教育への有用性が高く、外科的歯内療法においてマイクロスコープの使用は必須となりつつある。

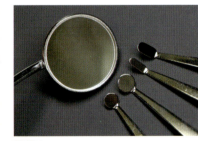

図 21-1
歯科用ミラー（左）と各種レトロミラー（右）

4. 外科的歯内療法における術前の注意

歯科治療においては患者の全身的な状態の把握が必要であるが、特に外科処置の際には、侵襲が大きい場合や治療時間が長くなることから重要である。インフォームドコンセントに加え、治療によるリスクなどに関する十分な説明が必須だが、多岐にわたることが多いので、口頭での説明に加え書面による説明が適している。また外科的歯内療法を行うにあたっては、患者の同意書をとることも必要である。

急性症状に対する緊急処置としての切開や穿孔法を除き、急性炎症が認められる場合には、抗菌薬や抗炎症薬を投与して、症状の寛解を図ってから外科処置を行うことで患者の負担は少なくなる。

5．外科的排膿路の確保

膿瘍を形成し急性症状を呈している症例に対し、症状の緩和を期待して病変部の内圧軽減と排膿を促すために、歯周組織に排膿路を形成する。根尖歯周組織における炎症の波及状態によって適応処置が異なるので、十分な診査を行い、施術時期に応じた処置方法を選択することが肝要である。あくまでも、症状の緩和が目的の処置であるので、追って原因に対する処置を行う必要がある。

(1) 膿瘍切開

急性根尖性歯周炎の骨膜下期あるいは粘膜下期において行われるが、腫脹部分に波動が触れる粘膜下期での施術が一般的である。切開時の麻酔は、炎症の拡散や膿瘍の内圧上昇を避けるために、膿瘍周囲の組織に対して浸潤麻酔を行う。十分な切開を加えた後、膿瘍腔内の洗浄や搔爬を行うこともある。特に骨膜下膿瘍の場合は、メスの刃先を骨にしっかりと押し当てながらの切開が必要である。切開部分は閉鎖しやすいので、膿瘍が大きく持続的な排膿が必要な場合は、ラバードレーン等を設置すべきである。施術時期を誤ると十分な効果が得られず、侵襲だけを与えることになるので注意する (図 21-2)。

(2) 穿孔法（穿通法）

激しい疼痛を伴う急性化膿性根尖性歯周炎の骨内期において、根管経由の内圧軽減が困難であり、抗菌薬や抗炎症薬などの効果が得られない場合に行われる。根尖相当部の歯肉を粘膜骨膜弁として剝離し、歯槽骨を削除して根尖病変を開放することで内圧軽減を図る。急性症状を有する際に、大きな外科的侵襲を伴う処置でもあるので、慎重な適応症例の選択が必要である (図 21-3)。

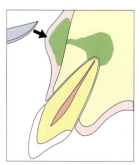 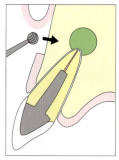

図 21-2（左）膿瘍切開 : 尖刃メス（#11、12）による切開、骨膜下膿瘍の場合は骨膜を切開するために骨面に押し当てるようにメスを進める。
図 21-3（右）穿孔法（穿通法）: 歯肉弁剝離後、骨の菲薄部分から根尖部に向かいラウンドバーなどで骨を削除する。歯根への損傷に注意する。

6．根尖部の外科的処置

1) 根尖搔爬法

通常の根管治療が十分に行われたにもかかわらず、根尖病変が完全に治癒しない症例や根尖からの溢出物により治癒に至らない症例に適応する。根尖相当部の歯肉を粘膜骨膜弁として剝離し、病変組織や反応性組織、ならびに根管から溢出した異物を除去する。本来の歯根長は確保できるが、除去が必要な囊胞壁や病変組織を残存させることがある。病変部への歯根の露出が少なく、根尖部根管における発症の原因が除去できている症例にかぎられる。根尖病変の原因が、根尖分岐や根管側枝などの複雑な根管

系に起因している可能性がある場合や根管の封鎖が不十分な可能性がある場合には、再発を防止するためにも、積極的に歯根尖切除法と逆根管充填を選択するべきである（図 21-4）。

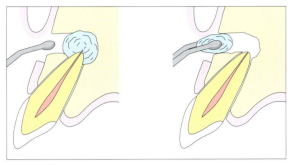

図 21-4　根尖搔爬法：歯肉弁の剝離・翻転後、必要に応じて皮質骨を削除して術野を確保する。囊胞や病的肉芽組織あるいは根尖孔外に溢出した異物を除去する。歯根の裏側部分や病変深部の処置が不十分になりやすいので注意する。

2）歯根尖切除法

　補綴装置などにより通常の根管治療が行えない症例、あるいは通常の根管治療では良好な結果が得られない症例に適応する。歯冠補綴装置の除去が困難である場合、除去に伴う歯根破折などのリスクが高い場合、あるいは種々の理由で患者が補綴装置の除去を希望しない場合に行う。また、通常の根管治療で良好な結果が得られない原因はさまざまだが、複雑な根管系のために感染を除去できない場合が最も多い。根尖部分には根管分岐や側枝が集中しており、感染したこれらへの処置は困難を極める。また根尖部には、平均 3 個以上の根尖孔が存在するとの報告[4]もあり、根尖孔を緊密に封鎖して根管系と根尖歯周組織の交通を確実に遮断することは困難な場合が多い。さらに病変部に露出した歯根セメント質への感染も考えられる。このような状況は、臨床症状が長期にわたって持続する、いわゆる難治性根尖性歯周炎の原因の一つと考えられる。これらの症例に対しては、感染部分の外科的切除と根管の緊密な封鎖が非常に有効である。歯冠方向からの処置が可能な場合は、可及的に根管治療と根管充填を施術日に先立って済ませておくべきである。逆根管充填により根尖部での確実な封鎖が得られる場合でも、根管の感染状況や封鎖状況は治癒経過に大きな影響を与える。歯根尖切除と同時に根管充填を行う方法は、根管の再感染や重感染の危険性に加え、根管セメントの不十分な硬化に起因した封鎖性の低下につながる。また、すでに根管充填が十分に施されている症例においても、より確実に根管を封鎖するために積極的に逆根管充填を行うべきである。

（1）歯根尖切除法の適応症

　　①歯根囊胞（特に囊胞腔と根管との交通がない場合）
　　②通常の根管治療では治癒が得られない
　　③補綴装置により通常の根管治療ができない
　　④根管から除去できない異物がある
　　⑤根未完成歯で根尖部の封鎖ができない
　　⑥根尖孔外へ異物の溢出がある
　　⑦根尖部に水平破折がある
　　⑧根尖部に外部吸収がある

（2）禁忌症

　　①根尖切除により歯冠歯根比が悪くなり、歯周組織の支持が得られなくなる（連結可能な場合を除く）

②著しい動揺がある

③十分な手術野が確保できない解剖学的問題がある

④全身的状況から患者に重篤な負担が及ぶ

(3) 歯根尖切除法の術式

①局所麻酔

②切開と歯肉弁の形成

　種々の切開デザインが紹介されている。歯根の状況、根尖歯周組織における病変の波及状態、ならびに歯周組織の状態を把握したうえで適した切開方法を選択する。確実な処置ができる術野を確保するために、患歯の両隣在歯を含めた切開線を設定する。すなわち患歯が1本の場合は、3歯にわたる切開と歯肉弁の形成が必要である。また歯肉弁の十分な循環を確保するために、基底部が最も広くなるように設定する。歯肉弁は粘膜骨膜を含めた**全層弁**とし、**骨膜剥離子**を用いて剥離・翻転を行う（図21-5a~d）。

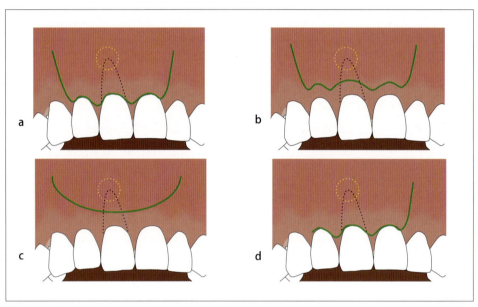

図21-5　歯肉弁形成
a：歯肉溝切開；水平切開と2本の縦切開からなる。歯周疾患を有する歯に適しており、水平切開は内斜切開を行い、辺縁歯周組織に対する処置も同時に行う。歯肉退縮が生じることがある。
b：Ochsenbein-Luebke切開；水平切開と2本の縦切開からなり、水平切開は歯肉溝底から2mm以上離す。術野の明示が容易で、歯根中央部から根尖部の処置に適している。
c：弧状切開；歯肉頰移行部から歯肉縁方向に、歯肉溝底から2mm以上離して弧状の切開を行う。切開は容易だが術野の明示が難しい。
d：三角弁切開；両隣在歯を含めた水平切開と1本の縦切開からなる。歯根長の長い患歯には適さない。

③根尖病変部の範囲の確認と肉芽組織の搔爬

　一般的に病変は根尖を中心に拡大するが、骨密度の低い海綿骨部分を進展することが多く、囊胞を除けば一様な形態をとることは少ない。皮質骨への影響が少ないこともあり、歯肉弁の剥離・翻転後、すぐに病変を確認できない症例も多い。エックス線画像を参考に、探針などを用いて病変部を探索するとともに範囲を把握する。炎症性肉芽組織や囊胞を可及的に一塊として除去し、確実な処置ができるように、術野の確保を目的とした**骨削除**を行う。歯根尖切除の術式や使用する器材によって必

要な術野は異なり、骨の削除量も変化する。

④歯根尖の切除

原因の除去と病変部の処置を行うために、根尖を確実に切除する。病変深部の処置と歯根面の感染を除去するために、病変部へ露出した歯根部分をすべて切除する方法も紹介されているが、患歯の機能回復や長期にわたる保存のために、歯冠歯根比を考慮した歯根尖の切除が肝要である。したがって病変部への歯根尖の露出が大きい場合でも、3mm程度の切除が適当と思われる。歯根尖部3mmを除去することで、90％以上の根尖分岐ならびに根管側枝が除去できると報告されている[5、6]。病変部に露出した歯根を温存した場合は、露出した歯根面の口蓋側あるいは舌側面の処理、ならびに病変深部の処置を確実に行う。これまで歯根尖の切除は、切除面の確認と根管封鎖処置のために、歯軸に対して唇側に約45°の傾斜をつける方法が推奨されていた。しかし、複根管歯においては未処置根管や根管イスマスの見落とし、あるいは不完全な根管封鎖などの問題が生じるため、傾斜をつけた歯根尖の切除は避けるべきである。一方、歯軸に対して垂直な切除は露出する象牙細管を減少させ、再感染の危険性を低下させる。マイクロスコープと専用インスツルメントを使用することで、傾斜のない切除面に対しても確実な逆根管充塡窩洞の形成や逆根管充塡が可能である（図21-6a、b）。

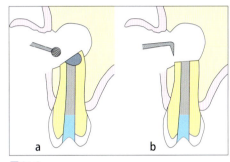

図 21-6
a：歯軸に対して45°の歯根尖切除：根管充塡材の取り残しや根管壁穿孔の危険性がある。b：歯軸に直角に近い歯根尖切除：確実な深さの窩洞形成ができるが、専用の機器が必要である。

⑤逆根管充塡窩洞形成

歯根尖切除法の施術後には、根尖歯周組織と根管との交通を完全に遮断する必要がある。切除面の根管に対し、ラウンドバーなどの回転切削器具や超音波発生装置に装着する専用レトロチップを用いて逆根管充塡窩洞を形成する。回転切削器具による窩洞形成には、歯軸に対して傾斜をつけた歯根尖の切除が求められるが、確実な封鎖性を得るための十分な深さの窩洞形成が困難であることが多く、根管壁に穿孔を生じる危険性もある。さらに、窩洞内に根管充塡材を残余しやすいので注意する。レトロチップを用いることで、根管に追従した窩洞の形成が可能であり、また確実な封鎖性を得るために必要な、深さ3mm程度の窩洞を形成できる（図21-7a~c）。

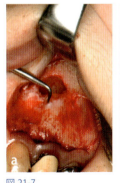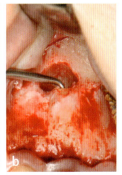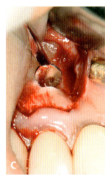

図 21-7
a：超音波振動レトロチップ
b：先端部の約3mmの部分を利用して逆根管充塡窩洞形成を行う。
c：レトロミラーを用いて、窩洞形態ならびに窩洞内の根管充塡材等の取り残しを確認する。

⑥逆根管充塡

逆根管充塡材料として、従来は金箔やアマルガム合金が用いられていた。金箔は封鎖性に劣り、ア

マルガム合金は生体親和性や歯肉着色の問題があり、現在はほとんど使用されていない。これに代わって、アルミナを配合した**強化型酸化亜鉛ユージノールセメント**や**MTA (mineral trioxide aggregate)** セメントなどが用いられている。いずれも封鎖性や安定性に優れた材料であり、良好な臨床経過が報告されているが、微少漏洩の原因となる間隙を残さないように慎重に充填することが重要である。操作性を重視して、硬練りで使用すると窩壁との間に間隙を作りやすいので注意する。歯根尖切除法の際には、確実に根管を封鎖するためにも、明視下で積極的に逆根管充填を行うことが推奨される（図 21-8a、b、図 21-9）。

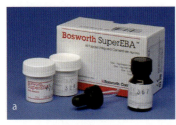
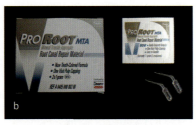
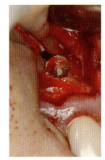

図 21-8　a：強化型酸化亜鉛ユージノールセメント（スーパー EBA セメント）
b：MTA セメント（ProRoot MTA）

図 21-9　逆根管充填後は、レトロミラーを用いて充填状態を確認する。

7．歯根切除法

複根歯において一部の歯根が保存不可能な場合、歯冠を保存した状況で歯根のみを切断し抜去する方法である。根尖部に問題がある場合は、前述の歯根尖切除法が適応となるが、歯根中央部あるいは歯根上部に根管閉鎖や穿孔などの問題がある場合に適応される。限局した歯周疾患にも応用されるが、病変が根分岐部に及ぶ場合は適さない。保存する根管に対しては、通常の根管治療が終了してから行うべきである。

術　式

①切除する歯根の根管口を、髄室側からセメントあるいは接着性レジンなどで封鎖する。
②粘膜骨膜弁を剝離・翻転し、歯槽骨を削除して切断部分を露出する。
③根分岐部で歯根を切断し、切断歯根を残根鉗子などで抜去する。抜去に際し必要に応じて歯槽骨の削除を行う。
④歯冠部の切断面を精査し、緊密な封鎖が行われているか確認する。同部に窩洞を形成し、接着性レジンなどで封鎖を図ることもある。
⑤歯根切除を行った部分は清掃しにくい形態となるので、歯冠の形態修正を行って口腔清掃に注意する。

歯根切除後の歯冠部の封鎖あるいは歯冠形態修正の際には、切削片などが抜歯窩に迷入しないように注意する。また歯の植立状態から、必要に応じて固定を行う。一般には失活歯に対して行われることが多いが、生活歯に対して行う際には、あらかじめ抜髄処置ならびに根管充填を行う（図 21-10）。

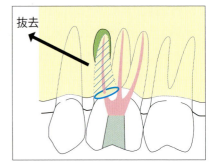

図 21-10　歯根切除法

8. ヘミセクション

複根歯において、一部の歯根が保存不可能な場合、歯冠部分を含めた歯根を髄床底部分で切断し抜去する方法である。歯根中央部あるいは歯根上部に問題がある場合や歯根破折、髄床底の穿孔などに適応されることが多い。また、一部の歯根に限局した歯周疾患や根分岐部に病変がある場合にも適用される。一般には失活歯に対して行われることが多いが、生活歯に対して行う際には、あらかじめ抜髄処置ならびに根管充填を行う。歯冠の状況にもよるが、保存歯根の緊密な封鎖と補強の目的から、あらかじめ支台装置を装着する場合もあるが、保存する根管に対しては十分な根管処置が必要である（図 21-11）。

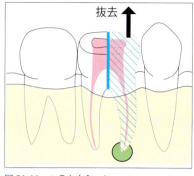

図 21-11　ヘミセクション

術式

①保存する歯根に対して通常の根管治療を行った後、根管口をセメントあるいは接着性レジンなどで確実に封鎖する。
②粘膜骨膜弁の剝離・翻転ならびに歯槽骨を削除して根分岐部を露出する。
③根分岐部で歯冠を分割する。保存歯根は髄床底によるアンダーカットが残らないように注意する。
④歯周組織への損傷に注意して、鉗子や挺子を用いて保存不可能な歯根を歯冠とともに抜去する。
④抜歯窩への切削片の迷入に注意して切断面を整理する。
⑤保存する歯根の周囲骨の状況によっては、接着性レジンや暫間装置で固定するとよい。抜歯窩の治癒までの短期間でも保存歯根に傾斜や動揺が生じることが多い。

9. 歯根分離法

複根歯において歯根部分は保存可能であるが、髄床底の穿孔や根分岐部に限局した病変が存在する場合、根分岐部に沿って髄床底で歯を分割し、単根状態にして保存する方法である。病変部の清掃状況を改善することで、歯周疾患に起因した病変にも対処することができる。粘膜骨膜弁の剝離・翻転ならびに歯槽骨を削除して、根分岐部を十分に露出して行うことが肝要である。根管口の緊密な封鎖が必要であるが、歯冠部の状態によっては支台装置を装着してから行うことがある。保存する歯根に対しては、確実な根管治療が必要であり、分離後の歯根は移動や傾斜が生じやすいので暫間的な固定を行うとよい（図 21-12）。

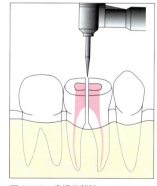

図 21-12　歯根分離法

10. 歯の再植

歯の再植は、外傷などによって脱臼した歯を、元の歯槽窩に戻す処置と、歯根部分の治療を目的に意図

的に歯を抜去し、治療後に歯槽窩に戻す処置に分けられる。処置後の経過は、再植時における歯槽窩ならびに歯根に残存した歯根膜の状況に大きく影響される。

1）脱臼歯の再植

外傷などで歯に大きな力が加わり、偶発的に歯槽窩から脱臼した歯に対して適応する。受傷によって歯槽骨骨折などの周囲組織への損傷も考えられるので、迅速な診査と処置が求められる。処置後の経過は、受傷から治療までの脱臼歯の状況や時間が大きく影響する。歯根と歯槽骨の骨性癒着が高頻度で発症するので、再植に至るまでは歯根膜の保護を最優先とすることが重要である（第18章参照）。

2）意図的再植術

通常の根管治療が困難な場合、あるいは解剖学的あるいは全身的条件から他の外科的歯内療法が困難な場合に適応する。周囲組織への損傷に注意して歯を抜去し、歯根の治療を速やかに行って元の歯槽窩へ再植する。処置後の経過は歯根への治療に加え、歯根膜の回復状況が大きく影響する。抜歯の際には、歯冠部を鉗子でしっかり把持し、適度な力で時間をかけて歯槽窩を押し広げるように抜去する。鉗子による抜歯は、歯冠を強く把持することで歯冠や歯頸部に大きな力が加わるので、破折や亀裂には十分に注意する。挺子の歯根膜腔への挿入は、歯根膜に大きな損傷を与えるので、できるだけ避けるべきである。抜歯後は歯根面をよく観察し、根尖ならびに穿孔部や亀裂部などの治療を明視下で行う。根尖への治療が必要な症例では、歯根尖切除法と同様に根尖の切除ならびに確実な逆根管充填を積極的に行うべきである。治療中は常に歯根膜の保護に配慮し、生理食塩液や組織保存液を利用して乾燥や感染に注意する。処置後の治癒には、歯根表面の歯根膜が重要であるが、抜歯窩にも歯根膜が残存しているので、病変部の掻爬などの際には可及的に歯根膜の保存を図るべきである[7]。歯根への治療後には、速やかな再植が求められるが、抜歯時に広がった歯槽窩が復元し、複根歯などでは歯槽窩への挿入が困難となることがある。このような場合には、歯槽窩を拡大したり辺縁骨の処理が必要な場合もある。特に歯根が肥大や離開、彎曲している場合には、状況に応じた歯根の形態修正などが必要となる。再植後は歯根膜への循環を妨げないために、歯槽窩へ押しつけるような強固な固定は避け、適合がよい場合は、脱落しない程度の縫合による固定でよい。適度な力による抜歯でも、歯根表面のセメント質には微少な亀裂が多数発生することがあり、歯根表面における外部吸収の原因になるので、慎重に症例を選択すべきである（図21-13a~m）。

11．歯の移植

保存的ならびに外科的歯内療法が行えない場合、あるいは治療の効果が得られず抜歯の適応となった場合に保存不可能な歯を抜去し、自家（図21-14）あるいは他家の埋伏歯や転位歯などの機能していない歯あるいは矯正的理由による抜去歯を、保存不可能歯の抜歯窩に移植する方法である。また、すでに欠損状態の顎堤において、移植床を形成し移植する場合もある。自家移植後の経過には、歯根膜の回復と歯髄組織の治癒が影響する。歯の再植と同様に、歯根膜の保護には十分な配慮が求められる。また移植歯が生活歯であった場合、根尖孔の閉鎖状態が2mm程度までならば歯髄組織が生活状態を継続する可能性もあるが、狭小化が進んでいる場合は、失活することが多く移植歯の根管治療が必要となる。

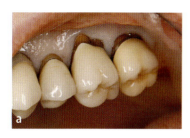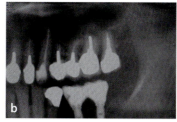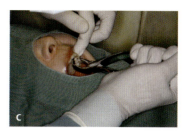
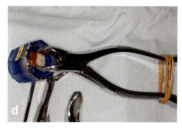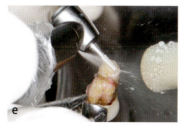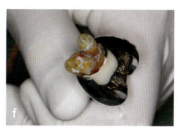
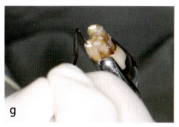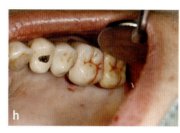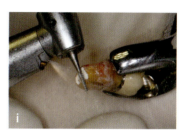
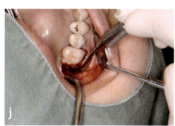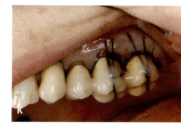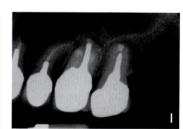
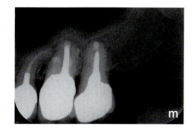

図 21-13　意図的再植術
a：上顎左側第一、第二大臼歯に咬合痛と違和感がある。
b：根尖近くまで鋳造支台装置が装着されている。CBCT では、第一大臼歯口蓋根根尖部分で上顎洞への穿孔と上顎洞壁の粘膜に肥厚が認められた。
c：抜歯鉗子を用いて歯槽窩を押し開くように、歯冠ならびに歯頸部の破折や亀裂に注意し、適度な力（gentle force）で時間をかけて抜歯する（第一大臼歯）。
d：抜歯鉗子の把持部を固定することで、歯根膜に損傷を与えることなく、明視下で安定した根尖部の処置が可能である。
e：滅菌生理食塩液による注水下で、根尖部を約 3 mm 切除する。
f：深さ 3 mm 程度の逆根管充塡窩洞を形成する。
g：緊密に逆根管充塡材を塡塞する。
h：第一大臼歯を再植する。
i：同様に第二大臼歯を逆根管充塡後、充塡材の形態修正を行う。セメントが硬化してから行うことで、歯質との間隙を作りにくい。
j：歯槽窩の側壁に残存する歯根膜に損傷を与えないように、根尖部周囲の病変を搔爬する（第二大臼歯）。
k：縫合糸と 4-META/MMA-TBB レジンで固定を行う。咬合に影響を与えていないか必ず確認する。約 1 週間程度で抜糸し、状況にもよるが数週間程度の暫間固定を行う。
l：術直後の口内法エックス線写真。術前症状である咬合痛と違和感は消失した。
m：術後 2 年の口内法エックス線写真。

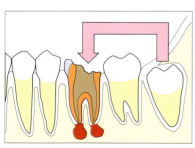

図 21-14　歯の自家移植

術式

①施術に際しては、CBCT検査を行うべきである。CT画像から、移植歯の歯冠ならびに歯根断面の幅径と長さ、あるいは移植床の顎堤の幅径や隣在歯との間隔を詳細に計測することが可能である。また、下顎管やオトガイ孔の解剖学的な位置関係の十分な把握など、非常に多くの情報を得ることができる。また、再構築立体画像は、術前における術野の設定や術式のイメージ作りに大変有用である。

②周囲組織の損傷に注意して、受容側の保存不可能歯を抜去する。抜歯窩に病変部がある場合は、残存した歯根膜への損傷に注意して慎重に掻爬する。〈受容側の抜歯と移植を同日に行う場合〉

③ラウンドバーや超音波サージェリーチップを用いて、受容側に移植歯の歯根形態を配慮した移植床を形成する。CT画像による移植歯に関する情報がない場合には、移植歯を抜去して歯根の状態を精査した後に行う。

④移植歯の抜去では歯根膜の損傷に注意し、過度な力を加えないように鉗子などで時間をかけて行う。特に機能していない歯は、歯根膜が希薄な状態の場合もあるので注意が必要である。

⑤移植歯を移植床に試適し、頬舌的ならびに近遠心的位置関係ならびに咬合関係の確認を行う。必要に応じて移植床を修正し、移植後は歯周組織を縫合する。移植床の状況や咬合関係により、移植歯を90度あるいは180度回転して移植する場合がある。

⑥ワイヤー、縫合糸あるいは接着性レジンなどを用いて移植歯を固定する。移植床に強く押しつけるような固定は、歯根膜に循環不全や損傷を与え歯根外部吸収の原因になることがあるので注意する。

⑦約1週間程度で縫合を除去する。

⑧約1ヵ月程度で固定を除去するが、移植歯と移植床の適合状態や動揺の程度によって、固定を延長することもある。骨置換性吸収を誘発させないように、歯根膜の保護に配慮し骨性癒着には十分に注意する。

⑨必要に応じて歯内療法や歯冠修復処置を行う。

歯の移植では、歯根の外部吸収を防ぐことが肝要である。炎症性吸収を防ぐために、歯根が完成した生活歯の場合は、移植後、約3週程度で歯内療法を開始し、水酸化カルシウム製剤の貼薬が有効である。失活歯の場合は、すでに行われている根管治療が不十分な場合は、移植前に根管治療を開始して水酸化カルシウム製剤を貼薬した状態で移植するとよい。歯根表面の変化をエックス線検査で定期的に観察し、吸収が認められた場合には再根管治療を開始するべきである。

他家移植は、多くが骨性癒着を期待しての処置であり、自家移植とは期待する治癒形態が異なり、予後は比較的悪く、十分な条件下においても5〜10年程度で歯根が吸収し脱落する場合が多い。免疫反応の惹起や感染の危険性も考えられることから、現時点での実施は問題が多い。

12. 外科的歯内療法における術後の注意

外科的歯内療法の施術後は、抗菌薬や抗炎症薬を投与することで、術野の感染防止や強い炎症反応への対策が必要である。さらに、腫脹や疼痛の抑制に冷罨法も効果的であるが、長期にわたる過度の冷却は治癒を遅延するので注意する。術野に滞留した血液によって顔面に変色などが生じることもあるが、予測される状況をすべて患者に説明することで不必要な心配をかけずにすむ。術後の注意に関する説明に際

し、患者は施術を受けた直後には、細かい説明を十分に理解し記憶できないことがあるため、術前の説明と同様に書面による説明が適している（図 21-15、16）。

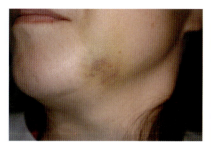

図 21-15（左） 術後に生じた顔面の変色：長くても 1 週間程度で消失する。

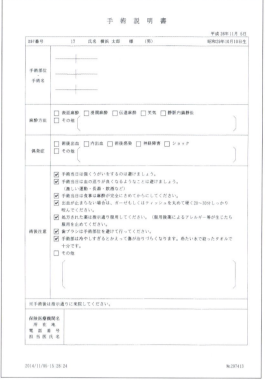

図 21-16（右） 外科処置における術後の手術説明書

（細矢　哲康）

第22章 マイクロスコープを応用した歯内療法
Microscopic Endodontics

一般目標
歯内療法処置におけるマイクロスコープの応用について理解するために、その機能と取り扱い、適応症を確認する。

到達目標
①マイクロスコープを用いる意義・目的を理解する。
②マイクロスコープ各部の構造と機能を理解する。
③マイクロスコープ処置の3要素について説明する。
④処置前準備の手順について説明する。
⑤適応症について説明する。

1. 歯内療法処置にマイクロスコープを用いる目的・意義

通常の歯内療法処置における根管へのアプローチは、直視できない手探りの処置である。歯科用実体顕微鏡（マイクロスコープ）を用いることの目的は、髄室内や根管内への照明と視覚の強化（visual enhancement）を図ることで、治療の可視化と精密化を可能とし、確実な歯内療法処置を行うことである。

拡大効果と強力な照明によって、肉眼では視認が困難な根管口の確認や、イスマスやフィンの処置、髄室内の石灰化物の範囲などを明確にすることが可能となった。また、再根管治療では根管充塡材の除去や、根管内の破折器具の除去、根管内深部における根管側壁穿孔の修復処置などが直視で実施可能となった。とりわけ根管内の破折器具の除去は、マイクロスコープを用いた処置の中でも最も特徴的な処置であり、十分な照明下で専用の器具を用いることにより、従来手探り下で不確実な危険性を伴う処置であった根管内深部における破折器具の除去も、効率よく行うことができるようになった。このように歯内療法処置にマイクロスコープを用いることは、歯科治療の革命的進歩と言っても過言ではない、大きな意義をもつものと言える。

2. マイクロスコープの構造と機能

マイクロスコープの構造は双眼実体顕微鏡であり、対物レンズによりえられた情報を、さらに接眼レンズで拡大することによって強拡大をえる。生物顕微鏡が光を標本に透過させて観察するのに対して、マイクロスコープは落射光で対象を照明し、その表面構造を観察する。

マイクロスコープ（図22-1）は双眼視であるため、立体的な観察が可能であることや、各種記録用カメラを活用することによって、患者などへのドキュメンテーションの提示を行うことができることも特徴としてあげられる。

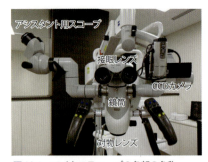

図22-1 マイクロスコープの各部の名称

なお、設置タイプは天井吊り下げ型からチェアーに備え付けのタイプ、一般的な移動式タイプなどがあり、診療室の状況に応じて選択可能である。

3. マイクロスコープの3要素

1) 拡大 (magnification) 2) 照明 (illumination) 3) 記録 (documentation) が、マイクロスコープの3要素と言われている。

1) 拡大 (magnification)

マイクロスコープ下での歯内療法を効率的に行うための拡大倍率は、開拡窩洞〜髄室の観察で約5〜10倍、根管口〜根管内上部で10倍〜15倍、そして根管内深部での作業では15倍〜20倍が一応の目安となる。また歯根尖切除法などにおける根管切断端の観察には15倍〜20倍が適当である (表22-1)。

なお、これ以外の倍率では処置が不可能であるということはないが、過度の高倍率下での診療は、視野の制限（狭小化）、照度の低下や被写界深度が浅くなるなどの弊害をまねくとともに、器具の保持そのものに高度の安定性が必要で、術者に高い集中力と技術が要求される。したがって、若干控えめの倍率（低倍率）下での使用が、術者の疲労や処置効率からも有利である。

観察部位	倍率
開拡窩洞〜髄室	5〜10
根管口〜根管内上部	10〜15
根管内深部での作業	15〜20
根管切断端の観察	15〜20

2) 照明 (illumination)

マイクロスコープでの観察を容易にするために、各種マイクロスコープには強力な落射照明が装備されている。暗い照明でも観察が可能な明るいレンズを装備することは、マイクロスコープ本体の大きさや価格を鑑みても現実的ではなく、効率的に観察するためには小型のレンズで照明を明るくするほうが現実的である。実際、根管内深部の構造を明視するためには相当量の光量を必要とする。特に、破折器具の除去や穿孔の修復処置においては、高倍率下での処置が必須なため、より強い光源が必要である。また症例によっては側面からの別光源による照明を併用することもある。光源としてはハロゲンやキセノンが一般的であるが、最大輝度で長時間使用することが多いために、ランプの寿命に問題がないわけではなく、最近では高輝度LED照明が採用されるようになってきた。本照明は、より明るく長時間にわたる利用が可能となり、ランプも長寿命となった。

3) 記録 (documentation)

マイクロスコープを通過する光は光路分割装置 (beam splitter) によって主光路以外に導き、これらに記録用CCDカメラを搭載し、患者へのドキュメンテーションの提示や、教育システムとしてのライブ処置などをモニターで視聴することが可能である (図22-2)。特に、歯内療法処置は従来手探りの処置であったため、詳細な処置内容を術者でさえ見ることは不可能であったため、マイクロスコープ

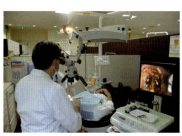

図22-2 術者が観察しているのと同一の画像がCCDカメラに送られる。

によって詳細な処置の記録が可能となったことは、非常に大きな進歩である。

　記録は静止画とビデオ動画とに大別される。静止画の記録には、通常のデジタルカメラを用いることができる。一方、動画の記録には家庭用ハイビジョンビデオカメラが装着可能である。しかしながら、これらはいずれもアダプターを介しての使用となる。アダプターは各機種により異なっており、それぞれの機種に対応したものを用意する必要がある。

4．マイクロスコープ処置の前準備

1）術者と患者のポジショニング

（1）術者のポジショニング

　術者の位置は、基本的に通常の水平位診療の場合と同一で、12時の位置である。脇をしめ肘を曲げて作業位置が保てる姿勢をとり、手首から先のみが動かせる状態とする。また前かがみになることなく、背筋が伸び背中が床面と直角になるような位置づけを行うことが大切である(図22-3)。

　マイクロスコープで行う処置の大きな利点は、体軸をずらさずに無理のない姿勢を保ったまま診療ができることである。

（2）患者のポジショニング

　患者の位置は水平位である。このまま処置のしやすい位置に患者の頭部を誘導し、通法通り処置を行う。また、マイクロスコープ下での処置では往々にして患者の首を過度に伸展させてしまうことがあるため、小さく柔らかい枕を患者の首の後ろに置く場合もある。柔らかい枕は、患者が首を後や横に倒した状態でも、首を緊張させないための支えとして有効なことがある。

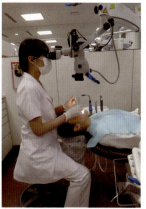

図22-3　マイクロスコープの処置では無理のない姿勢で診療を行うことができる。

（3）機器の調整

　オートフォーカスやフットコントロールによって合焦が可能なマイクロスコープを除いて、処置の前に術者、メインスコープ、記録用器具すべての焦点を同一にしておかなくてはならない。特に可変ダイヤルによって変倍を行う機器では、倍率を変更しても焦点が変わらないことが重要である。

　さらに、個々の術者に合わせた眼幅の調整と視度補正を行う必要がある。それぞれの製品に合わせて最適な状態に調整することが重要である。

　実際の処置に際しては、まずは最低倍率にセットし、必要に応じて倍率を上げて処置を行うようにすればストレスは少ない。

5．歯内療法での適応症

　歯内療法領域の診療を行うにあたり、適応症すなわちマイクロスコープを応用すれば有効な処置は以下の通りである。

1）髄室形態の観察

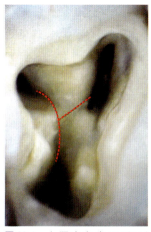

図22-4 上顎大臼歯のrelated groove（点線）

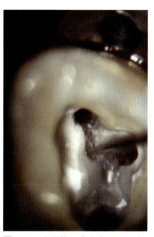

図22-5 上顎第一大臼歯MB2の処置

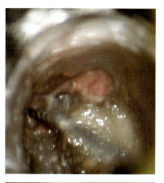

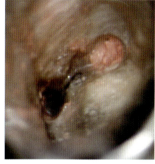

図22-6
a：超音波チップにより拡大すると、イスマスも観察された。
b：見落された未処置根管を発見。

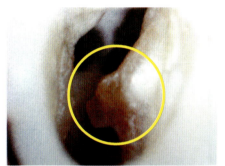

図22-7 髄腔壁の石灰化物の確認

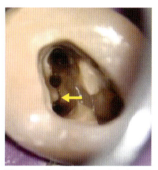

図22-8 上顎大臼歯にみられたイスマス

2）髄床底の線状構造の確認（図22-4）

3）詳細な根管解剖の観察

① MB2（上顎第一大臼歯近心頰側根の副根管）（図22-5）
② 見落とされた根管口の発見（図22-6）
③ 石灰化物の確認（図22-7）
④ イスマスやフィンの処置（図22-8）

根管が狭窄しており根管が見つからない場合、根管口を見つける指標として、根管と根管とを結ぶ**黒い線状構造**がある。特に高齢者など極度に狭窄した根管の場合には根管口の発見が困難なことが多く、この線状構造を追っていくことで、根管口を発見することができる場合もある。同時に石灰化物の確認にも有効である。また、**上顎第一大臼歯近心頰側第二根管（MB2）**に代表される副根管の発見や、肉眼では見落としていた根管の発見にはマイクロスコープが必須である。さらに、根尖孔の開大症例などで根管が直線的な場合は、根尖孔の状態を確認することができ、根管周囲の**イスマス**や**フィン**など感染源が残存しやすい複雑な形態を示す根管の処置にも、マイクロスコープを応用することが有効となる。なお、歯内療法処置を行うにあたっては、まずはラバーダム防湿法が必須であるが、隣接面にう蝕がある場合には隔壁の作製が必要となる。隔壁作製時には唾液や出血のコントロールが必要なため、この際にもマイクロスコープ

が有効である。

4) 根管壁の汚染状態や清掃状態

根管治療を行うにあたり、根管壁がどのような状態にあるかを直視することは、従来の治療法では絶対に不可能であった。特に再根管治療時の根管充填材除去時にどの程度除去できているかの確認や、根管壁面の汚染状態を直視によって確認できることは、根管治療を行ううえで大変有意義である。

5) 根管内亀裂・破折線の確認

歯に亀裂や破折を生じている場合、肉眼による直視で観察可能なのは根管口部までであり、根管深部の観察にはマイクロスコープが必須となる。これによって、亀裂・破折の部位の確認と正確な接着修復処置などが可能となり、従来抜歯の適応であった患歯の保存が可能となった。

6) 偶発症関連

(1) 髄床底や根管側壁の穿孔の封鎖処置

髄床底や根管側壁穿孔部の確認のために、手術用マイクロスコープならびに専用器具の応用は不可欠なものである（図22-9）。マイクロスコープを用いた穿孔部の処置は、当該部を直視下におきながら処置を進められる利点を有し、またこのための専用の器具も準備されていて、より確実な処置が可能となっている。修復にあたっては感染防止に留意するとともに、穿孔部の徹底的な清掃を図り、穿孔部創傷面の止血、乾燥後に穿孔部を刺激性が少なく、しかも封鎖効果の優れた材料で確実に閉鎖することが重要なポイントとなる。

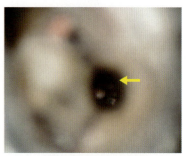

図22-9　根管深部側壁穿孔部の確認

なお、穿孔は歯槽外穿孔、歯槽内穿孔、また部位によって根管側壁穿孔、髄床底穿孔に分類される。いずれの穿孔の場合も、穿孔部位の特定と封鎖材の正確な応用が、その後の経過を大きく左右するため、当該部の確実な封鎖のための適切な応用材（剤）品の選択が重要となる。このような観点から、封鎖材には封鎖性が良好で、できれば骨性修復がえられる材品を第一義的に選択する傾向にある。現在、用いられている穿孔部封鎖材としては、スーパーEBAセメント、MMA-TBB系の接着性レジン、MTAなどが挙げられる。

(2) 根管内破折小機器の確認と除去

根管内破折小機器の除去法としては、かつてはバイパスの形成や専用の除去用器具の使用が第一に考えられてきた。しかしながらバイパス形成は、当該根管壁のさらなるダメージにつながるおそれを有し、またマセランキットなどの専用器具を用いた除去法であっても、ほとんどの場合手探りの状態で使用されることが多かった。また器具の大きさや作業効率の問題、さらに新たなる穿孔や根管の解剖学的構造の破壊につながる可能性も有している。このようなことから、現在は根管内深部における作業が中心となることが多いこれら破折小機器の除去に際しては、マイクロスコープの使用が有効で、倍率も高倍率で使用されている。処置の手順としては、まず破折断端を確認し（図22-10）、超音波チップ（図22-11）を用いて破折機器周囲の歯

質を切削してから超音波振動により破折機器を根管壁から遊離させて除去する方法が最も効率がよい。

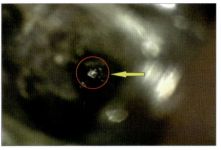

図22-10　破折した小機器（手用リーマー）の確認

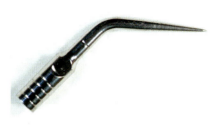

図22-11　破折機器除去に重用される超音波用スプレッダーチップ

7）微小外科的歯内療法処置（エンドドンティックマイクロサージェリー）

歯根尖切除術では、根尖の切断ならびに正確な逆根管充塡を行うために、マイクロスコープの使用が必須となる（第21章参照）。根尖の切断は歯根の長軸に対して垂直に行うため、根管開放端を肉眼で直視することは困難である。また、切断面の詳細な状態や切断後に行われる逆根管充塡についても、従来の方法では正確な処置が不可能なため、マイクロスコープの応用が必須のものとなる。**超音波レトロチップ**（図22-12）や**レトロミラー**の使用によって、正確に逆根管充塡窩洞の確認が可能となる（図22-13）。マイクロスコープ下で超音波チップを用いて窩洞形成を行う場合、根管に対して直線的な窩洞形成および狭い術野での使用が可能である点や、イスマスなど根管形態に追従した形成が正確かつ迅速にできる点が優れている。なお逆根管充塡材としては、穿孔部封鎖材と同じくスーパーEBAセメント、MMA-TBB系の接着性レジン、MTAなどが用いられている。

（古澤　成博）

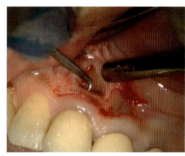

図22-12　超音波レトロチップによる逆根管充塡用窩洞形成。歯根尖切除は、患歯の歯軸に対して直角に行い、窩洞の深さは3mmを基準とする。

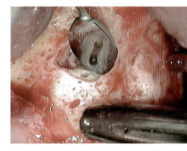

図22-13　レトロミラーによる逆根管充塡用窩洞の確認

第23章 高齢者の歯内療法
Geriatric Endodontics

一般目標
高齢者の心身状態を理解し、高齢者の特徴をふまえた歯内療法を学ぶ。

到達目標
①高齢者の心身状態の一般的特徴を概説できる。
②高齢者の歯、歯髄および根尖歯周組織の特徴を説明できる。
③高齢者の歯内療法における留意点を列挙し、説明できる。
④高齢者の歯内療法の予後成績を説明できる。

1. 高齢者の歯と歯髄

1) 高齢者の定義

わが国では 65 歳以上を高齢者と定義し、65 ～ 74 歳を前期高齢者、75 歳以上を後期高齢者と区分するが、後期高齢者の割合は年々増加しており、現在、高齢者の定義と区分について議論されている。近年、介護現場では高齢者の全身状態と口腔環境との間に密接な関係があることが証明され、寝たきり高齢者での口腔健康管理の重要性が認知されている。一方、75 歳までの高齢者では良好な心身状態を維持していることが多い。世界的にも active aging（活動的な高齢化）という概念が提唱される中、高齢者は寝たきりにならないよう日常的な体調管理を積極的に行うようになっている。

歯科においても健全な歯を有する高齢者が増加している。歯内療法の手技に年齢間の違いはないが、高齢者では老化に伴う組織変化や全身疾患の増加という特徴がある。これらを認識したうえで高齢者の歯内療法を実施する必要がある。

2) 加齢と老化

加齢（aging）は死に至るまでの時間経過であり、老化（senescence）は生体内外のさまざまな要因による退行的機能変化である。老化を生理的・病的に分類すると、生理的老化は肉体的・精神的に疾病に罹患せず、ヒトの一生の過程で現れる外観的変化、予備力（生理機能の最大能力と日常生活における通常使用時の能力の差）の減少、恒常性維持機能低下、感染防御力低下を指す。一方、病的老化はリスクファクターがストレスとして生理的老化に加わり、寿命が短縮することをいう。

3) 老化による全身状態の変化

老化による全身状態の変化を知ることは重要である。高齢者では心臓の予備力が減少し、不整脈も発生しやすくなる。循環器疾患を有する高齢者では予備力は一段と減少する。血管は硬くなり、大動脈の伸展性も低下し、収縮期血圧上昇と拡張期血圧低下がみられる。圧受容体感受性低下により血圧は変動しやすく、水平位で長く歯科治療を行った後の転倒の原因となる起立性低血圧が起こりやすい。運動機能、自

律神経機能は老化により低下し、環境変化が大きいと高齢者は十分に適応できない。また老化によりドーパミン含有量は減少し、パーキンソン病やパーキンソン症候群が出現しやすくなる。視覚、聴覚等も老化に伴い低下する。気管支・肺胞系では咳をする力も弱くなり、誤嚥時の咳反射による自然排出は期待できない。

4) 高齢者の歯・歯髄・根尖歯周組織

(1) 歯

エナメル質表層は微細構造が失われ、平坦な形態を呈し、**亀裂**や**咬耗**がみられる（図 23-1）。残存歯数の多い高齢者で、加齢変化はみられるものの咬耗も強くなく歯周疾患に伴う歯の動揺などもない場合、**生活歯の破折**が生じていることもあるので（図 23-2）、注意深い観察が必要である。

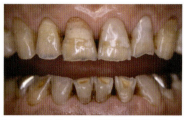

図 23-1　75 歳・男性。下顎前歯部切端にある象牙質露出を伴う咬耗。

(2) 象牙質・歯髄

加齢により第二象牙質形成と象牙細管の狭窄・閉塞が進行する。その結果、象牙質の知覚が鈍麻していることが多い。歯髄腔側では持続的な第二象牙質形成、および長年の咬合や治療等の刺激による第三象牙質形成が進む。天蓋、髄床底、髄壁に象牙質が顕著に形成され、**歯髄腔は狭窄する**（図 23-3）。

歯髄は、加齢とともに象牙芽細胞や歯髄細胞を含む細胞が減少する。血管や神経も減少し、歯髄の生活力は低下していることが多い。**象牙質粒（歯髄結石）**等の石灰化変性も多くみられる（図 23-4）。

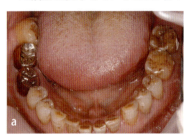
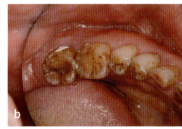
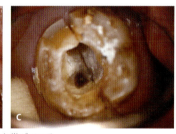

図 23-2　a：67 歳・男性の下顎歯列。上下顎とも欠損歯がなく、臼歯咬合面は平坦で丸みを帯びている。b：下顎左側第二大臼歯咬合面の近遠心方向に亀裂が認められる（反転画像）。c：根管口明示の際に確認された近遠心方向の破折。

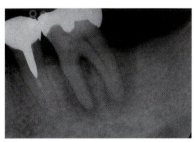
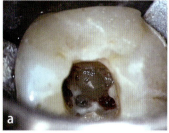

図 23-3　74 歳・男性。下顎第一大臼歯慢性根尖性歯周炎。髄腔には象牙質が形成され髄室は狭窄している。臼歯部ではその形状から flattened (disklike) chamber と呼ばれる。

図 23-4　70 歳・男性。下顎右側第一大臼歯麻酔抜髄時。a：髄床底部に認められた歯髄結石。b：歯髄結石除去後。

(3) 根尖歯周組織

セメント質は生涯を通じて沈着しつづける石灰化性組織で、加齢とともに増加する。根尖付近の根管

では象牙質も添加されていることから、根管治療時の根尖部アクセスにおいて困難を伴うことも多い（図23-5）。

一方、歯根膜および骨組織については、加齢に伴う根尖歯周組織の細胞、血管系、神経系の変化はほとんどないという報告がある。一般的に、高齢者における創傷治癒は遅く十分でないと考えられているが、歯根膜・骨組織の治癒形態には年齢による違いはなく、他の年齢層と比較して、高齢者で根尖歯周組織の応答が著しく異なるとは言いがたい。

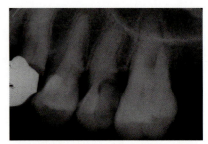

図23-5　74歳・女性。上顎左側第二小臼歯の麻酔抜髄時のエックス線写真。歯髄腔に達する透過像、狭窄した根管が認められる

2. 高齢者の歯髄疾患・根尖性歯周疾患の特徴

1）歯髄炎

高齢者の歯では、象牙質透過性の減少により抵抗性が高まっているという考えもあるが、一般的に、加齢に伴い歯髄を構成する細胞や血管・神経が減少することで歯髄の生活力は低下していると考えられている。その結果、高齢者では歯髄炎の兆候がわからないこともしばしばある。

歯髄診査では、象牙質添加と歯髄の石灰化変性による神経組織減少によって診査に反応しないことがある。また、歯肉退縮やアタッチメントロスのある歯では反応性が低くなると言われている。そのため、高齢者では慎重な歯髄診査を行わないといけない。冷刺激などに無反応でも電気刺激に反応することがみられ、診査の最終手段である象牙質切削でも高齢者では偽陰性反応を示すことがある。さまざまな診査所見と組み合わせて歯髄の状態を判断する必要がある。

2）根尖性歯周炎

高齢者では、根管治療を施されている歯は全体の約1/3程度、根管治療歯の中で根尖病変（慢性根尖性歯周炎）を有する歯は3割近くにのぼることが報告されている。特徴的なのは、不適切な根管治療、歯冠修復物辺縁からの漏洩やう蝕、および歯根露出に伴う根面う蝕などからの再感染によって発症した根尖性歯周炎が多いことである（図23-6）。

高齢者では、全身疾患および投薬により易感染性になっていることが多く、根尖性歯周炎に対する治療を行う際も歯原性菌血症に注意を払わないといけない。

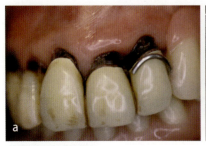
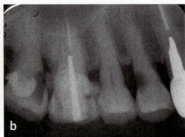

図23-6　a：79歳・女性。上顎前歯部補綴装置辺縁に発症した根面う蝕。
b：83歳・女性。エックス線写真で上顎右側第一小臼歯遠心根面に発症したう蝕が認められる。第一小臼歯、第二小臼歯ともに根管は狭窄している。

3）他の病変

歯髄炎や根尖性歯周炎由来の疼痛ではなく、他疾患由来の疼痛を歯痛と感じる非歯原性歯痛がある。

非歯原性歯痛が加齢とともに増加するという報告もあるが、一般的には40歳代を中心に、年齢層に関係なく出現することが知られている。筋筋膜痛症候群や三叉神経痛等を臼歯部の疼痛として患者が訴えることが多い。また、60歳以上の患者で多い非歯原性疾患として側頭動脈炎もある。問診を通しても症状・兆候が曖昧な場合、疼痛の由来が歯原性でないかもしれない。心理学的な状態も含めて十分に考慮する必要がある。

3. 高齢者の歯内療法における留意点

1) 問診と治療時ポジショニング

多病歴を有する高齢者は歯科治療歴を憶えていないことがあり、我慢強く、症状を過小評価する傾向にある。人生の先輩であることに敬意を表しながら、注意深い問診を行う。また、「おくすり手帳」の確認や介助者への問診、必要に応じた他医療機関への対診を行う。

歯科用ユニット上でのポジショニングを考慮すべき高齢者も多い。横たわる際にタオルケットなどを背中や首の下に挿入し、楽なポジショニングで治療を行うよう配慮する。

2) 歯内療法の各治療ステップ

(1) 防湿・隔離

高齢者では誤嚥・誤飲のリスクが高く、治療歯の隔離は必須である。その際、再治療のために補綴装置を除去すると歯冠部歯質がほとんど残らないことがある。歯冠部歯質が少ない場合、感染歯質除去後にフロアブルレジンで隔壁を作製してラバーダム防湿を行う（図23-7）。

(2) 髄室開拡

高齢者では、髄腔狭窄に伴い、根管口明示が困難になる。臼歯では、天蓋と髄床底が近接しているので注意深く天蓋除去を行う（図23-8）。再治療歯では以前の不適切な治療によって髄腔形態が変化していることもあり、慎重に治療を行わないといけない。根管口明示までは防湿なしで、歯軸を確認しながら歯科用顕微鏡（マイクロスコープ）を用いて拡大視野下でアクセスする（図23-9）。その後、根管長測定前に隔壁作製およびラバーダム装着を行い、対象歯の隔離・防湿を行う。

根管口明示は、歯科医師にとっても患者にとってもフラストレーションがたまる作業である。急性症状があるときは最低限の治療まで行わないといけないが、慢性疾患では区切りのよいところで治療を終えて、別の日にアポイントをとることも必要である。

(3) 作業長の決定

高齢者では根管形態と根尖孔位置が多様である。根管内象牙質添加によりエックス線写真上で根管が消失してみえることもあるが、画像上の歯髄腔消失は完全閉鎖を必ずしも意味していない。歯科用コーンビームCT（CBCT）等を併用して十分な情報収集を行う（図23-10）。根尖孔の位置はエックス線写真上でみられる歯根尖端と必ずしも一致しないが、高齢者では特に根尖部でのセメント質添加や病的吸収により根尖孔位置が変化している。電気的根管長測定とファイルを根管内に挿入した状態でのエックス線写真とを併用して作業長を決定する。

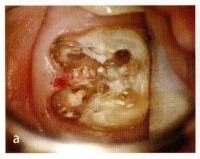
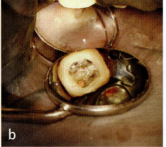

図 23-7　66歳・女性。下顎左側第一大臼歯感染根管治療時。
a：補綴装置を除去したところ。頰側歯冠部歯質がほとんど残っていない。
b：フロアブルレジンで隔壁形成後、ラバーダムを装着。

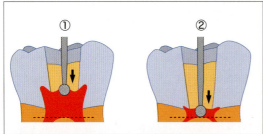

図 23-8　髄室開拡時の髄室と切削器具との関係。①一般的な歯髄腔。②狭窄した歯髄腔（flattened chamber）。高齢者では髄腔狭窄が多くみられるので、髄室開拡時に髄床底（点線の位置）を損傷しないようマイクロスコープ下で慎重に行う。

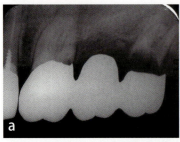
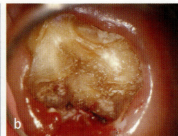
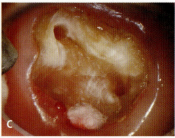

図 23-9　79歳・女性。上顎左側第一大臼歯の麻酔抜髄症例。a：術前エックス線写真で、補綴装置下の遠心歯頸部にう蝕が認められる。歯髄腔は確認できない。b：補綴装置除去後。根管口は完全に閉鎖している。c：根管形成後。根管口明示をこの段階で行うことで歯軸との関係が把握しやすくなる。

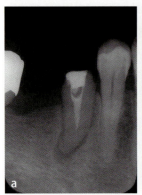
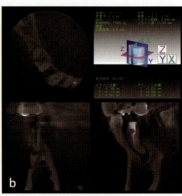
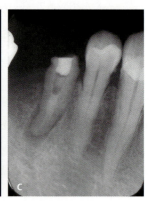

図 23-10　66歳・男性。下顎右側第二小臼歯の感染根管処置時。
a：初診時エックス線写真。根管中央部にレッジが形成されている。歯髄腔はほとんど確認できない。b：初診時 CBCT 画像。人工的に形成されたレッジと本来の根管が確認できる。c：根管形成および水酸化カルシウム製剤貼薬後。

3）局所麻酔

　高齢者では全身疾患や服用薬剤の種類によっては血管収縮薬の使用に注意を払わないといけないことがある。麻酔が奏功せず補助的に歯根膜内注射や、歯髄内注射を行う場合、疼痛によるストレスに配慮する。

4) 感染対策

　高齢者では、免疫力低下に伴う易感染性や不顕性感染が多い、感染予防に関心の薄い患者が多いといった特徴がある。高齢者に限ったことではないが、感染予防対策はスタンダードプレコーションズの考え方を遵守し、高齢患者およびその介護者も含めた幅広い患者教育が必要である。

4. 全身的疾患と歯内療法

　高齢者では歯科治療時に全身疾患が問題になることが多い。特に偶発症が発生しやすいのは循環器系疾患および糖尿病である。女性では骨粗鬆症とその治療薬投与の有無が特に問題となる。外科治療と比較して歯内療法が全身状態に影響を与えることは少ないが、合併疾患数や服用薬剤数が増えるほどリスクは高くなる。患者にストレスを与える処置の際にはバイタルサインをモニタリングするなどの配慮も必要である。

1) 高血圧症

　血圧のコントロール状態を把握する。局所麻酔薬の選択では、特にエピネフリン含有の有無が問題になるので、高血圧の重症度に応じた配慮を行う。

2) 虚血性心疾患

　不安定狭心症では心筋梗塞に移行するリスクがある。心筋梗塞では疼痛を伴う処置は発症後6ヵ月経過してから開始する。抗血栓薬使用に留意することは重要であるが、一般的な歯内療法では問題とならない。ペースメーカー装着患者では歯髄電気診を行わないことが推奨されている。

3) 心臓弁膜症

　感染性心内膜炎発症に留意し、術前より抗菌薬を投与する。また、抗血栓薬使用に留意する。疼痛を誘発する治療では頻脈を起こす可能性があるので、鎮静下の治療も検討する。

4) 脳血管障害（脳梗塞、脳出血、クモ膜下出血）

　発症後6ヵ月経過してから歯内療法を開始する。緊急性のある場合は3ヵ月経過以降で短時間の処置であれば可能とされている。抗血栓薬使用にも留意する。

5) 不整脈

　不整脈は治療時のストレスが誘因となって発症することが多い。場合によっては鎮静下で治療を行う。局所麻酔薬の選択にも注意を要する。

6) 糖尿病

　糖尿病のコントロールが不良な場合、低血糖を誘発しないように治療時間を考慮するとともに、術後感

染を予防するための術前の抗菌薬投与も考慮する。

7) 骨粗鬆症

一般的に骨粗鬆症に対するビスホスホネート製剤の投薬が歯内療法時に問題になることはない。外科的歯内療法を実施する際には配慮が必要となる。

8) 根尖性歯周疾患が全身に及ぼす影響

慢性口腔感染症を原因とする歯性病巣感染は従来から指摘されており、近年では歯周病と全身疾患との関連を示す研究結果が数多く報告されている。根尖性歯周疾患についても、根尖病変を有する患者におけるアテローム性動脈硬化症の原因となる血清炎症マーカーレベルの増加や冠動脈疾患発症率の増加を示す研究結果が報告されており、根尖性歯周疾患が全身疾患の発症・悪化を招く可能性が指摘されている。全身機能低下と全身疾患を抱える高齢者では特に留意する必要がある。

5. 高齢者の歯内療法の予後成績

1) 高齢者における根尖歯周組織の治癒

高齢者の歯内療法後の治癒は他の年齢層と同様である。特に根尖歯周組織の治癒は年齢層で大きな違いはなく、全身疾患があってもコントロールされていれば治癒像が他の年齢層と異なることはない（図 23-11）。全身疾患がコントロールされていない場合は、組織再生機能の低下により、根尖病変の完全な治癒が望めないことがある。

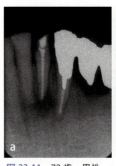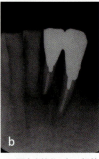

図 23-11　72 歳・男性。a：下顎左側側切歯の根管充填後のエックス線写真。根尖歯周組織に骨欠損が存在する。b：5 年経過後。根尖部骨組織は再生され良好な治癒が確認できる。

2) 高齢者の歯内療法予後に影響を与える因子

(1) 過去の病歴の影響

過去の度重なる歯質切削により多くの歯冠部歯質を喪失している歯では、治療終了後も漏洩を起こしやすい環境となる。補綴装置下の歯頸部にう蝕が発症する症例も多い。歯肉切除による歯冠長延長が必要となるが、最終的な機能回復時に歯冠・歯根比が不適切になり、予後不良となることもある。

(2) 過去の治療の影響

以前の治療で歯軸とは異なる方向にポストなどが装着されている場合、再治療時のアクセスがより複雑となり、根管治療が困難となる。歯内療法が奏功しても健全歯質量を十分に残すことができず、歯冠補綴後、数年のうちに破折を生じ、結果的に抜歯せざるをえない場合もある。

(3) 高齢者の生活環境の変化

根管狭窄・根尖孔閉鎖などの問題により目標の作業長まで根管形成できなかった場合、再発の原因となる物質が残っている可能性がある。高齢患者の全身状態や寝たきりになる等の生活環境における今後の変化を考慮した場合、口腔環境を最適な状態で維持するうえで抜歯を選択するほうが最善の治療となることもある。

（3）よりよい予後をえるために

　歯髄保存が歯の喪失リスクの低下につながることは明らかである。高齢者に限ったことではないが、全年齢層を通して、できるかぎり歯髄除去を行わない治療を第一に心がけるべきである。やむをえず根管治療を実施する場合、最初の根管治療がその後の再治療に大きな影響を及ぼすことを念頭におくことが肝要である。

（北村　知昭、諸冨　孝彦）

第**24**章 緊急処置
Endodontic Emergencies

一般目標
緊急処置を要する症例への対応ができるようになるために、その意義と必要性を理解する。

到達目標
①急性歯髄炎の緊急処置法を説明できる。
②急性根尖性歯周炎の緊急処置法を説明できる。
③フレアアップを説明できる。

1．歯内療法における緊急処置の意義と必要性

　歯内療法で緊急処置が必要な症例の大部分は何らかの疼痛があるといえる。しかも、ほとんどの場合、急患として予定時間外に来院することが多い。疼痛が弱い場合には、鎮痛薬の投与によりその場は一時的に終えることができるかもしれないが、その後、疼痛が激しくなる可能性がある。またすでに来院時に投薬のみでは治まらないような激しい疼痛がある場合には、かぎられた時間内に疼痛を緩和させる必要がある。効率のよい緊急処置により、術者側の時間の節約ということだけでなく患者を早急に疼痛から解放することで、疼痛が治まったときの患者から得られる信頼感は非常に大きいものがある。そのためには正確な診査・診断が必要である。

　歯内療法で取り扱う緊急処置が必要な症例は、急性歯髄炎、急性根尖性歯周炎、その他としてフレアップに大きく分けられる。自ら治療中の歯の場合には、ある程度、患歯の状況を把握していると考えられることから、原因を推測するのは比較的容易であろう。しかし、全くの初診で急患の場合では、状況を把握できるまで時間がかかる場合がある。

　緊急処置の意義として、疼痛しかも堪え難い疼痛として来院されることが多いので、患者を歯の疼痛から解放することにある。もし少しでも疼痛を軽減させることができなければ、しばらくの間、患者は疼痛に耐えながら生活をせざるをえなくなり、場合によっては日常生活に支障をきたすことにもなりかねないことから、緊急処置の必要性はここにあるといえる。

2．急性歯髄炎

　疼痛が歯髄炎によるものと診断された場合には、歯髄を保存できるのか（可逆性歯髄炎）、除去しなければならないか（不可逆性歯髄炎）を見極めることが大切である。一般的には強い痛みや打診痛があると歯髄保存療法は難しくなる。また、歯髄炎の場合では痛みの定位が悪いので、患歯を特定するのが困難な場合がある。特に急性歯髄炎の場合には、放散痛や関連痛が起こり、患者自身もどの歯が痛いのかわからないことが多い。場合によっては麻酔診などを行う必要がある。治療を迅速に行うためには患歯をすみ

やかに特定することが大切である。

また、歯髄が保存可能なのか保存不可能なのか判断に迷う場合には、歯髄への刺激因子を除去して歯髄鎮痛消炎療法を施し、症状の変化を経過観察して歯髄の保存の可否を判断する場合があり、これは待機的診断法とよばれている(図24-1)。

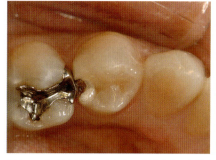
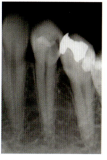

図 24-1　下顎左側第一小臼歯の歯髄充血か急性歯髄炎の症例；冷水痛を主訴として来院した。

術者の診療能力を越える症例では、すみやかに適切な診療機関や歯内治療に熟練した専門医に患者を紹介し治療の依頼を行うべきである。特に疼痛の原因あるいは患歯が特定できない症例では、専門医への紹介が必要となる（詳細は第9章の歯髄保護と歯髄保存療法または第10章の歯髄除去療法を参照）。

1) 歯髄保存療法

歯髄保存療法ができるのは歯髄充血と、ごく初期の急性一部性単純性歯髄炎とされており、歯髄充血では自発痛はないので、自発痛があれば急性一部性単純性歯髄炎のみが対象となる。緊急処置では時間的制約を受けるため、時間がない場合には可及的に第一層の感染象牙質を除去し、鎮痛消炎作用があり歯髄刺激が少ないとされる酸化亜鉛ユージノール系の製剤を用いて仮封する（歯髄鎮痛消炎療法）。次回までに日数があるようなら二重仮封を行う。

う蝕象牙質にはコラーゲン線維が破壊され細菌が存在する第一層と、部分的には脱灰されているがまだコラーゲン線維が破壊されていない第二層があり、このなかで第二層は再石灰化が可能であると考えられている。治療時間があるようなら、第一層を完全に除去する。

う蝕象牙質の識別にはう蝕検知液を用いる。一般的には、第一層を除去する場合には知覚がないといわれており、除去時に疼痛を感じるようであれば第二層に入っている可能性がある。除去にはマイクロモーターにラウンドバーを使用して低速回転で十分な注水下で行うか、または手用エキスカベーターを軽い圧で使用する。切削に使用したバーの先端またはエキスカベーターの刃部は頻繁にエタノール綿で拭き取り、先端に付着した細菌をう窩の深部に押し込まないように細心の注意を払うようにする。

スリーウェイシリンジで水洗して切削屑の除去と消毒を期待して次亜塩素酸ナトリウム溶液を用いて窩洞の清掃を行い、軽く乾燥させる。エタノールには脱脂、脱水作用があり歯髄に傷害を与えることがあるので、乾燥のためエタノールは現在ではあまり使用されなくなった。乾燥した綿球で清拭するか、エアシリンジを用いて弱圧にて乾燥させる。フェノール製剤（フェノール・カンフル）には強い鎮痛消炎作用があるが歯髄刺激性があるため、原則として抜髄を前提とした場合にのみ使用される。

通常は軟化象牙質まで除去後、歯髄鎮痛消炎作用のある薬剤を貼付して仮封し、症状を見極める。症状が治り歯髄炎の徴候がなければ、最終的に歯冠修復処置を行う。症状が治まらなければ、歯髄除去療法へ移る（図24-1）。

2）歯髄除去療法

　急性全部性単純性歯髄炎と**急性化膿性歯髄炎**が含まれる（図24-2）。永久歯では**根未完成歯**を除いて、**生活歯髄切断法（断髄法）**は原則としてあまり行われておらず、まして緊急処置としては通常、**麻酔抜髄法**を行う。急性症状がある場合には組織のpHが低下していると考えられているため、一般的に**局所麻酔**が効きにくくなる。また**局所麻酔薬**が早く吸収されることや感覚神経線維が興奮していることにも起因していると考えられる。さらに加えて、前夜に睡眠を十分にとれなかったり、また食事をとれなかったりするためなどによる全身的な健康状態の悪化による要因も存在すると、**局所麻酔**を行うことで気分が悪くなったりすることもあるので全身管理を適切に行わなければならない。もしできなければすみやかに適切な医療機関を紹介する必要がある。**局所麻酔**が十分に効かない場合では、**天蓋**を一部だけでも除去すると髄腔の内圧が減少するため疼痛が多少なりとも緩解すると考えられている。

　また、注射時に強い痛みを生じるが、**髄腔内注射法**の検討も考える。**局所麻酔**が効いたなら、速やかに**抜髄**処置を行う。**根管長測定**を行い、**作業長**を決定して残髄をさせないため最低限（基準号数から2〜3号大きい号数まで）の根管拡大を行う。緊急処置に費やせる時間はかぎられているとはいえ、できるだけ残髄をさせることなく歯髄を除去することが大切である。**抜髄**後は、**根管洗浄**を行い、鎮痛消炎作用のある**根管貼薬剤**を使用して仮封し、**咬合調整**を行うなどして患歯を安静にし、必要に応じて鎮痛剤を投薬して疼痛が軽減するのを待つ。

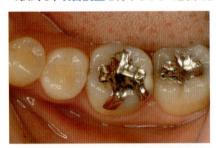 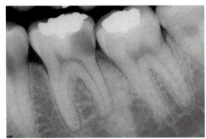

図24-2　下顎左側第一大臼歯の急性歯髄炎の症例：激痛を主訴として来院した。

3. 急性根尖性歯周炎

　急性根尖性歯周炎では、しばしば緊急処置が必要となる。その場合には疼痛や腫脹などの症状を正確に診査・診断し、早急に症状を緩解・消退させることが大切である。（詳細は第11章の根尖性歯周疾患の治療または第21章外科的歯内療法を参照）。

1）急性単純性（漿液性）根尖性歯周炎

　咬合性外傷や治療した後、仮封材または修復物の高さが過度な場合に起こりやすい。その場合には**咬合調整**を行い原因となるものを除去するだけでほとんどの場合には疼痛は消退する。それ以外の場合はほとんどが根管治療中の偶発事故が原因で治療後に起こることが多い。たとえば、根管治療中にリーマーなどの根管内で使用する器具を**根尖孔**から押し出すことによる物理（機械）的刺激（**オーバーインスツルメンテーション**）、または次亜塩素酸ナトリウムなど刺激が強い**根管洗浄**剤を**根尖孔**から押し出すことによる化学的刺激によるものである。刺激の強い化学薬品が**根尖孔**から溢出した場合には生理食塩水で洗浄し

てできるだけ洗い流した後、咬合調整などして患歯を安静に保ち、疼痛の程度にもよるが鎮痛薬投与により消退するのを待つしかない。根管長測定の測定と作業長の決定は慎重に行い、根管洗浄時には根尖孔の大きさを推定しながら根管洗浄液を強圧で使用しないように細心の注意をしなければならない。

2) 急性化膿性根尖性歯周炎

根尖歯周組織の病変部に、膿または組織液が貯留して内圧が亢進しているので、根尖孔の穿通または根尖部歯肉切開等の処置により排膿させ内圧を減少させることが大切である。患歯を咬合調整して安静に保ち、鎮痛薬と抗菌薬を投与して疼痛と腫脹をできるだけ取り除くことも必要となる。根尖部の歯肉切開を行う場合には局所麻酔が必要となる。局所麻酔は炎症の拡散や膿瘍内圧の上昇を避けるために膿瘍周囲に浸潤麻酔を行う周囲麻酔法あるいは伝達麻酔を用いる。膿瘍が自潰直前のときは無麻酔か表面麻酔で切開を行える場合もあるが、その場合には膿瘍腔の掻爬や洗浄が不十分にならないように注意する。

(1) 根管が未処置の場合

エックス線検査により根管が未処置の場合には、根管から排膿させることは比較的容易である。根管内の壊死歯髄組織や感染性汚物を根尖孔から溢出させないようにしてファイル等の根管内で使用する器具を用いて慎重かつ可及的に除去する。その際には頻繁に根管洗浄を併用する。根尖孔の穿通はあまり大きくならない程度の #25 ぐらいまでの範囲内にとどめ、根尖部歯肉を手指により軽く圧迫して効果的に排膿を促進させる。

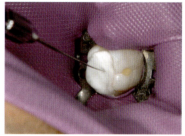

図24-3　下顎右側第一大臼歯にブローチを用いて Weiser の仮封を行っている。

根尖孔の穿通時に疼痛を感じることもあるが、排膿してくると内圧が低下するためしばらくすると術前の疼痛は緩和してくる。根管を経由した排膿をできるだけ促進させ、それでもまだ多量に排膿するようであれば、開放療法を行う。開放療法ではヨード液を綿栓にしみ込ませて、そのうえにサンダラックを含む綿球をおく。これにより排膿路の確保と食片が入り込むのを防ぐことができる。ある程度、根管を経由した排膿が行われて一段落すれば、根管洗浄をして乾燥後、根管貼薬をして仮封をする。急性症状があり根管から排膿している場合に仮封を行うことに関してはいろいろと議論されているが、開放療法を行うことは外部から根管内に新たに細菌が侵入してくることにつながるので、そのリスクも考えなければならない。判断に迷う場合には仮封をいったんしておいてブローチやリーマーなどを用いて小さな排膿路を作る Weiser の仮封 (穿通仮封法) を行い (図 24-3)、細菌の侵入をできるかぎり減らすようにする。

複数根管歯ではどの根管が急性炎症と関連するかを診査・診断することは難しいことが多いが大切なことである。根管形成は緊急処置時には必要最低限にとどめ、急性症状がおさまってから慎重に行う。

(2) 根管処置や補綴処置が行われている場合

急性根尖性歯周炎では根管処置がすでになされていることが多い。その原因の大部分が不完全な根管充塡に起因するものと考えられる。治療するためには歯冠補綴装置 (修復物)、ポスト、根管充塡材などを除去する必要がある。緊急処置では時間的制約を受けるので、補綴装置や根管充塡材の除去に時間がかかるようであれば、根管からの排膿を見送り、咬合調整などによる患歯の安静と投薬に主眼をおく。また急性化膿性根尖性歯周炎の粘膜下期で歯肉に波動を触れるときには、浸潤麻酔を腫脹部の周囲から施し、切開して歯肉から排膿させる (図 24-4)。まだ波動が十分に触れないときには、歯肉の切開

をしばらく見合わせる（図 24-5）。

　治療時間がある場合には、補綴装置と根管充填材の除去を行い、根管からの排膿を図る（図 24-6、7）。急性症状があるときの補綴装置除去ではエアータービンによる切削時に加わる圧力や振動によって患者の疼痛は増大するので、治療時の疼痛が強い場合には局所麻酔を施す。その場合には膿瘍部に麻酔をしないように注意する。強い歯根膜炎症状がある場合には歯が動揺していることが多いので、患歯を固定しながら治療することも必要となる。

　急性化膿性根尖性歯周炎の骨内期で、内圧が亢進して激痛があり、しかも根管開放が困難であり、投薬を行っても症状が緩和しない場合は、粘膜骨膜弁を剥離してラウンドバー等で歯槽骨を穿孔して内圧の減少を期待する穿孔法（穿通法）を行うときがある。しかし、術後、患者に苦痛を与えることが多いので、現在ではほとんど行われなくなった。腫脹がはっきりと歯肉部に限局して腫脹部に軟らかく波動を触れる時期のみが、切開して排膿させる外科的処置に適した時期であるといえる（図 24-4）。

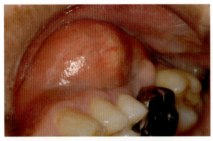

図 24-4　粘膜下期の急性根尖性歯周炎。柔らかい波動が触れ、しかも視診と触診で膿が直下まで達しているのが確認でき、切開・排膿させる適切な時期である。

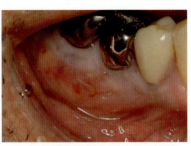

図 24-5　急性根尖性歯周炎。下顎右側第一大臼歯の根尖相当部歯肉に発赤・腫脹がみられるが、腫脹部では波動がまだ十分に触れず切開・排膿に適切な時期ではない。

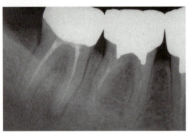

図 24-6　下顎右側第二大臼歯の急性根尖性歯周炎。エックス線写真上では金属製ポストは観察されず、根管充填も緊密ではない。根管充填材（剤）を除去して根管治療することは比較的容易と推定できる。

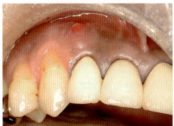 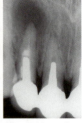

図 24-7　上顎右側側切歯の急性根尖性歯周炎。術前エックス線写真から比較的長いポストが入っており、隣在歯と連結した補綴装置が認められ、根管から排膿を求める処置には時間を要することが想定される症例である。

4. フレアアップ

　これまで述べてきたのはほとんどが初診の場合であったが、実際には治療中の歯に関しても緊急処置が必要な場合がある。

1）治療後に急性症状が発現した場合

　物理（機械）的刺激や化学的刺激による急性単純性根尖性歯周炎の場合ではよほど刺激が強くないかぎりほとんどが強い疼痛までには至らないが、根尖孔から細菌を押し出すことによる細菌的な刺激の場合、

特に術前に根尖病変がある場合には急激な疼痛と腫脹を伴うことがある。これはいわゆるフレアアップとよばれている。フレアアップが起こるのは、根尖性歯周炎の場合だけとはかぎらない。いったん発症したら、可能ならば直ちに原因を究明し、できるだけそれ以上刺激しないようにする。具体的には、患歯を咬合時に用いないよう指示することや咬合調整をして患歯を安静にさせ、根尖部に膿が溜まっているようならば、根管からの排膿路を確保する。根管からの排膿がないようであれば、根管内を殺菌・消毒作用のある洗浄剤（例えば次亜塩素酸ナトリウムなど）を使用して洗浄し、殺菌作用のある貼薬剤を使用して根管の消毒を行う。また、必要に応じて投薬（抗菌薬、鎮痛薬）して症状が治まるのを待つ。

2）処置の特徴

フレアアップとは、症状のない慢性状態にある歯に不用意な歯内処置を行うことによって引き起こされる自発痛や咬合痛、腫脹などの急性症状を意味し、これは歯科医師の処置によりかえって悪化してしまうという医原性疾患で、患者の不信感と術者の自信喪失につながる。したがって予防することにまさるものはないが、いままでの報告によると完全に予防することは困難とする報告が多数あり、数パーセントの割合で発現することが報告されている。

しかしながら、現在までに挙げられている予防法として、さらなる感染を防止するためラバーダム防湿を行うこと、根管洗浄を頻繁に行うこと、初回治療時は根尖部には着手せず根管口明示までにとどめること、もし根尖部の治療に着手するなら適切な作業長を遵守し、慎重に器具操作を行うことなどが挙げられている。ただし、慢性炎症巣は生体の適応機構の微妙なバランスの上にある状態なので、新たな刺激が加わるとバランスが一気に崩れて激しい反応を起こしやすく、髄室開拡しただけでバランスが崩れフレアアップしたことも報告されている（図 24-8）。また、オーバーインスツルメンテーションしなくてもいわゆるピストン効果により根尖孔から根管内の細菌や切削片が溢出する場合があると考えられている。

特に注意しなければならないことは、根管治療を開始して数時間後に患者が腫脹と疼痛を訴えて急患で来院した場合、いわゆるフレアアップが起こってしまった場合、根管を開けて根尖孔を穿通したとしても排膿しない場合がある。この理由として根尖孔から細

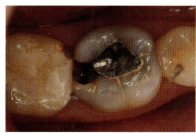
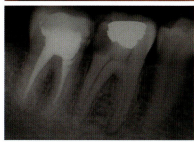

図 24-8　下顎右側第一大臼歯でフレアアップした症例
同部に食物がつまりやすいことを主訴として来院した。初診時には同部に自発痛と打診痛はなく、歯髄電気診と触診で生活反応を示したため、緊急処置として可及的に感染歯質を除去し、酸化亜鉛ユージノールセメントで仮封した。翌日から徐々に痛みが増悪してきて3日後に急患で来院した。そのときには、強い自発痛と打診痛があったが、仮封除去後におけるう窩の触診では生活反応がなくなっていた。初心時のエックス線写真では、近心根の根尖部に透過像が認められることから、近心根管はすでに根尖性歯周炎になっており、遠心根管にのみ歯髄組織が残っていたのではないかと考えられた。

菌菌体、菌体外毒素、細菌の分解産物などの抗原となるものを押し出せば、抗原と抗体は結合して補体系を活性化させヒスタミンやプロスタグランディンなどが作られ、このヒスタミンが毛細血管透過性を亢進させ、浮腫を作るからであるとされる。根尖部の歯周組織でこのような一連の反応がいったん始まれば、自己永続的で円環的性質があるので、患者の腫脹と疼痛は想像しているより長く続くことがある。根管洗浄や根管貼薬などの適切な根管治療に加えて、咬合調整や投薬などの対症療法（特に抗ヒスタミン剤が有効とされている）により緩解するのを待つしかない。

（木村　裕一）

索引

● 欧文索引

accessory canal　12

accessory canal in the furcation
　　region　13

acute pulpitis　38

acute gangrenous pulpitis　39

acute serous spulpitis　38

acute supprative pulpitis　39

anatomical apical foramen　14

antigen presenting cell　44

apical foramen　14

apical ramification　13

ascending pulpitis　41

asymptomatic irreversible pulpitis
　　37

choronic hyperplastic pulpitis　40

chronic pulpitis　40

chronic ulcerative pulpitis　40

condensing osteitis　50

Continuous Wave of Condensation
Technique（ＣＷＣＴ）　156

coronal leakage　113

cracked tooth syndrome　196

dark linear form　10

dehiscence　14

dendritic cell　7, 44

dens in dente　16

dentin/pulp complex　2, 26

dentinal fluid　4

dentinal tubule　2

dentino-cement junction　6

EDTA（ethylenediamine tetraacetic
　　acid）　135

epithelial rests of Malassez　8

extrusion　202

fenestration　14

gutter-shaped root　24

hydorodynamic theory　4, 28

hyperemia of the pulp　38

IAF（initial apical file）　119

idiopathic pulpitis　41

internal resorption　41

interstitial cusp　19

isthmus　14

lamina dura　9

lateral canal　13

lymphocyte　44

macrophage　44

MAF（master apical file）　119

main canal　12

mandibular canal　15

maxillary sinus　15

MTA　224

odontoblast　3

phoenix abscess　51

physiological apical foramen　14

pulp cavity　10

pulp chamber　10

pulp gangrene　42

pulp necrosis　37

pulp necrosis　42

RANKL　61

Rashkow plexus　7

root canal　10

sclerotic dentin　4

Sharpey fibers　5

standard precautions　80

symptomatic irreversible pulpitis
　　36

● 和文索引

あ

アクセサリーポイント　153

アナフィラキシー　176

アピカルシート　110, 126

アペキシフィケーション　206

アペキソゲネーシス　36, 205

アラキドン酸代謝物　61

アンキローシス　190

異栄養性石灰化　27

医科主治医　178

医原性疾患　249

移植床　228

イスマス　233

一般的（全身的）既往歴　65

インジェクション法　157

インフォームドコンセント　79,
　　171, 219

ウォッシャー
　　ディスインフェクター　92

う蝕検知液　95

エアシリンジ　174

エックス線潜伏期　50

エナメル質内破折　200

251

索引

塩化ベンザルコニウム液　169
炎症性吸収　190, 228
炎症性歯根吸収　204
炎症性肉芽組織　47
オートクレーブ　90
オーバーインスツルメンテーション
　48, 161, 174, 246
オキシドール　169, 174
オトガイ孔　219
温度診　199
温熱診査　70

か

開胸手術　173
開口障害　199
介在結節　19
外傷歯の治療　200
外歯瘻　49
開窓　14
外部吸収　82, 181
解剖学的根尖孔　14
開放性歯髄炎　40
開放療法　247
海綿骨　9
潰瘍　168
外彎部　165
下顎管　15, 219
化学物質過敏症　177
可逆性歯髄炎　32, 244
獲得免疫応答　44
隔壁形成法　107
暈状　202
過酸化水素水　190
過剰根管充填　48, 160, 174
仮性露髄　36

家族歴　65
ガッタパーチャ　147
ガッタパーチャ軟化（溶解）材
　176, 183
ガッタパーチャポイント　148
仮封　111, 141, 247
加齢　236
間接（除活）抜髄法　106
間接覆髄法　96
感染根管治療　47
感染根管　47, 57, 115
感染根管治療　37
感染性心内膜炎　79
完全脱臼　204
完全分岐根管　12
嵌入型　204
顔面膿瘍　52
寒冷診査　70
関連痛　31, 244
機械的消毒　86
気管切開　173
気管内吸引　173
器具の根管内破折　169
逆根管充填　223
逆根管充填窩洞形成　223
逆ポイント法　156
キャビテーション効果　171
急性一部性単純性歯髄炎　245
急性壊疽性歯髄炎　39
急性化膿性根尖性歯周炎　50, 247
急性化膿性歯髄炎　39, 246
急性根尖性歯周炎　244
急性歯髄炎　38, 244
急性症状　35, 47
急性全部性単純性歯髄炎　246

急性単純性（漿液性）
　根尖性歯周炎　50
急性単純性（漿液性）歯髄炎
　38, 246
急性不可逆性歯髄炎　36
急性発作　119
強化型酸化亜鉛ユージノール
　セメント　224
狭窄根管　165
局所麻酔　102, 240, 246
虚血性心疾患　241
亀裂　237
亀裂歯症候群　196
緊密度　120
グアヤコール　138
偶発症　163
クラウンダウン法　131
グラスアイオノマーセメント　143
クリティカル器具　89
クレゾール　138
クレンザー　109
黒い線状構造　10, 233
形質細胞　59
傾斜歯　164
ゲーツグリッデンドリル　110, 126
外科的歯内療法　166, 218
血管収縮薬　103
血餅　209
ケミカルサージェリー　105
牽引性　36
現症　65
原生セメント質　4
原生象牙質　93
現病歴　65
コアキャリア法　157

索引

誤飲　173
硬化性骨炎　50
硬化象牙質　4
抗菌作用　134
抗菌薬　174
口腔健康管理　236
口腔バイオフィルム　55
高血圧症　241
抗原提示　45, 60
抗原提示細胞　44
咬合異常　199
咬合回復　84
咬合性外傷　188, 246
咬合調整　246
咬合痛　47
咬合法　69
交互洗浄　135, 174
高水準消毒薬　91
抗体　61
抗体産生　44
口内法　69
口内法デジタルエックス線画像
　システム　73
咬耗　237
誤嚥　173
固形充塡材　149
糊剤　151
骨削除　222
骨様硬組織　207
骨性瘢痕治癒　114, 120
骨性癒着　190
骨粗鬆症　244
骨置換性吸収　228
骨内期　51
骨内注射法　103

骨膜下期　51, 220
骨膜下注射法　103
骨膜剝離子　222
コレステリン結晶　53
コレステリンスリット　53
コロナルリーケージ　113, 161, 181
根管　10
根管イスマス　14
根管拡大・形成　110, 115
根管形成　47, 247
根管形態付与　123
根管口明示　110
根管充塡　47, 111, 115, 145, 247
根管充塡材　146
根管充塡法　152
根管充塡用シーラー　112
根管充塡用ピンセット　152
根管消毒薬　115, 176
根管清掃　123
根完成歯　204
根管洗浄　47, 119, 246
根管洗浄液　247
根管側枝　13
根管長測定　110, 246
根管貼薬　47, 111, 138
根管貼薬剤　246
根管テーパー　154
根管壁穿孔　164
根管用吸引管　168
根管用シーラー　112, 148
根管用セメント　150
根管用プラガー　153
根尖孔　14, 47, 110, 211, 246
根尖孔の穿通　247
根尖性歯周炎　37, 47, 238

根尖搔爬法　220
根尖到達度　120
根尖膿瘍　49
根尖の閉鎖　206
根尖部圧痛　50
根尖部エックス線透過像　37, 52
根尖分岐　13, 211
根尖分岐病変　211
根未完成歯　78, 107, 204

さ

再帰ファイリング法　129
再根管治療　180
再植　204
再石灰化　98
サイトカイン　44
細胞希薄層　6
細胞性免疫応答　46
細胞稠密層　6
酸化亜鉛　142
酸化亜鉛ユージノールセメント
　142
暫間固定　201
暫間的間接覆髄法（IPC 法）　98
サンダラック仮封　143
サンダラックバーニッシュ　143
次亜塩素酸ナトリウム溶液
　48, 134, 174, 168
紫外線消毒法　92
自覚症状　65
歯科的既往歴　65
歯科用コーンビーム CT（CBCT）
　69, 200, 218, 239

253

索引

歯科用実体顕微鏡
　（マイクロスコープ）114, 118,
　165, 198, 218, 230
歯冠亀裂　200
歯冠・歯根破折　201
歯冠歯根比　223
歯冠歯髄　6
歯冠の変色　199
歯冠破折　196
死腔　160
軸索反射　29
歯根吸収　188
歯根歯髄　6
歯根振盪　14, 52
歯根切除法　224
歯根尖切除法　185, 221
歯根肉芽腫　52
歯根嚢胞　52
歯根破折　181, 196, 216
歯根分離法　225
歯根膜　8
歯根膜期　51
歯周ポケット　210
歯周疾患　181
歯周疾患由来型　214
歯周病　41
歯周ポケット内細菌　41
歯髄壊死　37
歯髄壊疽　42
歯髄炎　32, 238, 244
歯髄腔　10
歯髄腔の狭小化　164
歯髄失活薬　176
歯髄充血　38, 245
歯髄除去療法　32, 246

歯髄鎮痛消炎療法　32, 94, 245
歯髄痛　30
歯髄電気診　199
歯髄内注射法　103
歯髄の痛み　28
歯髄保存療法　32, 244
歯髄ポリープ　40
システマティックレビュー　85
自然免疫応答　44
歯槽硬線　9
歯槽骨　9
歯槽骨吸収　47
歯槽骨骨折　196
シックハウス症候群　177
ジップ　166
歯内ー歯周疾患　210
歯内疾患由来型　213
歯肉穿孔　164
歯肉の腫脹　50
歯乳頭細胞　209
自発痛　32, 47, 245
シャーピー線維　5
斜切痕　16
縦隔気腫　174
銃剣状　11
修復象牙質　27, 93
主根管　12
樹状細胞　7, 44
主訴　65
腫脹　47
循環器系疾患　241
上顎第一大臼歯近心頰側第二根管
　（MB2）233
上顎洞　15, 219
上行性（上昇性、逆行性）歯髄炎

　41, 210
所属リンパ節腫脹　50
シリンジ　136
神経原性炎症　29
人工的穿孔　216
心臓弁膜症　241
診療ガイドライン　85
髄管　13, 211
髄腔内注射法　246
髄腔の狭小化　206
水硬性仮封材　142
水酸化カルシウム　104, 205
水酸化カルシウム製剤
　117, 139, 176
水酸化カルシウムペースト　111
髄室開拡　108, 118, 249
髄室　10
髄床底穿孔　166
垂直加圧充填法　155
垂直歯根破折　82, 155, 197, 202
垂直打診　69
水平歯根破折　82, 201
水平打診　69
スタンダード根管形成法
　（規格形成法）128
ステップバック法　111, 130
ストリップパーフォレーション
　167
スプレッダー　152
生活歯の破折　237
生活断髄法　32, 201
制御性T細胞　60
整復　204
生理学的根尖孔　14
生理学的石灰化　26

積層充填法（分割ポイント法）　156

切開　247

切歯孔　219

切創　168

接着性コンポジットレジン　88

セミクリティカル器具　89

セメント質様硬組織　207

セメント芽細胞　5

セメント細胞　5

線維芽細胞　6

穿孔　164

穿孔法（穿通法）　220

洗浄針　136

全身疾患　178

全層弁　222

穿通仮封法　247

線毛　48

象牙芽細胞　3

象牙芽細胞突起　3

象牙細管　2

象牙細管内容液　4

象牙質／歯髄複合体　2, 26

象牙質知覚過敏症　28, 36

象牙質粒（歯髄結石）　237

象牙質の痛み　28

象牙質の物質透過性　44

象牙質を含む破折　200

象牙セメント境　6

側枝　211

即時型アレルギー　87

側方加圧充填法　153

側方脱臼型　204

組織治癒　84

た

待機的診断法　245

第三象牙質　27, 93

台状根　22

対症療法　249

第二セメント質　4

第二象牙質　4, 93

ダウンパッキング　156

他覚症状　65

タグバック　154

打診痛　36, 69, 244

打診反応　199

脱色　168

ダブルフレアー法　131

単一ポイント法
　（シングルポイント法）　153

単根管　12

遅延型アレルギー　87

置換性吸収　190

置換性歯根吸収　204

中心結節　20

中水準消毒薬　91

中枢性感作　31

超音波発生装置　223

超音波レトロチップ　235

超弾性　131

直接（麻酔）抜髄法　106

直接覆髄　201

挺出　202

低水準消毒薬　91

電気的根管長測定法　110

デンティンブリッジ　99, 105, 206

テンポラリーストッピング　143

樋状根　24

動静脈吻合　7

動水力学説　4, 28

銅セメント　143

糖尿病　241

透明象牙質　27

突発性（特発性）歯髄炎　41

トランスポーテーション　184

な

内因性感染　57

内視鏡　173

内歯瘻　49

内部吸収　82, 185

内彎部　167

軟化象牙質　98

二重仮封　143

ニッケルチタン（Ni-Ti）
　ロータリーファイル　114, 131

ねじり破断トルク　169

熱傷　169

捻転歯　164

捻髪音　174

粘膜下期　52, 220, 247

粘膜下注射法　103

脳血管障害　241

膿瘍　49

膿瘍切開　220

は

バイオフィルム　48, 175

バイタルサイン　178

排膿　248

バイパス　170

歯内歯　16

拍動性　36

歯原性菌血症　238

索引

破歯細胞　193
発がん性　177
バックパッキング　156
抜髄　245
抜髄針　109
抜髄法　32
波動　51, 220, 247
歯の移植　226
歯の再植　225
歯の側方変位や嵌入　199
歯の挺出感　50
歯の動揺　50
歯の内部吸収　41
歯の変位・動揺　198
パラクロロフェノール・
　グアヤコール　138
パラモノクロロフェノール
　カンフル（CMCP）　138
バランストフォース法　131
半固形充填材　147
反応象牙質　27
ピーソーリーマー　110, 126
被蓋硬組織　105, 206
皮下気腫　174
鼻腔　219
皮質骨　9
非歯原性歯痛　238
標準予防策　80, 86
病状照会　178
病理診断　64
びらん　168
ピンクスポット　42
ファイリング操作　130
フィン　233
フェニックス膿瘍　51

フェノールカンフル（CC）　138
不可逆性歯髄炎　32, 102, 244
不完全脱臼　204
不完全分岐根管　12
複合病変型　215
副根管　12, 211
副鼻腔　219
不顕性露髄　36
不整脈　241
不足根管充填　160
不定愁訴　80
腐敗臭　39
プラスチックポイント　150
フレアー形成　110, 118
フレアアップ　119, 159, 244
プレカーブ　165
プレカーブ法　129
ブローチ　109
プロスタグランジン E_2　61
ペプチドグリカン　48
ヘミセクション　225
ヘルトウィッヒ上皮鞘　8
ヘルパーT細胞　60
偏心投影法　69
偏性嫌気性菌　48
蜂窩織炎　52
傍骨膜注射法　103
放散性　36
ポリカルボキシレートセメント
　143
ホルマリン　138
ホルマリングアヤコール　138
ホルマリン製剤　176
ホルムアルデヒド　176
ホルムクレゾール（FC）　138

ま

マイクロサージェリー　218
マクロファージ　7, 44, 59
麻酔診　244
麻酔抜髄法　246
マスターポイント　112, 148
マセランキット　171
末梢性感作　30
マッチドコーン法　153
マトリックス・
　メタロプロテアーゼ　61
マラッセ上皮残遺　8
慢性潰瘍性歯髄炎　40
慢性化膿性根尖性歯周炎　52
慢性歯髄炎　40
慢性増殖性歯髄炎　40
慢性単純性（漿液性）
　根尖性歯周炎　52
慢性肉芽性根尖性歯周炎　52
慢性不可逆性歯髄炎　37
未分化間葉細胞　6
無菌性保証水準　90
無痛性　174
メタアナリシス　85
メタ解析　119
滅菌保証レベル　90
免疫グロブリン　61
網状根管　12
問診　65

や

有機質溶解作用　134
有細胞セメント質　5
誘導路（グライドパス）　133
誘発痛　32, 47

癒合歯　18

癒着歯　18

羊皮紙様感　52

ヨードグリセリン　138

ヨード製剤　117

ヨードチンキ　138

ヨードホルム　138

予備力　236

ら

ラシュコフ神経叢　7

ラテックス　80, 87

ラバーダム防湿　108, 168, 239,
　249

ラバードレーン　220

ラルゴドリル　126

リーマー　110

リーミング操作　130

リスクマネージメント　178

裏装上皮　53

リドカイン塩酸塩　103

リポタイコ酸　48

リポ多糖　48

硫酸カルシウム　142

臨床診断　64

リンパ球　44

類猿徴　19

裂開　14

レッジ　166, 184

裂傷　196

レトロチップ　223

レトロミラー　219, 235

老化　236

瘻管　52

瘻孔形成　49

ロールポイント法　156

露髄　35

露髄を伴う破折　201

わ

ワイザー仮封　144

彎曲根管　165

参考文献

エンドドンティクス文献記載例（日本歯内療法学会雑誌）

本書の参考文献の記載形式は，日本歯内療法学会雑誌の投稿規定に準拠している。

● 記載例一覧

〈雑　誌〉
著者：表題，雑誌名，巻：頁－頁，西暦年

〈単行本〉
著者：書名，引用頁，発行所，発行地，西暦年

第1章

1) Nancy A, Ten Cate AR: Structure of the oral tissues, Ten Cate's Oral Histology 6th ed., 1-10, Mosby, St. Louis, 2003.
2) Torneck C.D: Dentin-pulp complex, Ten Cate's Oral Histology 4th ed., 169-239, Mosby, St. Louis, 1994.
3) Nancy A: Dentin-pulp complex, Ten Cate's Oral Histology 6th ed., 192-239, Mosby, St. Louis, 2003.
4) Nancy A, Somerman MJ: Periodontium, Ten Cate's Oral Histology 6th ed., 240-274 Mosby, St. Louis, 2003.
5) Pashley DH, Liewehr FR: Structure and function of the dentin-pulp complex, Pathways of the Pulp 9th ed.（Cohen, S and Hargreaves KMeds），460-513, Mosby, St. Louis, 2006.
6) Torneck CD, Torabinejad, M: Biology of the pulp and periapical tissues, Principles and practice of endodontics 2nd ed.（Walton, Reand Torabinejad, Meds），6-28, W.B.Saunders, Philadelphia, 1996.

第2章

1) 藤田恒太郎ほか：歯の解剖学 第22版，金原出版，東京，1997.
2) 川崎孝一ほか：歯髄と根分岐部の解剖学，歯内－歯周病変の治療（青野正男 編），14-37, デンタルダイヤモンド社, 東京, 1988.
3) 川崎孝一：歯髄腔の解剖，歯界展望別冊 歯髄の臨床：55-64, 1980.
4) 川崎孝一ほか：根尖部の解剖学，歯科ジャーナル，21：676-692, 1985.
5) 小林幸男ほか：歯内治療を中心とした歯髄腔の臨床解剖（上）（中）（下），歯界展望，41：407-418, 601-609, 785-793, 1973.
6) 川崎孝一ほか：歯髄と根分岐部の解剖学的構造，歯科ジャーナル，19：675-693, 1984.
7) 川崎孝一ほか：歯髄腔の解剖，最新歯内治療アトラス（砂田今男ほか編），111-138, 医歯薬出版, 東京, 1989.
8) AAE: Glossary, Contemporary Terminology for Endodontic 7th ed., Chicago, 2003.
9) Kuttler, Y.: Micropic investigation of root apexes, JADA, 50: 544-552, 1955.
10) 葭内純夫ほか：真空注入法による歯髄腔の形態学的研究 第1報，歯基礎誌，13：403-427, 1971；14：156-185, 1972.
11) Green, D. et al.: A stereomicroscopic study of the root apices of 400 maxillary and mandibular anterior teeth, Oral Surg Oral Med Oral Pathol Oral Radiol Endod 9: 1224-1232, 1956.
12) Green, D. et al.: A stereomicroscopic study of the root apices of 700 maxillary and mandibular posterior teeth, Oral Surg Oral Med Oral Pathol Oral Radiol Endod, 13: 728-783, 1960.
13) 大江規玄：ヒト多根歯分岐の発生 I．II，歯界展望，58：15-23, 309-317, 1981.
14) 淺井康宏ほか：歯髄腔と歯周組織との交通 いわゆる副根管に起因する病変とその処置，歯内－歯周病変の治療（青野正雄 編），78-79, デンタルダイヤモンド社, 東京, 1988.
15) 朝比奈壮郎ほか：下顎大臼歯の根分岐部ならびに髄室床にみられる髄管構造の組織学的観察 －コモンマーモセット例 －，日歯保存誌，35：254-261, 1992.
16) 大江規玄ほか：歯の発生学 第2版，121-138, 医歯薬出版, 東京, 1984.
17) 朝比奈壮郎ほか：根分岐部ならびに髄室床の髄管構造とその発生に関する組織学的観察，日歯保存誌，36：225-240, 1993.
18) Burch, J.G. et al.: A study of the presence of accessory foramina and the topography of molar furcations, Oral Surg Oral Med Oral Pathol Oral Radiol Endod, 38: 451-455, 1974.
19) Koenigs, J.F. et al.: Preliminary scanning electron microscope investigations of accessory foramina in the furcation areas of human molar teeth, Oral Surg Oral Med Oral Pathol Oral Radiol Endod, 38: 773-782, 1974.
20) Vertuccl, F.J. et al.: Furcation canal in the human mandibular first molar, Oral Surg Oral Med Oral Pathol Oral Radiol Endod 38: 308-314, 1974.
21) Ingle, J.I. et al.: Endodontics 4th ed., Williams & Wilkins, Baltimore, 1994.

■参考文献

22) 大石繁康ほか：ヒト大臼歯の髄室象牙質にみられる黒い線状構造に関する組織学的研究，日歯保存誌，35：240-253，1992.

23) 川崎孝一ほか：ヒト頭蓋骨にみられた歯槽骨の Fenestration と Dehiscence －発現頻度・位置・広がり，日歯保存誌，19：31-40, 1977.

24) 川崎孝一ほか：サル頭蓋骨にみられた歯槽骨の Fenestration と Dehiscence －発現頻度・位置・広がり，日歯保存誌，19：319-332, 1977.

25) Kim, S. : Principles of endodontic microsurgery, Dental Clinics of North America (Kim, S. guest et al. ed.) , 41: 481-497, W.B. Saunders, 1997.

26) 城山岡彦：歯牙と上顎洞との関係，歯科医学，18：417-460，1955.

27) 増田多可夫：下顎骨の構造並に力学的研究 1，内部構造について，口腔解剖研究，16：498-506，1960.

28) 川崎孝一ほか：上顎側切歯の歯内歯（dens invaginatus）にみられた根分岐部病変様所見と歯髄炎に関する歯内治療的アプローチ，日歯保存誌，33：206-211，1990.

29) Oehlers, F.A.C. : Dens invaginatus (dilated composite odontomes), Oral Surg Oral Med Oral Pathol Oral Radiol Endod, 10: 1204 -1218, 1302-1316, 1957.

30) Oehlers, F.A.C. : The radicular variety of dens invaginatus, Oral Surg Oral Med Oral Pathol Oral Radiol Endod, 11: 125-1260, 1958.

31) 小野寺章：歯内歯の病理組織学的研究，歯基礎誌，13：428-464，1971.

32) 川崎孝一ほか：小臼歯部に現われた過剰根（多根歯症）の臨床的観察，口病誌，36：137-150，1969.

33) 川崎孝一ほか：上顎大臼歯歯根の形態と歯内療法に関する基礎的考察 第1報 第一大臼歯について，新潟歯学会誌，2：43-67，1972.

34) 反町香子，北島佳代子，川崎孝一：2根性の口蓋根を有するヒト上顎大臼歯の異状形態 －肉眼的，X線的ならびにマイクロ CT 所見－，日歯内療誌，26：119-123，2005.

35) 大久保直政ほか：樋状根管の根管処置について臨床的考察（I）・（II），日歯保存誌，22：353-363，1979；23：213-218，1980.

36) 川崎孝一，佐渡知宏，横須賀孝史：マイクロフォーカスX線 CT を用いた上顎第一小臼歯の頬側根に現れる頬・舌側面溝と根管の解剖形態の観察，日歯保存誌，46：302-308，2003.

37) 須永一洋ほか：マイクロフォーカスX線 CT 装置を用いたヒト下顎小臼歯の過剰根管の解剖形態，日歯保存誌，45：133-139，2002.

38) 北島佳代子，田中幹久，三好敏朗，五十嵐勝，川崎孝一:ヒト下顎切歯狭窄根管の構造に関する組織学的研究,日歯保存誌，49：867-876，2006.

第3章

1) Goldberg M, Kulkami AB, Young M, Boskey A: Dentin: structure, composition and mineralization, Front Biosci (Elite ed.), 3: 711-735,2011.

2) Liu Y, Yao X, Liu YW, Wang Y: A fourier transform infrared spectroscopy analysis of carious dentin from transparent zone to normalzone, Caries Res, 48: 320-329, 2014.

3) Ikeda H, Suda H, Odontoblastic syncytium through electrical coupling in the human dental pulp. J Dent Res, 92(4): 371-375, 2013.

4) Saito K, Nakatomi M, Ida-Yonemochi H, Ohshima H: Osteopontin is essential for type I collagen secretion in reparative dentin. J Dent Res, 95(9): 1034-41, 2016.(5) Gu J, Ikeda H, Suda H: Sympathetic Regulation of Tertiary Dentinogenesis via Beta-2 Adrenergic Receptor on Rat Odontoblasts. J Endodon, 41(7), 1056–1060, 2015.

6) 大島 勇人：歯の損傷後の歯髄修復機構の新規仮説について . 新潟歯学会誌 , 39(2)：171-176, 2009.

7) Cadden SW, Lisney SJ, Matthews B: Thresholds to electrical stimulation of nerves in cat canine tooth-pulp with A beta-, A delta- and C-fibre conduction velocities, Brain Res, 261: 31-41, 1983.

8) Ikeda H Sunakawa M, Suda H: Three groups of afferent pulpal feline nerve fibres show different electrophysiological response properties. Arch Oral Biol, 40: 895-904, 1995.

9) Ikeda H, Tokita Y, Suda H. Capsaicin sensitive A δ fibers in cat tooth pulp. J Dent Res, 76(7): 1341-1349, 1997.

10) Li Y, Ikeda H, Suda H, Determination of the functional space for fluid movement in the rat dentinal tubules using fluorescent microsphere. Arch Oral Biol, 58 (7): 780-787, 2013.

11) West N, Seong J, Davies M: Dentine hypersensitivity, Monogr Oral Sci, 25: 108-122, 2014.

12) Magloire H, Couble ML, Thivichon-Prince B, Maurin JC, Bleicher F: Odontoblast: a mechano-sensory cell. J Exp Zool Mol Dev Evol. 312(B):416-424, 2009.

13) Mauria J-C, Couble M-L, Thivichon-Prince B, Magloire H: L'odontoblaste, Un acteur incontournable de la perception de la dauleur dentinaire. Médecine/Sciences, 29: 293-300, 2013.

14) Oral anatomy, histology and embryology 4th ed, Berkovitz BK, Holland GR, Moxham BJ, p164-168, Mosby Elsevier,

London, 2009.

15) Ikeda H, Suda H, 2nd ed., Eds by Hargreaves K, Goodis HE, Tay FR, Seltzer and Bender's Dental Pulp, Chapter 6 Circulation of the Pulp. p109-131, Quintessence Int Publishing, Chicago, 2012.

16) Murry GM: Referred pain, allodynia, and hyperalgesia. J Am Dent Assoc, 140: 1122-1124, 2009.

17) Dubner R, Basbaum AI: Spinal dorsal horn plasticity following tissue or nerve injury, In "Textbook of Pain" 3rd ed, 225-241, Churchill Livingstone, London, 1994.

18) Onodera K, Hamba M, Takahashi T. Primary afferent synaptic responses recorded from trigeminal caudal neurons in a mandibular nerve—brainstem preparation of neonatal rats. J Physiol, 524(Pt2): 503-512, 2000.

19) Fried K, Sessle BJ, Devor M: The paradox of pain from the tooth-pulp, Low -threshold "algoneurons"? Pain, 152: 2685-2689, 2011.

第 4 章

1) American Association of Endodontists: AAE consensus conference recommended diagnostic terminology. J Endod, 35 (12): 1634, 2009.

2) Berman LH, Rotstein I: Diagnosis. Hargreaves KM, Berman LH, Rotstein I: Pathways of the pulp 11th ed. 2-32, Elsevier, St Louis, 2016.

3) 赤峰昭文、吉嶺嘉人：歯髄疾患．中村　洋、須田英明、勝海一郎、興地隆史：歯内治療学第 4 版．59-79，医歯薬出版、東京、2012．

4) Jontell M, Okiji T, Dahlgren U, Bergenholtz G: Immune defense mechanisms of the dental pulp. Crit Rev Oral Biol Med, 9 (2): 179-200, 1998.

5) Okiji T: Pulp as a connective tissue. Hargreaves KM, Goodis HE, Tay FR: Seltzer and Bender's dental pulp, 67-90, Quintessence Publishing, Chicago, 2012 (2nd Ed).

6) 興地隆史：歯髄の免疫防御システムと歯髄保存．歯科医療 (27 春号):14-20, 東京 , 第一歯科出版 , 2013.

7) Yoshiba K, Yoshiba N, Iwaku M: Class II antigen-presenting dendritic cell and nerve fiber responses to cavities, caries, or caries treatment in human teeth. J Dent Res, 82 (6): 422-427, 1999.

8) Sakurai K, Okiji T, Suda H: Co-increase of nerve fibers and HLA-DR- and/or factor XIIIa-expressing dendritic cells in dentinal caries-affected region of the human dental pulp. An immunohistochemical study. J Dent Res, 78(10):1596-1608, 1999.

第 5 章

1) American Association of Endodontists: AAE consensus conference recommended diagnostic terminology. J Endod, 35 (12): 1634, 2009.

2) Berman LH, Rotstein I: Diagnosis. Hargreaves KM, Berman LH, Rotstein I: Pathways of the pulp 11th ed. 2-32, Elsevier, St Louis, 2016.

3) 浜田茂幸：標準微生物学 (川名林治　監，平松啓一ほか　編)．285-297，医学書院，東京，1997(第 6 版)．

4) Theilade E.：Textbook of Endodontology. バイオロジーに基づいた実践歯内療法学 (須田英明　総監訳)．123-144, クインテッセンス出版 , 東京 , 2007 (第 1 版)．

5) Noiri Y. et al.：Participation of bacterial biofilms in refractory and chronic periapical periodontitis. J Endodon (28)：679-683, 2002.

6) 野杁由一郎：Chapter1 エンド難症例の現状と実態，エンド難症例の科学 (恵比須繁之　監)．12, 医歯薬出版 , 東京 2009.

7) Ørstavik D. and Pitt Ford T.R.：Essential Endodontology. 106-130, Blackwell, Oxford, 1998 (1st ed).

8) Love R.M. and Jenkinson H.F.：Invasion of dentinal tubules by oral bacteria. Crit Rev Oral Biol Med (13)：171-183, 2002.

9) Sundqvist, G.：Associations between microbial species in dental root canal infections. Oral Microbiol Immunol (7)：257-262, 1992.

10) Saito D. et al.：Identification of bacteria in endodontic infections by sequence analysis of 16S rRNA clone libraries. J Med Microbiol (55)：101-107, 2006.

11) 平井久行ほか：根管内細菌の病原的意義―感染象牙質の細菌学的検索 . 日歯保存誌 (31)：616-625, 1988.

12) 興地隆史 , 須田英明：歯髄炎と根尖性歯周炎の成り立ち . 歯界展望別冊 New エンドドンティックス. 5-16,医歯薬出版、東京、1999.

13) Sasaki H, Stashenko P: Interrelationship of the pulp and apical periodontitis. Hargreaves KM, Goodis HE, Tay FR: Seltzer and Bender's dental pulp, 2nd Ed. 277-299, Quintessence Publishing, Chicago, 2012.

14) Lin LM, Huang GT: Pathobiology of the periapex. Hargreaves KM, Berman LH, Rotstein I: Pathways of the pulp 11th ed. 630-659, Elsevier, St Louis, 2016.

第 6 章

1) 石橋真澄：歯内療法学 第 1 版，3-10，109-127b，164-189，永末書店，京都，1986.

参考文献

2) 石橋真澄：歯内療法学論考 第1版，10-42，永末書店，京都，1987.

3) Grossman LI: Endodontic Practice 9th ed., 42-77, Lea & Febiger, Philadelphia, 1979.

4) Trope M et al. : Traumatic injuries, in Pathways of the Pulp 8th ed. (Cohen S and Burns RC eds) , 603-649, Mosby, St. Louis, 2002.

5) Matsuo T et al. : A clinical study of direct pulp capping applied to carious–exposed pulps, J Endod 22: 551-556, 1996.

6) 見田美千代ほか：感染根管の病原因子の臨床的評価について－歯内治療の予後との関係－，日歯保存誌，31：795-802，1988.

7) Selzer S et al. : Factors affecting successful repair after root canal therapy, JADA, 67: 651-662, 1963.

8) Grahnen H and Hansonn L: The prognosis and pulp and root canal therapy, I.A clinical and radiographic follow-up examination, Odondol Rev, 12: 146-1655, 1961.

9) Cohen S: Diagnostic procedures, in Pathway of the Pulp 1st ed., 7th ed., (Cohen, S and Burns, RC eds) , 1-17, 3-27, Mosby, St. Louis, 1976, 1998.

10) Torabinejad M and Walton RE: Pulp and periradicular pathosis, in Principles and Practice of Endodontics 2nd ed., (Torabinelad M and Walton RE eds) , 29-51, W.B. Saunders, Philadelphia, 1996.

11) Simon JHS et al: Pulp pathology, in Endodontcs 4th ed. (Ingle JI and Bakland LK eds) , Williams & Wilkins, Baltimore, 419-438, 1994.

12) Bender IB: Pulp biology conference, A discussion, J Endod, 4: 37-52, 1978.

13) Simon JHS: Periapical pathology, in Pathways of the Pulp 7th ed. (Cohen S and Burns RC eds) , 337-362, Mosby, St. Louis, 1998.

14) Torabinejad M and Walton RE: Periapical Lesions, in Endodontics 4th ed. (Ingle JI and Bakland LK eds) , 439-464, Williams & Wilkins, Baltimore, 1994.

15) Seltzer S: Endodontology 2nd ed., 195-236, Lea & Febiger, Philadelphia, 1988.

16) 川崎孝一：歯内療法学 第1版（福地芳則ほか 編），166-170，医歯薬出版，東京，1982.

17) 加藤熙 編著：歯学生のための歯内療法学 第1版，11-16，96-110，171-193，医歯薬出版，東京，2002.

18) 安田英一，戸田忠夫 編著：歯内療法学 第1版，40-76，77-82，96-104，130-155，医歯薬出版，東京，1998.

19) Hoshino E et al. : Bacterial invasion of non-exposed dental pulp, Int Endod J, 25: 2-5, 1992.

20) 池永英彰ほか：歯髄炎の根管内より分離される細菌について－臨床症状との相関－，日歯保存誌，35：1501-1506，1992.

21) Hahn CL et al. : Microbiological studies of carious dentine from human teeth with irreversible pulpitis, Arch Oral Biol 36: 147-153, 1991.

22) 吉田匡宏ほか：抜髄処置後の根管内細菌残留，日歯保存誌，38：961-965，1995.

23) Yoshida M et al. : Correlation between clinical symptoms and microorganisms isolated from root canals of teeth with periapical pathosis, J Endod, 13: 24-28, 1995.

24) 吉田匡宏ほか：根管内細菌と臨床症状との相関について－根尖部X線透過像を有する無症状な症例－，日歯保存誌，30：96-204，1987.

25) 池永英彰ほか：根尖性歯周炎における臨床症状と根管内細菌との相関について－打診痛を主症状とする症例－，日歯保存誌，32：
474-495，1989.

26) Sandqvist G: Associations between microbial species in dental root canal infections, Oral Microbiol Immunol, 7: 257-262, 1992.

27) Toda T et al. : Bacteriological studies on pulp tissues and root canals after pulpectomy, Dent J, 33: 50-54, 1997.

28) 佐々木武仁：歯科画像診断の最前線，31-48，医歯薬出版，東京，1997.

29) 石塚智康，新井修，吉岡隆知，須田英明，高木実：歯内療法における Computed Tomography の有効性－根尖病巣と鼻口蓋管嚢胞の鑑別－，日歯保存誌 14：739-743，2002.

30) Bender IB, Seltzer S: Roentgenographic and direct observation of experimental lesions in bone, JADA, 62: 152-160, 1961.

31) Arai Y, Tammisalo E, Iwai K, Hashimoto K, Shinoda K: Development of a computed tomographic apparatus for dental use, Dentmaxillofac Radiol 28: 245-248, 1999.

32) 吉岡隆知，長尾和成，小林千尋，須田英明，佐々木武仁：RadioVisioGraphy による口内法デジタルX線画像の臨床評価，歯放，35：137-149，1995.

33) 吉岡隆知，浜崎修，長尾和成，小林千尋，須田英明，佐々木武仁：Dixel による口内法デジタルX線画像の歯内治療学的評価，日歯保存誌，38：902-907，1995.

34) Kim S: Microscopes in Endodontics; The Dental Clin North America, 41(3): 415-428, 1997.

35) Yoshida T, Kobayashi C, Suda H: Detection rate of root canal orifices under a microscope, J Endod 28: 452-453, 2002.

第7章

1) 真坂信夫：垂直破折歯の接着修復保存，接着修復保存症例の長期臨床経過，接着歯学，13：156-170，1995.

2) Goldstein, GR, ed. : Evidence Based Dentistry, Dental Clinics of North America 46, 2002.

3) 須田英明，興地隆史，中村洋，吉山昌宏 編：失敗しない歯髄保存療法－抜髄する前にもう一度歯髄診断しよう，クインテッセス出版，東京，2006.

4) 須田英明 総監訳：バイオロジーに基づいた実践歯内療法学，クインテッセンス出版，東京，2007.

5) 澤田則宏、吉川剛正：誰でも治せる歯内治療／歯内治療専門医が1から明かすテクニック，クインテッセンス出版，東京，2007.

6) 小谷順一郎ほか 編：知りたいことがすぐわかる高齢者歯科医療－歯科医療につながる医学知識，永末書店，京都，2008.

7) 月星光博，福西一浩 編：治癒の歯内療法 新版，クインテッセンス出版，東京，2010.

8) 佐藤田鶴子編：疾患・病態を有する高齢者への歯科における対応，ヒョウロン・パブルッシャーズ，東京，2011.

9) 興地隆史：歯内療法のケースアセスメントと臨床－根管形態からみる・ストラテジーを選ぶ，医歯薬出版，東京，2013.

10) 吉岡隆知ほか：一歩進んだ臨床のためのエンド治療 Q&A Evidence Based Endodontics，医歯薬出版，東京，2016.

11) 相原守夫ほか：診療ガイドラインのための GRADE システム―治療介入―，凸版メディア，青森，34-40，2010.

第 8 章

1) Van Nieuwenhuysen JP, Aouar M, D'Hoore W: Retreatment or Radiographic Monitoring in Endodontics. Int Endod J. 27: 75, 1994.

2) Molinari JA, Harte JA: Chapter 8, Personal Protective Equipment. Molinari JA, Harte JA eds. Cottone's Practical Infection Control in Dentistry, 3rd ed. Lippincott Williiams & Wilkins, Baltimore, 2010: 101-119.

3) 小林寛伊，大久保憲，尾家重治:消毒・滅菌の基本 . 小林寛伊編集 [新版 増補版] 消毒と滅菌のガイドライン．へるす出版，東京，2015:8-43.

4) Rutala WA: APIC Guideline for Selection and Use of Disinfectants. Am J Infect Control 24:313-342, 1996.

5) CDC: Guideline for Disinfection and Sterilization in Healthcare Facilities. 2008.

6) CDC: Guidelines for Infection Control in Dental Health-Care Settings. 2003.

7) 大久保憲：医療器材の洗浄・滅菌と環境整備の要点。日本臨床微生物学会雑誌．24:1-7，2014.

8) 第十六改正日本薬局方解説書．廣川書店．東京．2011.

9) 小林寛伊，大久保憲，尾家重治:滅菌法。小林寛伊編集 [新版 増補版] 消毒と滅菌のガイドライン．へるす出版，東京，2015:144-167.

10) 新太喜治：酸化エチレンガス滅菌．小林寛伊編 感染制御学．へるす出版，東京，1996:88-92.

11) 小林寛伊，大久保憲，尾家重治:消毒法 . 小林寛伊編集 [新版 増補版] 消毒と滅菌のガイドライン．へるす出版，東京，2015:121-143.

第 9 章

1) Ten Cate：口腔組織学 第6版（Antoni Nanci 編著，川崎堅三 訳），医歯薬出版，東京，180-223，2003.

2) Mark F. Teaford, Moya Meredith Smith, Mark W.J.Ferguson: Development, Function and Evolution of Teeth, 65-81, Cambridge University Press, 2000.

3) 興地隆史，韓 臨麟，重谷佳見，吉羽邦彦：MTA の理化学的・生物学的特性と臨床，日歯内療誌 33：3-13，2012.

4) 日本歯科保存学会 編：う蝕治療ガイドライン，52-69，永末書店，京都，2009.

5) 須田英明，恵比寿繁之，川崎光一，中村洋，林善彦，前田勝正：エンドドンティクス 21 歯内療法カラーアトラス，1-13，永末書店，京都，2008.

6) Torabinejad M, Walton RE, Fouad AF: Endodontics: Principles and practice, 5th ed., St. Louis Elsevier 2014

第 10 章

1) 林善彦：電気メス応用による生活歯髄切断法－ 臨床研究－，日歯保存誌，24：342-349，1981.

2) 山岡大他：根管長電子計測法の基礎的研究（3）相対値法を用いた根管長測定器の試作，日歯保存誌，28：293-294，1985.

3) 藤田明男：直接抜髄即時根管充填法に関する研究，日歯保存誌，21：35-64，1978.

4) Weine FS: Endodontic Therapy 5th ed., 2-5, Mosby, St. Louis, 1996.

5) Walton RE and Torabinejad M: Principles and practice of endodontics 2nd ed., 336-353, W.B.Saunders, Philadelphia, 1996.

6) Bergenholtz G, Hørsted-Bidnslev P, Reit C：バイオロジーに基づいた実践歯内療法学 第 1 版（須田英明ほか総監訳），75-101，クインテッセンス出版，東京，2007.

7) Sjögren U, Hagglund B, Sundqvist G, Wing K: Factors affecting the long-term results of endodontic treatment, J Endod, 16: 498-504, 1990.

8) Choen S: Pathways of the pulp 9th ed., 864-869, Mosby, St. Louis, 2006.

参考文献

第 11 章

1) 感染性心内膜炎の予防と治療に関するガイドライン, Circuration Journal, 67：1175-1237, 2003.
2) Trope M: Relationship of intracanal medication to endodontic flare-ups, Endod Dent Traumatol, 6: 226-229, 1990.
3) Morse DR. et al.: Infections flare-ups, Int J Psychosom, 33: 5-17, 1986.
4) Igor T et al.: Flare-ups after endodontic treatment, A meta-analysis of literature, J Endod, 34: 1177-1181, 2008.
5) Frank AL: Therapy for the divergent pulpless tooth by continued apical formation, JADR, 72: 87-93, 1966.
6) Kleier DJ. and Barr E.S: A study of endodontically apexified teeth, Endod Dent Traumatol, 7: 112-117, 1991.
7) Cvek M: Prognosis of luxated non-vital maxillary incisors treated with calcium hydroxide and filled with gutta-percha.A retrospective clinical study, Endod Dent Traumatol 8: 45-55, 1992.
8) Shah N et al: Efficacy of revascularization to induce apexification/apexogensis in infected, nonvital, immature teeth, a pilot clinical study, J Endod, 34: 919-925, 2008.
9) Abbott PV: Factors associated with continuing pain in endodontics, Aust Dent J, 39 (3) : 157-61, 1994.

第 12 章

1) Sunada I: New method for measuring the length of the root canal, J Dent Res, 41: 375,1962
2) Ingle JI: A standardized endodontic technique utilizing newly designed instruments and filling materials, Oral surg Oral med Oral Oathol, 14: 83-91.1961.
3) Schilder H: Cleaning and shaping the root canal, Dent Clin North Am, 18: 269-296, 1974.
4) Weine FS, Kelly RF, Lio PJ: The effect of preparation procedures on original canal shape and on apical foramen shape, J Endod, 1 (8) : 255-62, 1975.
5) Mullaney TP: Instrument of finely curved canals, Dent Clin North Am, 23 (4) : 575-592, 1979.
6) Clem WH: Endodontics in the adolescent patient, Dent Clin North Am, 13 (4) : 482-493, 1969.
7) Roane JB, Sabala CL, Duncanson MG Jr: The "balanced force" concept for instrumentation of curved canals, J Endod, 11 (5) : 203-211, 1985.
8) Abou-Rass M, Frank AL, Glick DH : The anticurvature filing method to prepare the curved root canal, J Am Dent Assoc, 101 (5) : 792-794, 1980.
9) Fava LR: The double-flared technique: an alternative for biomechanical preparation, J Endod, 9 (2) : 76-80, 1983.
10) Goerig AC, Michelich RJ, Schultz HH: Instrumentation of root canals in molar using the step-down technique, J Endod, 8 (12) : 550-554, 1982.
11) Marshall FJ: A crown-down pressureless preparation root canal enlargement technique. UHOS technique manuall, 1988.
12) Baumgartner JC, Heggers JP, Harrison JW: Incidence of bacteremias related to endodontic procedures II., Surgical endodontics,
J Endod, 3 (10) : 399-402, 1977.
13) Walia HM, Brantley WA, Gerstein H: An initial investigation of the bending and torsional properties of Nitinol root canal files, J Endod, 14 (7) : 346-351, 1988.
14) Wildey WL, Senia ES, Montgomery S: Another look at root canal instrumentation, Oral Surg Oral Med Oral Pathol, 74: 499-507, 1992.
15) Ruddle CJ: The protaper endodontic system, geometries, features, and guidelines for use, Dentistry Today, 20: 60-67, 2001.
16) Schafer E, Florek H: Efficiency of rotary nickel-titanium K3 instruments compared with stainless steel hand K-Flexofile Part 1, 2, Int Endod J, 36:199-207, 208-217, 2003.
17) Koch K, Brave D: The EndoSequence file, a guide to clinical use. Compend Contin Educ Dent, 25: 811-813, 2004.
Koch K, Brave D: Endodontic synchronicity, Compend Contin Educ Dent, 26: 218, 220-224, 2005.
18) Schafer E, Lohmann D: Efficiency of rotary nickel-titanium FlexMaster instruments compared with stainless steel hand K-Flexofile Part 1, 2, Int Endod J, 35 : 514-521. 505-513, 2002.
19) Prati C, Foschi F, Nucci C, Montebugnoli L, Marchionni S: Appearance of the root canal walls after preparation with NiTi rotary instruments, a comparative SEM investigation, Clin Oral Investg, 8: 102-110, 2004.
20) Siqueira JF Jr, Ricas IN, Santos SR, Lima KC, Magalhães FA, de Uzeda M: Efficacy of instrumentation techniques and irrigation regimens in reducing the bacterial population within root canals, J Endod, 28(3) : 181-184, 2002.
21) Byström A, Sundqvist G: Bacteriologic evaluation of the effect of 0.5 percent sodium hypochlorite in endodontic therapy, Oral Surg Oral Med Oral Pathol, 55 (3) : 307-312,1983.
22) Cvek M, Nord CE, Hollender L: Antimicrobial effect of root canal débridement in teeth with immature root. A clinical and microbiologic study, Odontol Revy, 27 (1) : 1-10, 1976.
23) Weber CD, McClanahan SB, Miller GA, Diener-West M, Johnson JD. The effect of passive ultrasonic activation of 2% chlorhexidine or 5.25% sodium hypochlorite irrigant on residual antimicrobial activity in root canals, J Endod, 29 (9) : 562-564, 2003.
24) L Grossman Endodontic Practice Tenth Edition, Chapter 13, 239, Lea & Febiger, Philadelphia, 1981.

参考文献

25) G Stewart: Biomechanical preparation and alternative irrigation, JADA, 63: 33, 1961.
26) Svec TA, Harrison JW: Chemomechanical removal of pulpal and dentinal debris with sodium hypochlorite and hydrogen peroxide vs normal saline solution.J Endod, 3 (2) : 49-53, 1977.
27) 小澤寿子ほか：歯内療法の使用器具薬剤に関するアンケート結果，日歯保存誌　第130回学術大会プログラム，120, xi，2009.
28) Cohen S, Hargreaves K: Cleaning and Shaping, Pathways of the Pulp 9th ed., 343-344, Mosby, St. Louis, 2006.
29) Lee M, Winkler J, Hartwell G, Stewart J, Caine R: Current trends in endodontic practice, emergency treatments and technological armamentarium, J Endod, 35 (1) : 35-39, 2009.
30) richman J: The use of ultrasonics in root canal therapy and root resection, J Dent med, 12: 12-18,1957.
31) 笠井 芳二郎：超音波による根管洗浄の実験的研究，神奈川歯学，10：1-30，1975.
32) Martin H. Ultrasonic disinfection of the root canal. Oral Surg 42: 92-99, 1976.
33) 駒橋一永：超音波を応用した根管洗浄の機序に関する研究，日歯保存誌，31：821-832，1988.

第13章

1) 須田英明，和達礼子，中田和彦，鈴木一吉，中村 洋，林 宏行，戸田忠夫：根管貼薬剤使用のためのガイドライン，日歯医学会誌，23：38-48，2004.
2) 一般社団法人日本歯科薬物療法学会編：新版日本歯科用医薬品集，18-44，永末書店，京都，2015.
3) 山内由美，石井信之，小澤寿子，笠原悦男，辻本泰久，中川寛一，林 美加子：歯学教育機関における歯内療法に使用する器具・器材・薬剤の調査．日歯保存誌，53：525－533，2010.
4) Hermann BW : Calcium hydroxyd als mitel zum behandlung und fullug von urzelkanalen. Univ. Wurzburg Med Dissertation, 1920.
5) Foreman PC, Barnes IE : A review of calcium hydroxide. Int Endod J, 23 : 283-297,1990.
6) Molander A, Reit C, Dahlén G, Kvist T : Microbiological status of root-filled teeth with apical periodontitis. Int Endod J, 31 :1-7, 1998.
7) Wadachi R, Araki K, Suda H : Effect of calcium hydroxide on the dissolution of soft tissue on the root canal wall. J Endod, 24 :326-330，1998.
8) Safavi KE, Nichols FC : Alteration of biological properties of bacterial lipopolysaccharide by calcium hydroxide treatment. J Endod, 20 :127-137，1994.
9) Gordon TM, Ranly DM, Boyan BD : The effects of calcium hydroxide on bovine pulp tissue : variations in pH and calcium concentration. J Endod, 11 :156-160，1985.
10) Kikuchi I, Wadachi R, Yoshioka T, Okiji T, Kobayashi C, Suda H : An experimental study on the vasoconstriction effect of calcium hydroxide using rat mesentery. Aust Endod J, 29(3):116-119, 2003.
11) Sharma S, Hackett R, Webb R, Macpherson D, Wilson A：Severe tissue necrosis following intra-arterial injection of endodontic calcium hydroxide: a case series. Oral Surg Oral Med Oral Pathol Oral Radiol Endod. 105：666-669, 2008 .
12) Sjögren U, Figdor D, Spångberg L, Sundqvist G : The antimicrobial effect of calcium hydroxide as a short-term intracanal dressing. Int Endod J , 24 : 119-125, 1991.
13) Baebizam JV, Trope M, Teixera EC, Tanumaru Filho M, Teixera FB : Effect of calcium hydroxide itracanal dressing on the bond strength of a resinbased endodontic sealer. Braz Dent J, 19 : 224-227, 2008.
14) Balvedi RPA, Versian MA, Manna FF, Biffi JCG: A comparison of two techniques for the removal of calcium hydroxide from root canals, Int Endod J, 43: 763-768, 2010.
15) Rödig T, Vogel S, Zapf A, Hülsmann M : Efficacy of different irrigants in the removal of calcium hydroxide from root canals. Int Endod J, 43 : 519-527, 2010.
16) 和達礼子，須田英明:最新の仮封材の種類とその使用方法．日本歯科評論，70(7):69－76，ヒョーロン・パブリッシャーズ，東京，2010.
17) 紅林尚樹：仮封―根管治療の成果を確実にするために，最新歯内療法の器具・器材と臨床活用テクニック，日本歯科評論別冊 2015，12－17，ヒョーロン・パブリッシャーズ，東京，2015.
18) Webber RT, del Rio CE, Brady JM, Segall RO : Sealing quality of a temporary filling material. Oral Surg Oral Med Oral Pathol, 46(1) : 123-30, 1978.
19) Inamoto K, Kojima K, Nagamatsu K, Hamaguchi A, Nakata K, Nakamura H : A survey of the incidence of single-visit endodontics. J Endod. 2002 ; 28(5) : 371-374.
20) 戸田忠夫　：　歯内治療のアンケート結果と考察　別冊 Quintessence　エンドドンティックス―21 世紀の展望，9-16，クインテッセンス出版，東京，2001.
21) 紅林尚樹，小出一久，花沢秀美：抜髄時および感染根管治療時に施される根管貼薬剤，仮封材と治療回数についての歯科開業医アンケート調査．日歯保存誌，24：78-82, 2003.
22) Ogura Y, Katsuumi I: Setting properties and sealing ability of hydraulic temporary sealing materials, Dent Mater J, 27: 730-735, 2008
23) 渡邊 泰三，安藤 公敏，伊藤 利樹,北村 成孝,中田 和彦，鶴田 昌三,河合 達志,中村 洋:各種水硬性仮封材の基礎的評価．日歯保存誌，48：285-292，2005.

265

■参考文献

24) 日本歯科保存学会，日本歯内療法学会編：歯内療法学専門用語集 第 1 版，31，医歯薬出版，東京，2013.

第 14 章

1) Siqueria JF Jr, Rôças IN, Lopes HP : Patterns of microbial colonization in primary root canal infections. Oral Surg Oral Med Oral Pathol Oral Radiol Endod, 93(2) : 174-178, 2002.

2) 北村和夫，勝海一郎：根管充填，日本歯内療法学会雑誌 36（3）：109 － 120，2015.

3) 北村和夫：根管充填―側方加圧充填法と垂直加圧充填法，歯内療法成功への道　抜髄 Initial Treatment ―治療に導くための歯髄への臨床アプローチ―，323 - 349，ヒョーロン・パブリッシャーズ，東京，2016.

4) Torabinejad M, Ung B, Kettering JD : In vitro bacterial penetration of coronally unsealed endodontically treated teeth. J Endod, 16 : 566-569, 1990.

5) Yücel AC, Ciftçi A : Effects of different root canal obturation techniques on bacterial penetration. Oral Surg Oral Med Oral Pathol Oral Radiol Endod, 102(4) : e88-92, 2006.

6) Wu MK, Van Der Sluis LW, Wesselink PR : Fluid transport along gutta-percha backfills with and without sealer. Oral Surg Oral Med Oral Pathol Oral Radiol Endod, 97(2),257-262, 2004.

7) Gogos C, Economides N, Stavrianos C, Kolokouris I, Kokorikos I : Adhesion of a new methacrylate resin-based sealer to human dentin. J Endod, 30:238-240, 2004.

8) Tay FR, Pashley DH : Monoblocks in root canals ; a hypothetical or a tangible goal. J Endod, 33:391-398, 2007.

9) Gordon MP, Love RM, Chandler NP：An evaluation of .06 tapered gutta-percha cones for filling of .06 taper prepared curved root canals. Int Endod J, 38：87-96, 2005.

10) Buchanan LS : The continous wave of condensation technique ; a convergence of conceptual and procedural advances in obturations. Dent Today, 13(10):80,82,84-85, 1994.

11) Buchanan LS : The continous wave of condensation technique ; 'centered' condensation of warm gutta-percha in 12 seconds. Dent Today, 15(1): 60-62, 64-67, 1996.

12) Lares C, elDeeb M E:The sealing ability of the Thermafil obturation technique. J Endod, 16, 474-479, 1990.

13) Odesjö B, Helldén L, Salonen L, Langeland K : Prevalence of previous endodontic treatment, technical standard and occurrence of periapical lesions in a randomly selected adult, general population. Endod Dent Traumatol. 6(6): 265-72, 1990.

14) Peng L, Ye L, Tan H, Zhou X：Outcome of root canal obturation by warm gutta-percha versus cold lateral condensation. J Endod, 33：106-109, 2007.

第 15 章

1) 川崎孝一，大森 明：歯髄および根管処置における偶発事故と不快症状，歯内治療学 第 1 版，275-289，医歯薬出版，東京，1982.

2) 川崎孝一，大森 明：歯髄および根管処置における偶発事故と不快症状，歯内治療学 第 2 版，289-315，医歯薬出版，東京，1998.

3) 池田英治，須田英明：偶発事故の予防と処置，エンドドンティクス 21，295-310，永末書店，京都，2000.

4) 池田英治，須田英明：有病者・高齢者の歯内療法，改訂版エンドドンティクス 21，269-283，永末書店，京都，2004.

5) 興地隆史：ラバーダムと歯髄保存，失敗しない歯髄保存療法 ―抜髄する前にもう一度歯髄診断をしよう―，105-111，クインテッセンス出版，東京，2006.

6) 笠原悦男，長谷川誠実：歯内治療における偶発事故と安全対策，歯内治療学 第 3 版，287-303，医歯薬出版，東京，2007.

7) 興地隆史，鞍立桃子，吉羽邦彦：MTA の物性と生物学的特性，the Quintessence，26：2417-2426，2007.

8) 池田英治，須田英明：偶発事故の予防と処置；エンドドンティクス 第 3 版，295-310，永末書店，京都，2010.

9) 庄司 茂：根管貼薬，機能的な歯内治療，103-111，デンタルダイヤモンド社，東京，2011.

10) 笠原悦男：歯内治療における安全対策，歯内治療学 第 4 版，261-277，医歯薬出版，東京，2012.

11) 山口幹代，野杁由一郎：根尖孔外バイオフィルムと根尖性歯周炎の難治化，根尖病変 ―治癒に向けた戦略を究める―，41-52，ヒョーロン・パブリッシャーズ，東京，2013.

12) 大渡凡人：全身的偶発症を合併する高齢歯科患者のリスクマネージメント，全身的偶発症とリスクマネージメント 高齢者歯科診療のストラテジー第 1 版，1-11，医歯薬出版，東京，2012.

第 16 章

1) Laux M1, Abbott PV, Pajarola G, Nair PN. Apical inflammatory root resorption: a correlative radiographic and histological assessment. Int Endod J, 33(6): 483-93, 2000.

2) American Association of Endodontists: Guide to clinical endodontics. 6th ed, 2013.

3) Azim AA, Griggs JA, Huang GT: The Tennessee study: factors affecting treatment outcome and healing time following nonsurgical root canal treatment, Int Endod J, 49: 6-16, 2016.

参考文献

4) Friedman S and Stabholz A: Endodontic retreatment--case selection and technique. Part 1: Criteria for case selection, J Endod, 12: 28-33, 1986.
5) Hargreaves KM, Berman LH, COHEN'S PATHWAYS of the PULP, 11th ed, pp323-386, Elsevier, 2016.
6) Gorni FG and Gagliani MM: The outcome of endodontic retreatment: a 2-yr follow-up, J Endod, 30: 1-4, 2004.
7) Kang M, In Jung H, Song M, Kim SY, Kim HC, Kim E: Outcome of nonsurgical retreatment and endodontic microsurgery: a meta-analysis, Clin Oral Investig, 19: 569-582, 2015.
8) Kojima K, Inamoto K, Nagamatsu K, Hara A, Nakata K, Morita I, Nakagaki H, Nakamura H: Success rate of endodontic treatment of teeth with vital and nonvital pulps. A meta-analysis. Oral Surg Oral Med Oral Pathol Oral Radiol Endod. 97: 95-99, 2004.
9) Laux M, Abbott PV, Pajarola G, Nair PN: Apical inflammatory root resorption: a correlative radiographic and histological assessment, Int Endod J, 33: 483-493, 2000.
10) Nair PN: On the causes of persistent apical periodontitis: a review, Int Endod J, 39: 249-281, 2006.
11) Ng YL, Mann V, Gulabivala K: Outcome of secondary root canal treatment: a systematic review of the literature, Int Endod J, 41: 1026–1046, 2008.
12) Torabinejad M, Corr R, Handysides R, Shabahang S: Outcomes of nonsurgical retreatment and endodontic surgery: a systematic review, J Endod, 35: 930-937, 2009.
13) Torabinejad M, Walton RE, Fouad AF: Endodontics, Principal and Practice, 5th ed, pp355-375, Elsevier, 2015.

第 17 章

1) Harrington GW and Natokin E: External resorption associated with bleaching of pulpless teeth, J Endod, 5: 344-348, 1979.
2) Friedman S et al. : Incidence of external resorption and esthetic results in 58 bleached pulpless teeth, Endod Dent Traumatol, 4: 23-26, 1988.
3) Noiri Y et al. : Participation of bacterial biofilms in refractory and chronic periapical periodontitis, J Endod, 28: 679-683, 2002.
4) Takahashi N et al. : Osteoclast-like cell formation and its regulation by osteotropic hormons in mouse bone marrow culture, Endocrinology, 122: 1373-1382, 1988.
5) Feilich LS: Ultrastructure and acid phosphatase cytochemistry of odontoclast, Effects of parathyroid extract, J Dent Res, 50: 1047-1055, 1971.
6) Zacchi-Orlandini S et al. : Radicular cysts are involved in the recruitment of osteoclast precursors, J Oral Pathol Med, 25: 325-330, 1996.
7) Hall TJ and Chambers TJ: Review, molecular aspects of osteoclast function, Inflamm Res, 45: 1-9, 1996.
8) Hargreaves KM and Cohen S: Pathway of the pulp 10th ed., 813-817, Mosby, St. Louis, 2011.
9) Keinan D et al. : Rapid progressive internal root resorption, a case report, Dent Traumatol, 20: 542-549, 2008.
10) Trope M. Root resorption of dental and traumatic origin: classification based on etiology. Pract Periodontics Aesthet Dent 10:515–22, 1998.
11) Wedenberg C, Lindskog S. Experimental internal resorption in monkey teeth. Endod Dent Traumatol 1, 221–7, 1985.
12) Aixskan MK, Tu¨rku¨n M. Prognosis of permanent teeth with internal resorption: a clinical review. Endod Dent Traumatol 13, 75–81, 1997.

第 18 章

1) Cameron CE: Cracked-tooth syndrome, JADA, 68: 405-411,1964.
2) 山口正義ほか：歯牙破折の実態調査，岐歯学誌，16：517-576，1989.
3) Cohen et al. : Demographic analysis of vertical root fractures, J Endod, 32: 1160-1163, 2006.
4) 厚生労働省大臣官房統計情報部：国際疾病分類 歯科学及び口腔科学への適用 第 3 版　ICD-DA Application of the International Classification of Diseases to Dentistry and Stomatology 3rd ed., 103-107, 2001.
5) Andreasen JO et al . : Textbook and color atlas of traumatic injuries of the teeth 3rd ed, Munksgaard, Copenhagen, 151-155, 1994.
6) Andreasen JO et al. : Intraalveolar root fractures, Radiographic and histologic study of 50 cases, J Oral Surg, 25: 414-426, 1967.

第 19 章

1) Kleier DJ, and Barr ES: A study of endodontically apexified teeth, Endod Dent Traumatol, 7: 112-117, 1991.
2) Cvek M: Prognosis of Luxated non-vital maxillary incisors treated with calcium hydroxide and filled with gutta-percha, A retrospective clinical study, Endod Det Traumatol, 8: 45-55, 1992.
3) Shah N et al: Efficacy of revascularization to induce apexification/apexogenesis in infected, nonvital, immature teeth: a pilot clinical study, J Endod, 34: 919-925, 2008.

参考文献

4) Banchs F, and Trope M: Revascularization of immature permanent teeth with apical periodontitis: new treatment protocol ?, J Endod, 30: 196-200, 2004.
5) Haapasalo M et al. : Irrigation in endodontics, Dent Clin North Am, 54: 291-312, 2010.
6) Chen MY et al: Responses of immature permanent teeth with infected necrotic pulp tissue and apical periodontitis/abscess to revascularization procedures, Int Endod J, 45: 294-305, 2012.
7) Reynolds K et al. : Pulp revascularization of necrotic bilateral bicuspids using a modified novel technique to eliminate potential coronal discolouration: a case report, Int Endod J, 42: 84-92, 2009.

第 20 章

1) 加藤　熙：根分岐部病変の治療, 歯周 - 歯内病変の治療, 歯周病の薬物療法. 新版最新歯周病学, 255-278, 医歯薬出版, 東京, 2011.
2) Bender IB et al. : The effect of periodontal disease on the pulp, Oral Surg Oral Med Oral Pathol Oral Radiol Endod, 33: 458-474, 1972.
3) Rateitschak KH et al. : Color atlas of dental medicine, periodontology 2nd ed., 311-313, Thime Medical Publishers, New York, 1989.
4) 島内英俊：歯内－歯周疾患の診断と治療の考え方, 日歯内療誌, 21：187-190, 2000.
5) 阿南 壽ほか：歯根穿孔に由来する歯内－歯周疾患に類似した病変の1症例, 日歯保存誌, 48：15-21, 2005.
6) 米津康一ほか：歯根破折診断に関する歯科用 CT の有用性について, 日外傷歯誌, 4：30-35, 2008.
7) Hargreaves KM et al. : Pathways of the pulp, 10th ed., 655-670, Mosby, St. Louis, 2010.

第 21 章

1) 細矢哲康, 社本浩明, 杉原秀孝, 高橋剛太, 新井 高：根尖性歯周炎における外科的治療法と保存的治療法の分岐点に関する調査,
日歯保存誌, 44：692-698, 2001.
2) 吉岡隆知, 花田隆周, 萩谷洋子, 佐々木るみ子, 菊地和泉, 福元康恵, 須田英明, 大林尚人：歯科用小照射野 X 線 CT および歯科用実体顕微鏡による検査を併用した逆根管充填法における根尖病変の治癒経過, 日歯保存誌, 50(1)：17-22, 2007.
3) Setzer FC, Shah S, Kohli M,Karabucak B, Kim S: Outcome of endodontic surgery; A meta-analysis of the literature-Part 1: Comparison of traditional root-end surgery and endodontic microsurgery, J. Endod, 36: 1757-1765, 2010.
4) Kim S: Color atlas of microsurgery in endodontics, 89-94, W.B. Saunders, Philadelphia, 2001.
5) Gilheany PA, Figdor D, Tyas MJ: Apical dentin permeability and microleakage associated with root end resection and retrograde filling, J. Endod, 20: 22-26, 1994.
6) Kim S: Color atlas of microsurgery in endodontics, 113-114, W.B. Saunders, Philadelphia, 2001.
7) Andreasen JO: Periodontal healing after replantation and autotransplantation of incisors in monkeys, Int J Oral Surg, 10: 54-61, 2008.

第 22 章

1) 中川寛一, 山田考, 八ッ橋孝彰：手術用顕微鏡を用いた歯内療法1, 手術用双眼実体顕微鏡とマイクロエンドドンティクス, 歯科学報, 102：459-461, 2002.
2) 藤井玄一郎, 萩原領一, 中川寛一：手術用顕微鏡を用いた歯内療法2, エンドドンティクスマイクロサージェリー, 歯科学報, 102：577-579, 2002.
3) Yatsuhashi T, Nakagawa K, Matsumoto M, Kasahara M, Ichinohe T, Kaneko Y: Inferior alveolar nerve paresthesia relievevd by microscopic endodontic treatment, Bull Tokyo Dent Coll, 44: 209-212, 2003.
4) Bellizzi R and Loushine R: A clinical atras of endodontic surgery, 119-127, Quitessence Publishing, Chicago,1991.
5) Carr GB and Bentkover SK: Surgical endodontics, in Pathways of the pulp 7th ed. (Cohen S and Burns RC ed), 608-656, Mosby, St. Louis, 1998.
6) Gutman J and Harrison J: Surgical endodontics, 46-87, Blackwell Scientific Pubulications, Boston, 1991.

第 23 章

1) 植松宏, 稲葉繁, 渡邊 誠 編：高齢者歯科ハンドブック, 医歯薬出版, 東京, 2003.
2) 上田裕, 須田英明, 長尾正憲, 道 健一 編：有病者・高齢者歯科治療マニュアル, 医歯薬出版, 東京, 1996.
3) Torabinejad M, Walton RE, Fouad AF: Endodontics: Prinsiples and practice, 5th ed., Elsevier, USA, 2015.
4) 厚生労働省大臣官房国際課：国際的な Active Aging（活動的な高齢化）における日本の貢献に関する検討会報告書, 2014.
5) 北村知昭 編：マイクロエンドをはじめよう 超！入門テキスト, 医歯薬出版, 東京, 2013.

6) 北村知昭, 柿木保明, 椎葉俊司 編:非歯原性疼痛へのアプローチ "原因のわからない" 痛みに悩む患者さんが来院したら, 医歯薬出版, 東京, 2011.
7) 日本口腔顔面痛学会 編：口腔顔面痛の診断と治療ガイドブック, 医歯薬出版, 東京, 2013.
8) 樋浦健二, 葭原明弘, 宮崎秀夫：パノラマ X 線を用いた高齢者の辺縁部および根尖部の歯周組織健康状態に関する研究, 口腔衛生会誌, 53：130-136, 2003.

第 24 章

1) 木村裕一：応急処置；興地隆史, 須田英明, 中村 洋 編集主幹：エンドドンティクス；第 4 版, 248-253, 永末書店, 京都, 2015.
2) 赤峰昭文, 吉嶺嘉人：歯髄疾患；中村 洋, 須田英明, 勝海一郎, 興地隆史 編：歯内治療学；第 4 版, 78-79, 医歯薬出版, 東京, 2012.
3) 古市保志, 森 真理：根尖性歯周組織疾患；中村 洋, 須田英明, 勝海一郎, 興地隆史 編：歯内治療学；第 4 版, 122-124, 医歯薬出版, 東京, 2012.
4) Seltzer S, and Naidorf IJ. Flare-ups in endodontics: Ⅰ. Etiological factors. J Endodon, 30: 476-481, 2004.
5) Seltzer S, and Naidorf IJ. Flare-ups in endodontics: Ⅱ. Therapeutic measures. J Endodon, 30: 482-488, 2004.
6) Onay EO, Ungor M, and Yazici AC. The evaluation of endodontic flare-ups and their relationship to various risk factors. BMC Oral Health, 15: 142, 2015.

この度は弊社の書籍をご購入いただき、誠にありがとうございました。
本書籍に掲載内容の更新や訂正があった際は、弊社ホームページ「追加情報」
にてお知らせいたします。下記のURLまたはQRコードをご利用ください。

http://www.nagasueshoten.co.jp/extra.html

第5版　エンドドンティクス	ISBN 978-4-8160-1340-9

© 2000. 3.31	第1版　第1刷	編集主幹	興地　隆史
2001. 9.14	第1版　第2刷		石井　信之
2004. 3.26	改訂版　第1刷		小木曽　文内
2007. 2.23	改訂版　第2刷		
2010. 3.31	第3版　第1刷	発　行　者	永末　英樹
2015. 4.18	第4版　第1刷	印　刷　所	株式会社サンエムカラー
2018. 1.31	第5版　第1刷	製　本　所	新生製本株式会社

発行所　株式会社　永末書店

〒602-8446　京都市上京区五辻通大宮西入五辻町 69-2
(本社) 電話 075-415-7280　FAX 075-415-7290　(東京店) 電話 03-3812-7180　FAX 03-3812-7181
永末書店 ホームページ　http://www.nagasueshoten.co.jp

＊内容の誤り、内容についての質問は、弊社までご連絡ください。
＊刊行後に本書に掲載している情報などの変更箇所および誤植が確認された場合、弊社ホームページにて訂正させていただきます。
＊乱丁・落丁の場合はお取り替えいたしますので、本社・商品センター(075-415-7280)までお申し出ください。

・本書の複製権・翻訳権・翻案権・上映権・譲渡権・貸与権・公衆送信権（送信可能化権を含む）は、株式会社永末書店が保有します。

JCOPY　＜(社)出版者著作権管理機構　委託出版物＞

本書の無断複写は著作権法上での例外を除き禁じられています。複写される場合は、そのつど事前に、(社)出版者著作権管理
機構（電話 03-3513-6969、FAX 03-3513-6979、e-mail: info@jcopy.or.jp）の許諾を得てください。